受託分析サービスのMST
皮膚への薬効成分の浸透性を可視化

生体組織に塗布した薬効成分の分布状態をTOF-SIMSで視覚的に評価します。蛍光物質やマトリックスが不要なためその影響を受けることなく、高感度・高分解能でイメージ分析が可能です。

【事例紹介】インドメタシンの経皮吸収評価

ラットの皮膚にインドメタシンのゲル製剤を塗布し、TOF-SIMSでイメージ分析しました。インドメタシンは角層表面約5μmに高濃度で偏在していることが視覚的にわかりました。また、深さ方向ラインプロファイル解析により、角層から皮膚内部へ徐々に浸透している様子が確認できました。

■ 皮膚断面イメージ分析（80μm角）

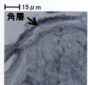
光学顕微鏡像

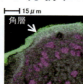
重ね合わせ

CNO (42.0)
タンパク質由来

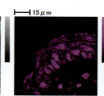
PO₃ (79.0)
リン脂質由来

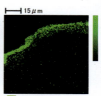
C₁₀H₈NO (158.0)
インドメタシン由来

■ 深さラインプロファイル

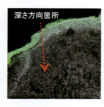
重ね合わせ

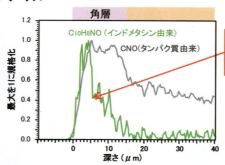

インドメタシンが角層表面約5μmに高濃度に偏在

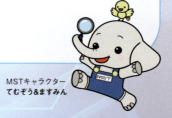

MSTキャラクター
てむぞう&ますみん

MST

一般財団法人
材料科学技術振興財団

分析のご相談・お申し込みは、TMG（受付部門）へ
TEL：03-3749-2525（東京）　E-mail：info@mst.or.jp
http://www.mst.or.jp/

東京本部　東京都世田谷区喜多見1-18-6
大阪支所　大阪府大阪市淀川区宮原4-1-9　新大阪フロントビル7F
　　　　　TEL：06-6392-2700
名古屋支所　愛知県名古屋市中村区名駅4-24-8　いちご名古屋ビル3F
　　　　　TEL：052-586-2626
仙台支所　宮城県仙台市青葉区中央2-10-12　仙台マルセンビル9F
　　　　　TEL：022-217-8288

実験医学 2018 Vol.36 No.3 **2**

CONTENTS

特集

「病は気から」の謎に迫る Neuroimmunology
ストレス・痛み・神経疾患と炎症・免疫反応のクロストーク

企画／井上　誠

- 350 ■ 概論―神経免疫学―体内の2大ネットワークの連動 …… 井上　誠
- 354 ■ ゲートウェイ反射による神経–免疫相互作用の理解
  　　　　　　　　　　　　　　　　　　　　　　上村大輔，村上正晃
- 364 ■ 交感神経による免疫の日内変動 …………………………… 鈴木一博
- 370 ■ 脳・脊髄の障害による神経–免疫制御システムの破綻
  　　　　　　　　　　　　　　　　　　　　　　　　　　　　上野将紀
- 377 ■ 状況に応じた免疫システムによる中枢神経機能制御
  　　　　　　　　　　　　　　　　　　　　　　　　許　依敏，井上　誠
- 384 ■ 神経免疫から見えてきた自閉スペクトラム症克服への新たな展開
  　　　　　　　　　　　　　　　　　　　　　　　　　　　　内野茂夫
- 389 ■ 神経炎症制御にかかわるNG2グリア ……… 田村泰久，片岡洋祐
- 394 ● 特集関連書籍のご案内
- 395 ● 特集関連バックナンバーのご案内

表紙より

神経系と免疫系のクロストーク．

連載

カレントトピックス

- 407 ● 内耳の特殊な電位環境を維持するしくみ
  　　　　　　　　　　　　　　　　　　任　書晃，倉智嘉久，日比野 浩
- 412 ● 老化・寿命マーカーとしてのDNAメチル化
  　　　　　　　　　　　　　　　　　　前川真治，Jean-Pierre J. Issa
- 416 ● 染色体構造の形成をつかさどる分子モーター：コンデンシン
  　　　　　　　　　　　　　　　　　　　　　　　　　　　　寺川　剛
- 420 ● 霊長類を用いたパーキンソン病に対する細胞移植治療の非臨床試験
  　　　　　　　　　　　　　　　　　　　　　　　菊地哲広，髙橋　淳

News & Hot Paper Digest

- 398 ■ 定量的微生物叢プロファイリングでみる腸内細菌数の変動（富井健太郎）■ タンパク質凝集の検出とプリオン形質の制御を可能にする遺伝的手法の開発（黒川理樹）■ 糖尿病治療は肥満治療にシフトする？（田蒔基行）■ タンパク質脱リン酸化酵素の"えこ贔屓"（登田　隆，湯川格史）■ クラウドファンディングで集まる研究費は？（島田祥輔）

[編集顧問]
井村裕夫／宇井理生／笹月健彦／
高久史麿／堀田凱樹／村松正實

[編集幹事]
新井賢一／清水孝雄／高井義美／
竹縄忠臣／野田 亮／御子柴克彦／
矢崎義雄／山本 雅

[編集委員]
今井眞一郎／上田泰己／牛島俊和／
岡野栄之／落谷孝広／川上浩司／
小安重夫／菅野純夫／瀬藤光利／
田中啓二／宮園浩平
　　　　　　　　　（五十音順）

注目記事

新連載　私の実験動物、やっぱり個性派です！　連載監修／飯田敦夫
【第1回】ニホンウズラを日本へ逆輸入？　　　　　　　　　　　　　佐藤有紀　426

Update Review
新たな上皮完全性維持機構——細胞膜結合型セリンプロテアーゼとインヒビター　　片岡寛章　438

最終回　予言するシミュレーション
予言を生むために：まとめと薬剤ターゲット同定への活用例　　市川一寿　454

クローズアップ実験法
ヒトフローラ化マウスを用いた腸内細菌——宿主免疫の相互作用の解析　　中本伸宏，金井隆典　433

創薬に懸ける
革新的な血液凝固調節バイオ医薬品　トロンボモジュリン製剤　　青木喜和　446

Campus & Conference 探訪記
40にして惑わず！不惑で魅惑のスプライシング研究　　片岡直行　462

ラボレポート——留学編——
コラボが身を助ける？〜世界に通ずるアカデミックコミュニケーション　　森岡和仁　466

Opinion——研究の現場から
若手の会，参加するだけではもったいない　　守野孔明　471

バイオでパズる！
誰が何の生物を？　　山田力志　472

INFORMATION　　　　　　　　　　　　　　　　　　　　　　　475〜478

羊土社　新刊＆近刊案内　　　　　　　　　　　　　　　　前付5
「教科書・サブテキスト」ガイド　　　　　　　　　　　459〜461
実験医学 月刊・増刊号バックナンバーのご案内　　　　　482〜483

編集日誌　　　　　　　　　　　　　　　　　　　　　　　474
次号予告　　　　　　　　　　　　　　　　　　　　396，484
取扱店一覧　　　　　　　　　　　　　　　　　　　479〜480
奥付・編集後記　　　　　　　　　　　　　　　　　　　484
広告目次　　　　　　　　　　　　　　　　　　　　　　481

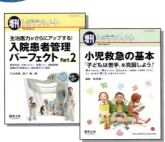

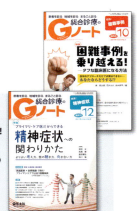

栄養科学イラストレイテッドシリーズ

基礎化学　**新刊**

土居純子／著
- 定価（本体 2,400 円＋税）　■ B5 判
- 176 頁　■ ISBN 978-4-7581-1353-3

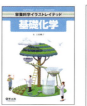
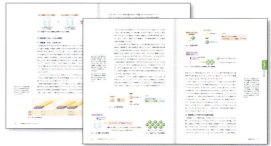

◆ 苦手な方のための，よりわかりやすい紙面とよりわかりやすい解説！

大好評既刊　数多くの養成校で「教科書」としてご採用頂いています！

生化学　第3版　**第3版発行**

薗田 勝／編
- 定価（本体 2,800 円＋税）　■ B5 判
- 256 頁　■ ISBN 978-4-7581-1354-0

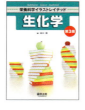
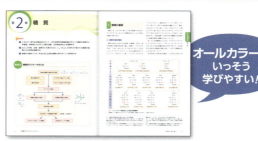

オールカラーでいっそう学びやすい！

◆ 管理栄養士国家試験のガイドラインに準拠
◆ 章冒頭にPoint，概略図を掲載．概要がつかみやすい
◆ 図表が豊富で，基本から応用まで目で見て理解できる

解剖生理学
人体の構造と機能 改訂第2版

志村二三夫，岡 純，山田和彦／編
- 定価（本体 2,900 円＋税）　■ B5 判
- 239 頁　■ ISBN 978-4-7581-0876-8

臨床医学
疾病の成り立ち 改訂第2版

田中 明，宮坂京子，藤岡由夫／編
- 定価（本体 2,800 円＋税）　■ B5 判
- 288 頁　■ ISBN 978-4-7581-0881-2

基礎栄養学
第3版

田地陽一／編
- 定価（本体 2,800 円＋税）　■ B5 判
- 208 頁　■ ISBN 978-4-7581-1350-2

応用栄養学

栢下 淳，上西一弘／編
- 定価（本体 2,800 円＋税）　■ B5 判
- 223 頁　■ ISBN 978-4-7581-0877-5

臨床栄養学
基礎編 改訂第2版

本田佳子，土江節子，曽根博仁／編
- 定価（本体 2,700 円＋税）　■ B5 判
- 184 頁　■ ISBN 978-4-7581-0882-9

臨床栄養学
疾患別編 改訂第2版

本田佳子，土江節子，曽根博仁／編
- 定価（本体 2,800 円＋税）　■ B5 判
- 312 頁　■ ISBN 978-4-7581-0883-6

分子栄養学
遺伝子の基礎からわかる

加藤久典，藤原葉子／編　［2色刷り］
- 定価（本体 2,700 円＋税）　■ B5 判
- 231 頁　■ ISBN 978-4-7581-0875-1

食品学I 食べ物と健康
食品の成分と機能を学ぶ

水品善之，菊﨑泰枝，小西洋太郎／編
- 定価（本体 2,600 円＋税）　■ B5 判
- 208 頁　■ ISBN 978-4-7581-0879-9

食品学II 食べ物と健康
食品の分類と特性，加工を学ぶ

栢野新市，水品善之，小西洋太郎／編
- 定価（本体 2,700 円＋税）　■ B5 判
- 216 頁　■ ISBN 978-4-7581-0880-5

食品衛生学

田﨑達明／編
- 定価（本体 2,800 円＋税）　■ B5 判
- 224 頁　■ ISBN 978-4-7581-1352-6

発行　**羊土社 YODOSHA**
〒101-0052　東京都千代田区神田小川町2-5-1　TEL 03(5282)1211　FAX 03(5282)1212
E-mail：eigyo@yodosha.co.jp
URL：www.yodosha.co.jp/

ご注文は最寄りの書店，または小社営業部まで

羊土社 10〜2月の新刊＆近刊案内

実験医学増刊 Vol.36 No.2
がん不均一性を理解し、治療抵抗性に挑む
〜がんはなぜ進化するのか？再発するのか？
編／谷内田真一
定価（本体 5,400円＋税）
B5判　フルカラー　約200頁
ISBN 978-4-7581-0368-8
詳しくは本誌 445ページへ

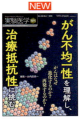

栄養科学イラストレイテッド
生化学 第3版
編／薗田 勝
定価（本体 2,800円＋税）
B5判　フルカラー　240頁
ISBN 978-4-7581-1354-0
詳しくは本誌 前付4ページへ

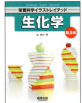

栄養科学イラストレイテッド［演習版］
生化学ノート 第3版
編／薗田 勝
定価（本体 2,600円＋税）
B5判　2色刷り　200頁
ISBN 978-4-7581-1355-7
詳しくは本誌 前付4ページへ

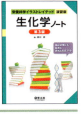

実験医学別冊
あなたのラボにAI（人工知能）×ロボットがやってくる
研究に生産性と創造性をもたらすテクノロジー
編／夏目 徹
定価（本体 3,400円＋税）
B5判　フルカラー　140頁
ISBN 978-4-7581-2236-8
詳しくは本誌 424〜425ページへ

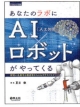

実験医学増刊号 Vol.36 No.20
総力戦で挑む 老化・寿命研究
Productive Agingを目指した基礎研究と社会実装
編／今井眞一郎, 吉野 純, 鍋島陽一
定価（本体 5,400円＋税）
B5判　フルカラー　212頁
ISBN 978-4-7581-0367-1
詳しくは本誌 465ページへ

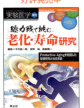

はじめの一歩の病理学 第2版
編／深山正久
定価（本体2,900円＋税）
B5判　フルカラー　279頁
ISBN 978-4-7581-2084-5
詳しくは本誌 419ページへ

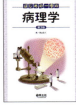

栄養科学イラストレイテッド
基礎化学
著／土居純子
定価（本体2,400円＋税）
B5判　フルカラー　176頁
ISBN 978-4-7581-1353-3
詳しくは本誌 前付4ページへ

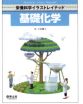

基礎から学ぶ 遺伝子工学 第2版
著／田村隆明
定価（本体 3,400円＋税）
B5判　フルカラー　270頁
ISBN 978-4-7581-2083-8
詳しくは本誌 437ページへ

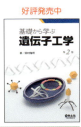

実験医学別冊
ラボ必携 フローサイトメトリーQ&A
〜正しいデータを出すための100箇条
編／戸村道夫
定価（本体 6,400円＋税）
B5判　フルカラー　313頁
ISBN 978-4-7581-2235-1
詳しくは本誌 383ページへ

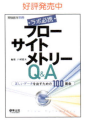

理系総合のための 生命科学 第4版
近刊　2月下旬発行予定
分子・細胞・個体から知る"生命"のしくみ
東京大学生命科学教科書編集委員会／編
定価（本体 3,800円＋税）
B5判　2色刷り　約330頁
ISBN 978-4-7581-2086-9

もうご登録済みですか？
羊土社会員・メールマガジンのご案内

「羊土社HP」と「メールマガジン」，皆さまご覧いただいておりますでしょうか？
新刊情報をいち早く得られるのはもちろん，書籍連動，WEB限定のコンテンツなども充実．
書籍とあわせてご覧いただき，ぜひ情報収集の1ツールとしてお役立てください！
もちろん登録無料！

「羊土社会員」（登録無料）

多彩な魅力的コンテンツがすべて閲覧可能！

新刊や気になる書籍をいち早く購入できる！

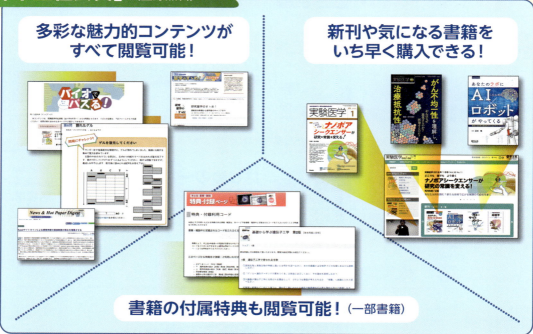

書籍の付属特典も閲覧可能！（一部書籍）

メールマガジン（登録無料）

新刊書籍情報をいち早く手に入れるには，一にも二にもまずメルマガ！ほか学会・フェア・キャンペーンなど，登録しておけばタイムリーな話題も逃しません！

■「羊土社ニュース」
　～ 毎週火曜日配信．「実験医学」はじめ，生命科学・基礎医学系の情報をお届けします

■「羊土社メディカル ON-LINE」
　～ 毎週金曜日．「レジデントノート」「Gノート」はじめ，臨床医学系の情報をお知らせします

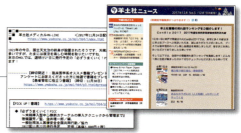

「羊土社会員」「メールマガジン」のご登録は羊土社HPトップから
www.yodosha.co.jp/

実験医学別冊 **最強のステップUpシリーズのご案内**

シングルセル解析プロトコール

わかる！使える！
1細胞特有の実験のコツから最新の応用まで

医学・生物学研究の最新手法が今すぐ出来る！
本邦の初実験プロトコール集が登場

編集／菅野純夫

■定価（本体 8,000 円＋税）　■B5 判　■345 頁　■ISBN978-4-7581-2234-4

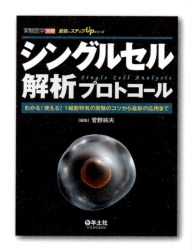

シリーズ好評既刊

新版 フローサイトメトリー
もっと幅広く使いこなせる！

マルチカラー解析も、ソーティングも、
もう悩まない！

監／中内啓光，編／清田 純　　■定価（本体6,200円＋税）　■326頁　■ISBN978-4-7581-0196-7

初めてでもできる！
超解像イメージング

STED、PALM、STORM、SIM、
顕微鏡システムの選定から撮影のコツと撮像例まで

編／岡田康志　　■定価（本体7,600円＋税）　■309頁　■ISBN978-4-7581-0195-0

エクソソーム解析
マスターレッスン

エクソソーム研究をあなたのラボで！
基本手技が見て解る動画付録

編／落谷孝広　　■定価（本体4,900円＋税）　■86頁＋手技が動画で解るDVD付録
■ISBN978-4-7581-0192-9

今すぐ始めるゲノム編集
TALEN&CRISPR/Cas9の必須知識と実験プロトコール

ノックアウト/ノックインを自在に行う
新手法で，遺伝子解析に革命を！

編／山本 卓　　■定価（本体4,900円＋税）　■207頁　■ISBN978-4-7581-0190-5

原理からよくわかる
リアルタイムPCR完全実験ガイド

発現解析からジェノタイピング，
コピー数解析までをやさしく解説！

編／北條浩彦　　■定価（本体4,400円＋税）　■233頁　■ISBN978-4-7581-0187-5

発行　**羊土社 YODOSHA**
〒101-0052　東京都千代田区神田小川町2-5-1　TEL 03(5282)1211　FAX 03(5282)1212
E-mail：eigyo@yodosha.co.jp
URL：www.yodosha.co.jp/

ご注文は最寄りの書店、または小社営業部まで

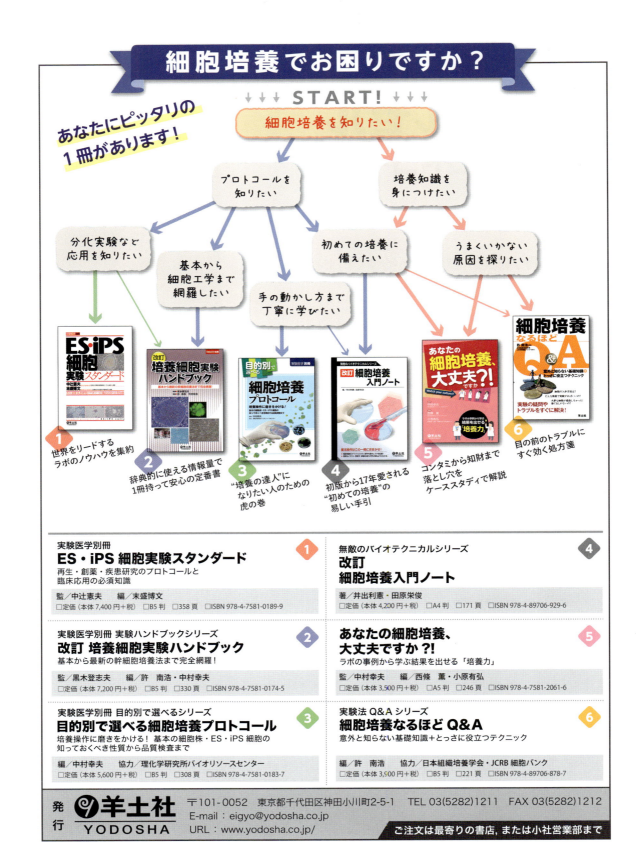

必要な1冊がきっとみつかる！ゲノム編集のオススメ書籍

秘訣を知って思い通りに遺伝子改変！！

実験医学別冊
論文だけではわからない
ゲノム編集 成功の秘訣Q&A
TALEN、CRISPR/Cas9の極意

好評発売中

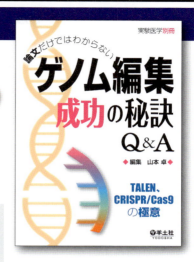

あらゆるラボへ普及の進む，革新的な実験技術「ゲノム編集」初のQ&A集です．実験室で誰もが出会う疑問やトラブルを，各分野のエキスパートたちが丁寧に解説します．

山本　卓／編
■ 定価（本体5,400円＋税）　■ B5判　■ 269頁　■ ISBN 978-4-7581-0193-6

各生物種のプロトコールを一挙公開！

実験医学別冊　最強のステップUPシリーズ
今すぐ始めるゲノム編集
TALEN&CRISPR/Cas9の
必須知識と実験プロトコール

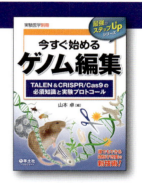

山本　卓／編
■ 定価（本体4,900円＋税）　■ B5判　■ 207頁　■ ISBN 978-4-7581-0190-5

生命科学と各種産業にもたらす研究事例を総特集！

実験医学 2016年増刊号
All About ゲノム編集
"革命的技術"はいかにして
私たちの研究・医療・産業を変えるのか？

真下知士，山本　卓／編
■ 定価（本体5,400円＋税）　■ B5判　■ 234頁　■ ISBN 978-4-7581-0359-6

発行　 羊土社　YODOSHA
〒101-0052　東京都千代田区神田小川町2-5-1　TEL 03(5282)1211　FAX 03(5282)1212
E-mail：eigyo@yodosha.co.jp
URL：www.yodosha.co.jp/

ご注文は最寄りの書店，または小社営業部まで

認知症研究ツール

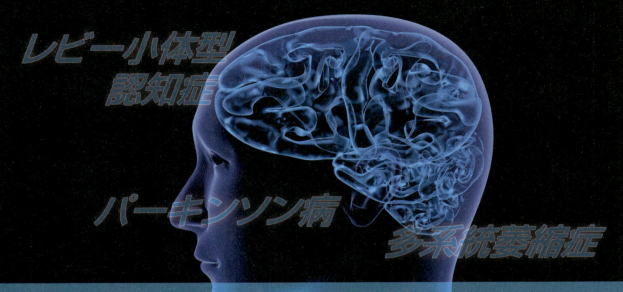

α-シヌクレイン シリーズ

※本製品は 東京都医学総合研究所 認知症・高次脳機能研究分野 長谷川 成人 先生、野中 隆 先生からのライセンス品です。

レビー小体型認知症・パーキンソン病・多系統萎縮症に見られる「α-シヌクレイン」の細胞内凝集を再現したキット。細胞培養試験にて凝集抑制効果・予防効果をテスト可能です。 細胞培養開始から1週間でアッセイ完了！

品名	品番	包装	希望販売価格
α-シヌクレイン凝集アッセイキット	SYN01	1 kit (300 test)	¥92,000

α-シヌクレイン凝集アッセイキット（品番 SYN01）でアッセイ後の蛍光染色に

品名	品番	包装	希望販売価格
アミロイド構造蛍光染色キット	SYN02	1 kit (100 test)	¥60,000

キット（品番：SYN01）の α-シヌクレイン線維化タンパク質単品商品。*in vivo* にも使用可能。**Hit!**

品名	品番	包装	希望販売価格
α-シヌクレイン線維化タンパク質	SYN03	0.1 mg	¥100,000

コドン最適化を行ったリコンビナントタンパク質。より生体内のα-シヌクレインに近い状態で実験に使用可能。

品名	品番	包装	希望販売価格
α-シヌクレインリコンビナントタンパク質	SYN04	0.1 mg	¥30,000
	SYN04	1 mg	¥90,000

詳しい情報は、コスモ・バイオ Web サイト「記事 ID 検索」で。 15790 クリック！

コスモ・バイオ株式会社　　メーカー略号：CSR

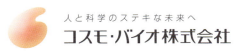

人と科学のステキな未来へ
コスモ・バイオ株式会社

お問い合わせ　TEL: (03)5632-9610
URL : http://www.cosmobio.co.jp/
〒135-0016　東京都江東区東陽 2-2-20 東陽駅前ビル

実験医学 Vol.36 No.3 2018　2
Experimental Medicine

特集

「病は気から」の謎に迫る
Neuro-immunology
ストレス・痛み・神経疾患と炎症・免疫反応のクロストーク

企画／井上　誠

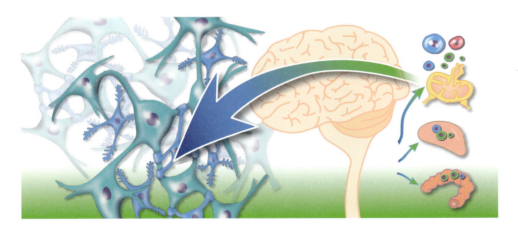

- 概論—神経免疫学—体内の2大ネットワークの連動 ………………………… 井上　誠　350
- ゲートウェイ反射による神経‐免疫相互作用の理解 ……………… 上村大輔，村上正晃　354
- 交感神経による免疫の日内変動 ………………………………………………… 鈴木一博　364
- 脳・脊髄の障害による神経‐免疫制御システムの破綻 ……………………… 上野将紀　370
- 状況に応じた免疫システムによる中枢神経機能制御 ……………… 許　依敏，井上　誠　377
- 神経免疫から見えてきた自閉スペクトラム症克服への新たな展開 ………… 内野茂夫　384
- 神経炎症制御にかかわるNG2グリア ……………………… 田村泰久，片岡洋祐　389

特集関連書籍のご案内 …………………………………………………………………… 394
特集関連バックナンバーのご案内 ……………………………………………………… 395

特集　「病は気から」の謎に迫るNeuroimmunology

概論

神経免疫学
―体内の2大ネットワークの連動

井上　誠

神経免疫やNeuroimmunologyという言葉を最近よく耳にする，目にするという人もおられるのではないだろうか？　神経免疫は神経系と免疫系の密接な相互作用を紐解く分野であるが，近年，この両者の相互作用解析により，神経変性疾患や免疫性疾患の病態形成機構が明らかとなりつつある．また，私たちが経験的に感じていた「病は気から」の科学的根拠も明らかになってきた．近年，急速に発展している神経免疫分野は，さらに他の分野と融合することでますます発展しうる．本特集が神経免疫分野を広く浸透させ，他の分野との融合のきっかけとなってくれればありがたい．

■ はじめに

　免疫学や神経科学の進歩に伴い，免疫系が神経機能を調節することや神経系が免疫機能を調節することが明らかになってきた．PubMedで，"Neuron"をキーワードに入れると初出は1900年の論文が検索され，"Immunology"を入れると1912年（"Immunity"では1869年）の論文がヒットする．これら研究分野の実に百年以上もの歴史を感じさせられる．これに対して，これらの融合語である"Neuroimmunology"は1982年が最初の論文であり，いかに新しい分野であるかが伺える．しかしながら，神経免疫学（Neuroimmunology）分野の発展と注目度は大きく，2001年に発刊された学術誌Nature review immunologyでは第1巻で神経免疫学に関する論文を紹介し，2009年には各領域で最も影響力をもち，信頼度が高い学術誌であるNeuronとImmunityが同時期に神経免疫学研究の特集を組んでいる．また，昨年2017年にもNature NeuroscienceとNature Immunologyが合同で特集を組んでいる．さらに，Nature review誌（immunology, neuroscience, neurology）を見ただけでも，神経免疫学に関する総説は発刊された2001年から2008年までわずか1報であったのに対し，この10年で実に66報も掲載され，近年の神経免疫学の目覚しい進歩が計り知れる．

1 「病は気から」のサイエンス

　さて，神経免疫というと「病は気から」という諺で例えられることがよくある．したがって，この分野の人にはありきたりのフレーズかもしれないが，多くの分野で理解しやすい言葉として，あえてこのフレーズを使用させていただきたい．古くから，ポジティブ思考により病

Neuroimmunology-two cooperative network systems
Makoto Inoue：Department of Comparative Biosciences, University of Illinois at Urbana–Champaign
（イリノイ大学アーバナシャンペイン校）

気が治癒されたり，逆に，ネガティブ思考や精神的・身体的ストレスを感じると，病気は悪化することは経験的に知られている．実際，楽観主義や期待感は，すべての疾患ではないが，多くの慢性疾患の軽減につながることが報告されている（興味ある方は，1998〜2015年中に報告された楽観主義・期待感と慢性疾患の関連性をまとめた総説を参照していただきたい[1]）．これらは神経機構が免疫反応を制御することを示唆するものであるが，その科学的根拠は長らく明らかになっていなかった．しかしながら，近年の神経免疫学研究の進歩により，その科学的根拠が明らかになりつつある．本特集では，この科学的根拠にかかわる研究を含め，神経機能による免疫反応制御システムについて，異なる観点から3稿で解説する（**上村・村上の稿，鈴木の稿，上野の稿**）．そして，神経細胞と免疫細胞にはそれぞれに特異的な分子と思われていた情報伝達物質や受容体がともに発現することから，その逆のシグナルも存在する．すなわち，さまざまな神経変性疾患での免疫システムの関与とその作用機構が明らかになってきている．本特集では，免疫機構による中枢神経反応制御システムと，それに対する脳内保護システムについて，3稿分解説している（**許・井上の稿，内野の稿，田村・片岡の稿**）．

2 神経機能による免疫反応制御システムとは

全身的な免疫反応の制御機構としては視床下部―下垂体―副腎系を介した糖質コルチコイドホルモンによるものがよく知られている．最近ではわれわれの日常生活や体内動態で大きく影響をうける自律神経である交感神経や副交感神経/迷走神経による局所臓器における免疫反応の制御機構が着目され，その全貌が明らかになりつつある．この局所的な神経免疫相互作用に関する研究の発展に大きな貢献を示している研究として，局所神経刺激が交感神経系を介し，免疫細胞の中枢神経系への侵入口を形成させるという「ゲートウェイ反射」がある．このゲートウェイ反射を誘発する要因として，重力，電気，痛み，そして，ストレスなどが次々と報告された（**上村・村上の稿**）．特に，近年報告されたストレス誘発性ゲートウェイ反射はまさに「病は気から」を説明する科学的根拠の一つであると思われる．また，ストレスや情動による中枢神経の活動変化を全身の臓器に伝える主要経路として自律神経系があるが，そのうち交感神経は免疫反応に重要なリンパ器官へ投射していることから，免疫反応を直接的に制御していると考えられている．この交感神経によるリンパ器官での免疫抑制機構が明らかとなり，ここからも「病は気から」の一端が明らかになった（**鈴木の稿**）．さらに，交感神経活動は概日リズムにより変動するが，この変動に応じてリンパ器官での免疫応答が概日リズム変動することも明らかとなり，われわれの身に備わった病原体感染に対する生態防御システムとして興味深い（**鈴木の稿**）．また脳や脊髄における中枢神経損傷時に感染症にかかりやすいことが知られている．このメカニズムとして，中枢神経損傷に伴う交感神経回路の再編成が過度の交感神経亢進を起こし，その結果，末梢臓器における免疫反応が抑制され，病原体に対する抵抗力が低下することで，感染症の増加をもたらすことがわかってきた（**上野の稿**）．

これらのように，交感神経系は免疫反応制御にかかわる重要なシステムである．今回スペースの都合上紹介できないが，この他にも末梢臓器に分布する迷走神経が神経伝達物質であるアセチルコリンを介して免疫反応の抑制を示すことや，脾臓神経の活性化を介し，$ChAT^+CD4^+$ T細胞からのアセチルコリンの遊離を促し，自然免疫細胞でのサイトカイン産生反応を抑制することが報告され，自律神経系による免疫反応制御機構が明らかになってきた[2,3]．一方，報

特集 「病は気から」の謎に迫るNeuroimmunology

酬に関連する脳の腹側被蓋野のドパミン作動性神経の刺激で，交感神経系を介して末梢免疫細胞による大腸菌感染に対する防御機能の上昇が促されることも報告されている[4]．このことも，前述した期待感が病状を改善するという「病は気から」を説明する科学的根拠の一つといえよう．また，大腸菌は自然免疫細胞に作用して炎症作用を誘導するとともに，その構成物質であるα-hemolyisnやN-formyl-peptideを介して知覚神経を刺激し，疼痛閾値を変化させることがが近年明らかになった[5]．その一方，神経刺激により神経終末から遊離されるCGRP，ガラニン，ソマトスタチンなどは自然免疫細胞に作用し，大腸菌による炎症作用を抑制する[5]．カンジダ属菌もまた知覚神経を活性化しCGRPを遊離する[5]．このCGRPはCD301b⁺真皮樹状細胞に作用してIL（インターロイキン）-23を遊離し，IL-23は真皮γδT細胞から抗真菌作用を有するIL-17を遊離する[6]．これらもまた，神経機能による免疫応答システムの一つである．

3 免疫機構による中枢神経反応制御システムと脳内保護システムとは

　免疫シグナルによる神経調節機構もさまざまな疾患で明らかになっている．例えば，難治性慢性疼痛を引き起こす神経因性疼痛における免疫シグナルによる末梢ならびに中枢神経機能変調[7]，アルツハイマー病やパーキンソン病に対する脳内神経炎症の関与と免疫シグナルの機能的役割[8,9]，神経変性疾患で増減する腸内細菌とその腸内細菌の種類に依存した腸内免疫反応変調が及ぼす中枢神経機能変調[10]，ならびに中枢神経への病原体感染に対する免疫システムによる神経機能に対する障害機構と防御機構[11]などが明らかになってきた．

　免疫システムは感染，ストレス，老化，ならびに，性ステロイドホルモンバランスなどにより大きく影響を受ける．したがって，このような状態変化により，免疫システムによる神経機能制御機構も大きく変化する．代表的な神経免疫疾患である多発性硬化症においてもこれらの因子はその病型や薬物感受性等を変化させる（**許・井上の稿**）．また，妊娠期のウイルス感染などは母体の免疫反応亢進により，胎仔において免疫システム変調に伴う脳機能障害が誘発されることが判明し，自閉スペクトラム症の実態が明らかになってきている（**内野の稿**）．そして，脳内免疫担当細胞であるミクログリアは，種々の神経変性疾患や精神疾患において，それらの症状を悪化させる神経炎症誘導に関与する．その一方，近年，第4のグリア細胞といわれるNG2グリア細胞が神経炎症から脳神経を保護する機能を有することが明らかとなり，神経変性疾患や精神疾患に対する新たな治療標的として注目されている（**田村・片岡の稿**）．

おわりに

　この限られたスペースで，近年の神経免疫学研究の発展をすべて紹介することは難しい．しかしながら，各稿で最新の話題を多くとり上げているので，ぜひ本特集号全体から，近年の神経免疫学研究の発展を感じとっていただければ，たいへんうれしく思う．そして，多くの分野と神経免疫学が融合し，さらなる神経免疫学研究の発展につながればと思う．

文献

1) Schiavon CC, et al：Front Psychol, 7：2022, 2016
2) Chavan SS, et al：Immunity, 46：927-942, 2017
3) Chavan SS & Tracey KJ：J Immunol, 198：3389-3397, 2017

4）Ben-Shaanan TL, et al：Nat Med, 22：940-944, 2016
5）Chiu IM, et al：Nature, 501：52-57, 2013
6）Kashem SW, et al：Immunity, 42：356-366, 2015
7）Calvo M, et al：Lancet Neurol, 11：629-642, 2012
8）Lucin KM & Wyss-Coray T：Neuron, 64：110-122, 2009
9）Zenaro E, et al：Nat Med, 21：880-886, 2015
10）Fung TC, et al：Nat Neurosci, 20：145-155, 2017
11）Klein RS & Hunter CA：Immunity, 46：891-909, 2017

Profile

著者プロフィール

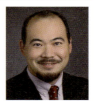

井上　誠：長崎大学大学院医歯薬学総合研究科において植田弘師教授の下，2000年に博士課程を修了後，UCLA　Chris J.Evans博士の下，オピオイド精神疾患を学び，その後，長崎大学にて日本学術振興会研究員，厚生労働省研究員，講師，准教授として神経科学，特に神経因性疼痛やオピオイド依存等における中枢神経の可塑性機構について研究した．'09年，神経科学における免疫の関与に興味を抱き，Duke大学医学部免疫学科に所属し，Mari L. Shinohara博士の下，感染症や自己免疫疾患における自然免疫細胞ならびに獲得免疫細胞機能を研究した．この新たな分野への挑戦の際，小安重夫博士の著書「免疫学はやっぱりおもしろい（羊土社）」を拝読したことで，免疫学に親しみをもち，研究推進に大きく役立ったことをここに付け加えておきたい．'16年，イリノイ大学アーバナシャンペイン校でAssistant Professorとして自身の研究室を立ち上げ，神経と免疫の両観点から，自己免疫疾患，感染症疾患ならびに神経変性疾患の解明に取り組んでいる．E-mail：makotoi@illinois.edu

---

Book Information

免疫ペディア
101のイラストで免疫学・臨床免疫学に強くなる！

好評発売中

編集／熊ノ郷　淳（大阪大学大学院医学系研究科呼吸器・免疫内科学講座）

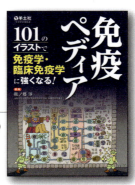

◆概要を把握できる見開きイラストや重要なポイントを押さえつつ簡潔にまとめられた解説により，複雑な免疫学を体系的に理解！

◆免疫細胞の種類から，がん免疫，アレルギー，自己免疫疾患など注目の話題までしっかり網羅！

本書の構成
1章　免疫細胞の種類と分化	6章　自己免疫疾患
2章　自然免疫	7章　免疫不全
3章　粘膜免疫と腸内細菌叢	8章　がん免疫
4章　獲得免疫	9章　移植免疫
5章　アレルギー	10章　ワクチン

◆定価（本体5,700円＋税）
◆フルカラー　B5判　317頁
◆ISBN978-4-7581-2080-7

発行　羊土社

特集　「病は気から」の謎に迫るNeuroimmunology

ゲートウェイ反射による神経−免疫相互作用の理解

上村大輔，村上正晃

中枢神経系（CNS）の血管には特別な構造，血液脳関門が存在し，免疫細胞や高分子の侵入を制限してCNSの恒常性を維持している．しかし，CNSでも免疫細胞が少数であるが存在している．これら免疫細胞が特異的な侵入口（ゲート）を介してCNSに侵入するのか否かは最近まで明らかではなかった．われわれは，多発性硬化症のマウスモデルを用いて，血液脳関門に特異的ゲートがあることを証明し，その形成機構を「ゲートウェイ反射」として報告している．またその分子基盤として血管内皮細胞におけるケモカイン大量発現機構「炎症回路」を明らかにした．本稿では，主にゲートウェイ反射の観点から神経−免疫相互作用とCNS病態に関して議論する．

キーワード　ゲートウェイ反射，炎症回路，臓器連関，神経回路

はじめに

　脳や脊髄を含む中枢神経系（central nervous system：CNS）に存在する血管は，血管内皮細胞どうしのタイトジャンクション，周皮細胞，アストロサイト，マクロファージ，基底膜などから構成される血液脳関門（blood brain barrier：BBB）が存在し，免疫細胞や高分子の出入りを厳密に制限して，CNSの恒常性を維持している．しかし，CNSでも免疫細胞がときに過剰に侵入し，病気を発症させる．多発性硬化症※1（multiple sclerosis：MS）はCNSの自己免疫疾患であり，免疫細胞，特に自己反応性T細胞のCNSへの浸潤によって脱髄が起こり，麻痺などの神経症状が生じる．われわれは，以前より自己免疫疾患の発症機序について研究を行っており，CNSの自己免疫疾患であるMSのマウスモデルを使って研究を行っていた．その過程で，免疫細胞のCNSへの浸潤が全くランダムに起こるのか？もしくは特異的な侵入口（ゲート）が存在するのか？という疑問をもった．この疑問に対しての答えが「ゲートウェイ反射※2」の発見につながった．

多発性硬化症（MS）とそのマウスモデル

　MSは，ヒトのCNSの自己免疫疾患である．2011年，MSの全ゲノム関連解析（GWAS）が行われ，MSが遺伝学的に自己反応性CD4＋T細胞とその発症が関連することが証明された[1]．臨床的には，再発と寛解をくり返しながら神経障害が進行していく再発寛解型の患者がMS全体の90％ほどを占める[2]．この再発寛解型のMSの治療には，I型インターフェロン（IFN）

※1　多発性硬化症
中枢神経系の自己免疫疾患の一つで，視覚障害，運動障害や排尿障害が現れる．日本では10万人あたり10人程度の患者数が推定されている．多くの患者は再発と寛解をくり返し，痛みを伴うことが多い．また，痛みやストレスにより病状が悪化することも知られている．

※2　ゲートウェイ反射
特定の神経回路の活性化によって神経伝達物質が特定の血管部位に分泌されることで，その血管にケモカイン発現を介した免疫細胞の侵入口が形成される現象のこと．

Understanding of neuro-immune interactions by the gateway reflex
Daisuke Kamimura/Masaaki Murakami：Molecular Psychoimmunology, Institute for Geneitic Medicine, Graduate School of Medicine, Hokkaido University（北海道大学遺伝子病制御研究所大学院医学院分神経免疫学教室）

やステロイドパルス，フィンゴリモド（FTY720）などが使用される．残りの10％ほどの患者は，進行が非常に早い1次性進行型MSであり，また，再発と寛解をくり返すうちに寛解が認められない2次性の進行型MSとなる場合もある．現時点では，これらの進行型MSの予防法，治療法はない．MSの病態，再発が起こるメカニズムや進行型MSへの移行のきっかけなどを研究するためには，疾患モデルでの検討が不可欠である．MSの疾患モデルは，実験的自己免疫疾患性脳脊髄炎（experimental allergic encephalomyelitis：EAE）[※3]とよばれ，マウス，ラットをはじめ実験動物を用いて誘導する．われわれは主にマウスを用いてEAEを誘導している．EAE誘導には，マウスに直接ミエリンオリゴデンドロサイト糖タンパク質（MOG）などのCNS抗原をアジュバントとともに免疫する方法とMOGで免疫したマウスからMOGに反応する$CD4^+$ T細胞（病原性$CD4^+$ T細胞）を単離してそれを正常マウスに移入する方法がある[3]．われわれは，アジュバントに含まれる物質による生体の炎症応答の影響を極力排除するために，後者の移入EAEを利用している．

典型的な移入EAEでは，病原性$CD4^+$ T細胞を移入後，約1週間後ほどから決まって尻尾から麻痺が認められる．MOGはCNS全般に存在するのに対して，尻尾から症状が起こるということは，CNSの特定の部分から免疫細胞が侵入し，そこから攻撃がはじまることを示唆している．CNSの血管には，前述のBBBが存在するためCNSは，体内環境から隔絶され，免疫特権領域としても成立する[4]．しかし，実際に移入EAEでは，静脈内に投与した病原T細胞に依存してCNS内で炎症が起こり，実臨床においても脳腫瘍やMSが発症するなどBBBが突破される病態が存在する．BBBが破綻するメカニズムの1つとしては，IL-1β，IL-17やTNFαなどのサイトカインによってタイトジャンクション分子の発現が低下することが知られている[5)6)]．しかしながら，これらの病気，病態において，どこからどの

ようにして免疫細胞がBBBを通過するのかについてはこれまではっきりとは明らかにされていなかった．われわれは，移入EAEモデルを用いて，この疑問に回答を与えるために研究を開始した．

2 重力ゲートウェイ反射

マウスは尻尾を除いた体長が約7～8 cm程度と小さな動物だが，直径10 μm前後の免疫細胞が侵入する入り口を探すとなると非常に困難な実験となる．これを可能にしたのが，日本の大学には数台しか設置されていない大型の組織切片作成機マクロトームであり，成体マウス全身の連続切片を作成することができる．この全身切片を使って免疫染色すると，EAE初期においては，移入した病原性$CD4^+$ T細胞は，脳や上部脊髄には認められず，脊髄の第5腰髄（L5）の背側血管から侵入してくることがわかった[7]．なぜL5なのだろうか？詳細な解析の結果，これには地球の重力が関係していることがわかった．

陸上生物にとって重力は避けられない負荷であり，ヒトやマウスではふくらはぎのヒラメ筋が抗重力筋として発達している．このヒラメ筋から伸びる感覚神経の後根神経節がL5に存在するのである．重力刺激はこの筋肉の感覚神経の活性化を起こし，それが神経回路を伝わってL5後根神経節の近傍に存在する交感神経節の活性化をもたらし，L5の背側血管に免疫細胞を誘引するケモカインを放出することで病原性$CD4^+$ T細胞がL5に集積することがわかった．この発見は，局所的な神経刺激が特異的な血管の機能を調節して免疫細胞の侵入口（ゲート）を形成させるという世界初の発見であり，「ゲートウェイ反射」とよばれている（図1）[8)9)]．神経と免疫系の相互作用では，視床下部－下垂体－副腎皮質を介したホルモン分泌による全身的な制御が有名であるが，これとは対照的に，ゲートウェイ反射と後述の炎症反射は，局所的な神経－免疫相互作用である点が特徴である．ゲートウェイ反射では，後述にも詳しく記載するように，さまざまな局所的な神経刺激によって特異的な血管にケモカイン発現を誘導する．どのようにして神経刺激がケモカイン発現につながるのか．そのメカニズムについてもわれわれは「炎症回

※3 **実験的自己免疫疾患性脳脊髄炎（EAE）**
多発性硬化症の動物モデル．中枢神経系の構成成分であるミエリンオリゴデンドロサイト糖タンパク質などを用いて動物を免疫したり，EAEを発症した動物から$CD4^+$ T細胞を移入することで多発性硬化症に似た症状を誘導することができる．

特集　「病は気から」の謎に迫るNeuroimmunology

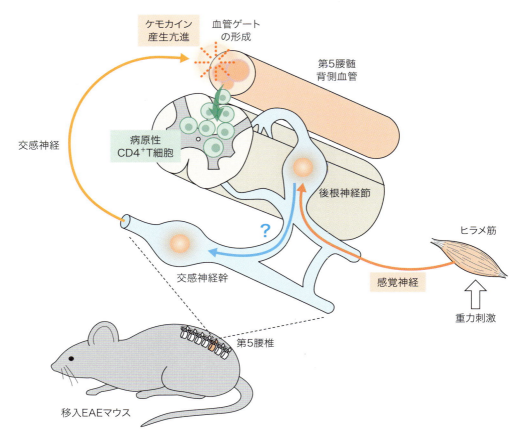

図1　重力ゲートウェイ反射
ヒラメ筋に対する重力刺激は感覚神経の活性化を誘導し，その活性化によって近傍の交感神経が刺激される．活性化した交感神経は第5腰髄背側血管にノルアドレナリンの産生を増加させる．ノルアドレナリンは血管内皮細胞におけるNF-κB活性を増強することで病原性T細胞をよび寄せるCCL20を含むケモカイン発現が増加し，血管ゲートが形成され，病原性CD4$^+$T細胞が中枢神経系へ侵入する．

路」として報告しているが，それは誌面の都合上，参考文献を参照願いたい[10)〜12)]．

3　電気ゲートウェイ反射

　ゲートウェイ反射を誘導する刺激は，もちろん重力ばかりではない．マウスのヒラメ筋に擬似的な神経刺激として微弱な電気刺激を与えると，L5背側血管におけるケモカイン発現量が刺激時間依存的に増加することが明らかになった．さらに，大腿四頭筋あるいは上腕三頭筋への人為的な微弱電気刺激により感覚神経を活性化させると，それぞれ第3腰髄，あるいは第5頸

髄から第5胸髄の背側血管においてケモカインの発現が増加し，新たな血管ゲートが形成された（図2）[7)]．これらの結果は，人為的に局所神経の活性化を誘導することでゲートウェイ反射をコントロールできることを示しており，ゲートウェイ反射の操作がCNSにおける局所炎症病態の新たな治療戦略になることを示唆している．

4　痛みゲートウェイ反射
　—「痛み」のもつ新しい意味

　痛みは，さまざまな病気に伴う症状であり，生活の

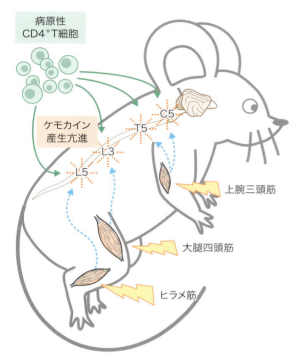

図2　電気刺激ゲートウェイ反射
微弱な電気刺激を筋肉に加えることで感覚神経と交感神経のクロストークが生じ，刺激した筋肉の部位に応じた脊髄レベルの脊髄背側血管において血管ゲートが形成され，病原性CD4⁺T細胞を含む免疫細胞が侵入する．第5頸髄（C5），第5胸髄（T5），第3腰髄（L3），第5腰髄（L5）．

質に大きな影響を及ぼす．一般的に痛みは，いわば病気や炎症の結果や副産物として理解されてきた．また，MS患者において，痛みと症状の重症度が相関するという報告はあるものの，痛みの確固たる評価方法が発展途上であることから，痛みと病態との関連性は，議論の余地が残るところであった．移入EAEモデルでは，尻尾や後肢の麻痺は一過性であり，やがて症状は改善し，通常の飼育環境下ではEAEの症状は再発しない．われわれは，EAEの症状に対する痛み刺激の影響を調べるため，解剖学的に感覚神経のみで構成されるとして知られている三叉神経中枝を結紮し，疼痛誘導モデルを作成した．MOG特異的病原性CD4⁺T細胞移入と同時にこの三叉神経結紮を行うと，EAEの病態はコントロール群と比べて回復が大幅に遅れた[13]．さらに興味深いことに，移入EAEを誘導し症状が寛解期に入ったマウスに痛みを導入すると，EAEの病態が再燃した．三叉神経結紮ばかりでなく，サブスタンスPやカプサイシンといった痛み誘導物質を寛解期のEAEマウスに局所投与することによっても，EAEの症状が再発した．三叉神経結紮後，三叉神経節ではカプサイシンの受容体でもあるTRPV1と電位依存性Na⁺チャネルのNav1.8を発現する感覚神経に神経活性化マーカーであるc-Fosの発現が多く認められ，痛みを感じる脳の領域である前帯状回（ACC）においてもc-Fos発現が亢進した．TRPV1ノックアウトマウスを使用したりNav1.8を阻害剤で抑制すると，痛みによるEAEの再燃は著明に抑制された．同様に，神経障害性疼痛薬をマウスに服用させた場合にも，EAE再発は抑制された．再発の抑制は，ACC領域で交感神経細胞を薬剤で除去した場合にも認められ，痛みによる感覚神経-交感神経のACCを介した相互作用が重要であることが示唆された．このことからわれわれは，痛みは病気の副産物などではなく，実際に病態を大きく左右する重要な因子であると結論した[13]．

では痛みによるEAE再発の際の免疫細胞侵入のための血管ゲートはどこだろうか？定常状態での移入EAEモデルにおける初発の症状においては，免疫細胞のゲートは重力ゲートウェイ反射によってL5に形成されるのは前述したとおりである（**1**）．EAE再発の際もマウスは尻尾の麻痺を生じ，L5の関与が示唆されたことから，EAE寛解後のマウスを用いてL5レベルでの免疫組織化学染色を行った．その結果，EAE寛解後マウスは正常のマウスと比べて外見上は全く違いがなかったにもかかわらず，組織レベルの所見では，MHCクラスIIを高発現した末梢由来のモノサイトがL5髄腔領域に数多く認められた[13]．興味深いことに，痛み誘導後にそのMHCクラスII高発現モノサイトは，L5の背側ではなく，腹側の血管に集積することが明らかになった．MHCクラスII高発現モノサイトは，ケモカインCX3CL1の受容体であるCX3CR1を発現しており，実際にEAE寛解期における抗CX3CL1中和抗体の投与によって痛みによる再発が抑制された．CX3CL1の産生細胞を探ってみると，MHC class II高発現モノサイト自体が交感神経の神経伝達物質であるノルアドレナリン依存的にこのケモカインを産生することが判明し

特集 「病は気から」の謎に迫る Neuroimmunology

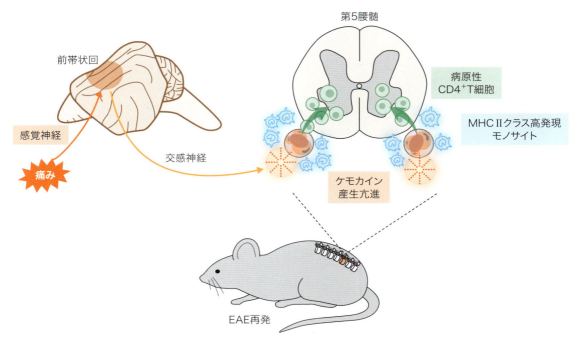

図3　痛みゲートウェイ反射

痛み刺激により誘導された感覚神経の活性化は脳の前帯状回を介して特定の交感神経の活性化を引き起こす．これにより，脊髄腹側血管へのノルアドレナリン分泌が増加する．移入EAEの寛解期では，他の脊髄レベルと比較して，炎症の初発部位である第5腰髄において多くのMHC class II 高発現モノサイトが残存している．分泌されたノルアドレナリンは，これらの細胞からケモカイン（CX3CL1）産生を促し，L5腹側血管へとMHC class II 高発現モノサイトを集積させる．このモノサイトは病原性CD4[+]T細胞へ抗原提示を行うことで病原性CD4[+]T細胞を活性化させ，その結果，近傍の腹側血管における炎症回路が亢進し，さらなる免疫細胞の侵入を促すことで炎症病態を再発させる．

た．MHC class II 高発現モノサイトが集まるL5の腹側血管周囲ではノルアドレナリンのシグナル伝達の指標であるCREBのリン酸化状態が亢進していたことから，痛みによる感覚神経‒交感神経の活性化の結果産生されたノルアドレナリンがMHC class II 高発現モノサイトに作用してCX3CL1が発現し，オートクライン的にこの細胞の集積が増強することが考えられた．実際に，MS患者においてCX3CR1を発現した免疫細胞の比率が多く，髄液中や病巣においてCX3CL1が増加していることが知られている[14)15)]．このように，痛み刺激後には交感神経活性化によりCX3CL1依存的に集積しているMHC class II 高発現モノサイトを介してL5腹側血管において新たなゲートが形成されることが判明した（図3）[13)]．

前述のように，MHC class II 高発現モノサイトの存在はEAE寛解期にL5で認められるが，正常マウスのL5には存在しない．EAEが寛解してから300日以上経ったマウスにおいてもこのMHC class II 高発現モノサイトがL5髄膜周辺に存在することがわかっている．この細胞がゲートウェイ反射を介してEAE再発を引き起こすとしたら，この細胞を除去することで病気が抑制できるはずである．実際に，クロドロン酸リポソームをマウスの髄腔内に投与することでこのMHC class II 高発現モノサイトを除去すると，痛み誘導モデルにおけるEAEの再燃は著明に抑制された．一方，病原性CD4[+]T細胞を抗体によって末梢で除去することによってもEAEの再燃は抑制されたが，その場合はMHC class II 高発現モノサイトは依然としてL5腹側血管で集積した．これは，MHC class II 高発現モノサイトのL5腹側血管への集積が，病原性CD4[+]T細胞のCNSへ

の浸潤よりも上流の現象であることを示唆している[13]．このように，通常末梢血中のモノサイトの寿命は長くても1週間くらいである[16]のに対して，末梢由来でありながらCNS中のMHC class II高発現モノサイトの寿命は前述のように非常に長い．MHC class II高発現モノサイトがマウスモデルにおいてEAE再発に重要な役割をもつことは，この細胞の生存メカニズムを明らかにすることで，MS再発を抑制する新たな治療薬の開発に貢献できると考えられる．

5 ストレスゲートウェイ反射
— 「病は気から」を科学する

読者の方々はどのようなストレスを日頃感じているだろうか？ 研究者やその卵の大学院生ならば実験がうまくいかない，論文が通らないといったストレスが一般的であろう．このようなストレスを慢性的に感じていると，胃が痛くなると訴える人は比較的多いのではないだろうか．これが悪化すると胃潰瘍や心筋梗塞，突然死に至るケースもある．その一方で，同じようなストレス状況にあっても全く平気で元気な人も存在する．この両者の違いは何だろうか？ この違いのメカニズムを理解すれば，ストレスによって病気が起こりやすい人を判別し，予防手段を講じることが可能となる．われわれは研究の過程で偶然にもそのメカニズムを発見し，最近報告している[17]．このメカニズムは，昔からよく諺としても使われる「病は気から」を科学的に説明できるものであり，以下に詳しく解説する．

痛みゲートウェイ反射の研究と同様に，ストレスと病気との関連性を調べるために，移入EAEマウスに慢性ストレスを与えると，驚いたことに，ほとんどのマウスが突然死した．移入EAE単独や慢性ストレス単独の処置では死亡する個体はなく，2つの組合わせでのみ突然死が起きた．この死亡原因を解析すると，ヒトでも慢性ストレスによって影響を受けやすい臓器として知られる胃や十二指腸の炎症による出血が引き金となり，心臓の機能が低下したことによるものであると判明した[17]．実際に，プロトンポンプ阻害剤の処方薬であるランソプラゾールを投与すると，この突然死は起きなくなった．興味深いことに，移入EAEと慢性ストレスの組合わせでは，尻尾からの麻痺は起こらずに突然死亡してしまう．このことから，血管ゲートの位置が変化したのではないかと推測した．ストレスを感じる脳の領域は室傍核が知られていることから，その周辺をくまなく探した結果，移入した病原性CD4$^+$ T細胞は，慢性ストレスを与えた場合にはやはりL5ではなく，脳内に直接侵入し，第3脳室，歯状回，視床に囲まれた特定の血管に集積することが明らかになった[17]．この特定血管がゲートとして作用し，病原性CD4$^+$ T細胞を含む免疫細胞が集積するためには，ストレスに反応する室傍核での交感神経の活性化が重要であり，この部位を電気的に破壊したり，薬剤で特定血管付近の交感神経細胞を除去することで特定血管への免疫細胞の集積と突然死が抑制された．

これまでの研究から，血管ゲートの分子的な正体はケモカイン発現であったことから，この脳内特定血管へ病原性CD4$^+$ T細胞が集まるケモカインを探索したところ，CCL5に対する中和抗体の投与によって突然死が抑制された[17]．この特定血管部位におけるCCL5の発現は，慢性ストレスのみで上昇した．しかし，慢性ストレスのみではマウスが死亡しない．これは，CCL5発現に続く病原性CD4$^+$ T細胞の浸潤と炎症がないためではないかと考え，次に，慢性的なストレスを誘導したマウスの特定血管部位にサイトカインなどを直接投与し，微小炎症を誘導したところ，マウスは同様に胃・十二指腸潰瘍，心機能低下を引き起こし，突然死した．詳細な解析の結果，特定血管周囲で生じた微小炎症により，炎症誘導因子であり神経伝達物質としても知られるATPが分泌され，分泌されたATPが特定血管周囲の神経回路を新規に活性化し，ストレス応答を増強させ，胃・十二指腸炎症，心機能低下が生じていることがわかった（図4）．これらの結果は，脳内で生じた微小炎症が，神経回路を新たに活性化させることで，その神経に支配される臓器の機能を変容させる可能性があることを示唆しており，「病は気から」の分子機構の一例をあらわしていると考えられる[17]．

6 炎症反射

特異的な神経回路による免疫反応の制御機構には

特集 「病は気から」の謎に迫るNeuroimmunology

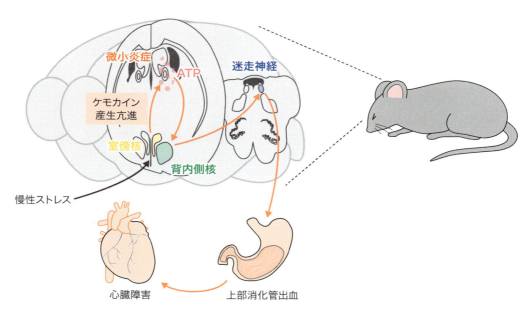

図4 ストレスゲートウェイ反射
慢性ストレスにより室傍核での交感神経が活性化し，第3脳室，視床，歯状回の間にある特定血管においてケモカインCCL5が産生され，病原性CD4⁺ T細胞が血液脳関門を超えてこの血管周囲に集積する．これを起点に，他の免疫細胞も集まって微小炎症が誘導される．この微小炎症が契機となり，ATP分泌を介して，背内側核と迷走神経の活性化に至る新たな神経回路が刺激され，胃・十二指腸といった上部消化管と心臓の機能不全により突然死が起こる．

「炎症反射」とよばれる現象も報告されている．これは，Kevin Tracey博士らの研究グループが最初に発見した現象であり，LPS投与敗血症モデルにおいて，主に副交感神経で構成される迷走神経の活性化が，炎症を抑制するというものである．実験的には，ラットの迷走神経切除によって，LPS投与によるTNFα産生が増加し，迷走神経への電気刺激によってその産生が低下する[18]．関与する細胞群も明らかになっており，LPS投与の結果，迷走神経および脾臓神経が活性化し，脾臓でのノルアドレナリン産生にノルアドレナリンβ受容体を発現するCD4⁺ T細胞サブセットが反応する．このCD4⁺ T細胞はアセチルコリンを合成する能力があり，分泌されたアセチルコリンをα7ニコチン受容体を発現するマクロファージ群が受けとることで，マクロファージ由来のTNFα産生が抑制されることが証明されている（図5）[9]．この炎症反射は，敗血症モデルばかりではなく，脳の虚血再灌流障害の際の抗炎症機構にも関与しており，最近の研究では，脳の網様体のC1ニューロンが炎症反射を媒介している報告もある[19]．炎症反射を医療応用するために，ヒトの迷走神経を電気刺激する装置の開発も進んでおり，実際に，クローン病や関節リウマチの患者において，炎症反射の人為的活性化により有望な結果が得られていることが報告されている[20,21]．

7 その他の特異的な神経回路による臓器恒常性維持に関する研究

ゲートウェイ反射や炎症反射以外にも，特異的神経回路による生体機能調節機構についての報告が増えてきている．広いケージや遊具など，より快適と考えられる環境下で飼育したマウスでは自律神経系を介して腫瘍形成が遅延する[22]．また，慢性的な高脂肪食の摂取が脳のドパミンシグナルの障害につながり，それを媒介する因子が消化管の脂質メッセンジャーであるオレオイルエタノールアミドであることが，神経系を介した消化管と脳を結ぶ機能的連関として報告されている[23]．より最近では，筋層に存在するマクロファージ

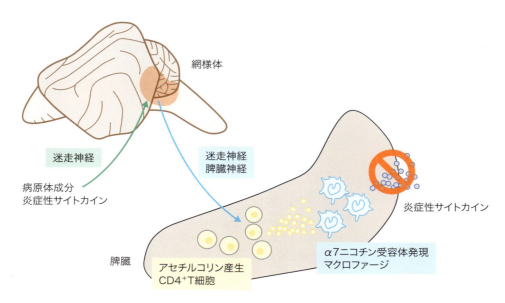

図5　炎症反射
虚血再灌流障害やその他の炎症応答などによる炎症性サイトカイン産生や病原体の成分による求心性・遠心性の迷走神経が活性化は，脾臓神経からノルアドレナリン分泌を促す．ノルアドレナリンは，一部のCD4⁺T細胞からアセチルコリン産生を誘導し，分泌されたアセチルコリンは，α7ニコチン受容体を介してマクロファージ由来の炎症性サイトカイン分泌を抑制する．

が，腸管神経系と相互作用することで腸の蠕動運動を制御すること[24]，そして脳の報酬系への刺激が交感神経系を介して免疫反応を増強すること[25]が報告されている．オプトジェネティクスや*in vivo*イメージングを利用した神経経路の研究も報告され，消化を調節する腸から脳への機能的な感覚神経経路や，感染によって母体で産生されたIL-17を介して誘導される子どもの行動異常にかかわる脳内神経活性化部位とその神経回路の一部が新たに同定されている[26〜28]．日本の研究グループからも，βアドレナリン受容体を介した概日リズムと免疫応答の関係についての報告（**鈴木の稿参照**）[29)30]．心臓へのストレスに対し，自律神経と免疫系が関与する心臓-脳-腎臓のネットワークが応答して，臓器間の恒常性が維持されていることを示した報告[31]がある．また，肝臓と脂肪組織の代謝機能をつなぐ求心性迷走神経と遠心性交感神経で構成される神経回路[32]や，上部脊髄損傷が全身性の免疫抑制を引き起こすメカニズムとして交感神経が関与する抗炎症性回路も明らかにされている[33]．神経系による全身制御は最もな理屈であるが，個体レベルでの研究は最近の解析技術の進歩によって，このように大きく進展しはじめている．

おわりに

解説してきたように，ゲートウェイ反射および炎症反射という神経系による局所的な炎症応答の制御機構の発見によって，神経-免疫相互作用の概念に大きな変化が生まれた．神経は全身をくまなく走行していることから，目的とする臓器に接続する神経を適切に刺激もしくはその活性化を遮断することによって，全身的な免疫不全を誘導しない，局所的な炎症制御が可能になることが期待できる．これを実現させるためには，全身の臓器を対象とした個体レベルでの研究が必須となる．また，その神経がどのように活性化して，どの臓器に接続しているかを調べるためには，神経活性化を可視化できるイメージング技術が不可欠である．この点については，最近，CUBIC法とよばれる臓器透明化試薬の開発成功によって，マウスの全身を丸ごと透明化することができるようになっている[34)35]．神経活

性化に応じて蛍光タンパク質を発現するマウスや神経走行を異なる色で標識するBrainbowマウスなどを透明化することによって，神経系による新たな臓器機能連関が明らかになることが期待できる．

われわれはこれまでに重力，電気刺激，痛み，ストレスによって誘導されるゲートウェイ反射を報告してきた．これ以外にも，関節リウマチなどに認められる左右対称性炎症を司るゲートウェイ反射や光によって誘導されるゲートウェイ反射を見出しており，現在そのメカニズムを研究中，論文準備中である．特に，最近報告したストレスゲートウェイ反射では，脳内に生じた微小炎症が新たな神経回路を活性化することで臓器の機能を低下させていることが世界ではじめて明らかとなった．これにより，胃や十二指腸などストレス性疾患の標的臓器への対処的治療だけではなく，脳の微小炎症を抑制することが，ストレス性疾患のより根本的な治療となることが考えられる．また，CNSの自己抗原を認識する病原性$CD4^+$T細胞による脳内微小炎症が，慢性ストレス下でマウスに突然死を起こしたことから，同じ程度のストレスでも病気になる人，ならない人の違いが，病原性$CD4^+$T細胞や脳内微小炎症の有無によって決まっている可能性が考えられる．また，MSでは治療法がまだない進行型に移行することが大きな問題となっているが，ストレスゲートウェイ反射は，その発症原因，今後の治療法の開発に大きな示唆を与える可能性がある．「病は気から」は，「気のもちようによって病気は良くも悪くもなるということ」である．マウスを快適な環境で飼育すると病態が改善する結果も得ている．ゲートウェイ反射の研究は，心理状態と免疫応答を分子レベルで探る「分子心理免疫学」の創成へと進化しつつあり，「病は気から」の分子機構解明に今後も挑戦していきたい．

文献

1) Sawcer S, et al：Nature, 476：214-219, 2011
2) Steinman L：Annu Rev Immunol, 32：257-281, 2014
3) Tanaka Y, et al：Bio-protocol, 7：7/5/2017
4) Zlokovic BV：Neuron, 57：178-201, 2008
5) Tsao N, et al：J Med Microbiol, 50：812-821, 2001
6) Argaw AT, et al：J Immunol, 177：5574-5584, 2006
7) Arima Y, et al：Cell, 148：447-457, 2012
8) Ohki TD, et al：Clin Exp Neuroimmunol, 8：23-32, 2017
9) Pavlov VA & Tracey KJ：Nat Neurosci, 20：156-166, 2017
10) Ogura H, et al：Immunity, 29：628-636, 2008
11) Atsumi T, et al：Cancer Res, 74：8-14, 2014
12) Nakagawa I, et al：Crit Rev Immunol, 35：365-378, 2015
13) Arima Y, et al：Elife, 4：e08733, 2015
14) Infante-Duarte C, et al：FASEB J, 19：1902-1904, 2005
15) Broux B, et al：J Autoimmun, 38：10-19, 2012
16) Patel AA, et al：J Exp Med, 214：1913-1923, 2017
17) Arima Y, et al：Elife, 6：e25517, 2017

column

ゲートウェイ反射研究のきっかけと展開

　私自身，留学先にてT細胞の生体内での挙動に関して研究を行っていたので，2010年ほどから，当時修士課程の大学院生であった有馬康伸さん（現北大助教）と2人で病原性T細胞を血管内に移入する多発性硬化症モデルの解析を開始した．血管内に移入した病原性T細胞がどこから脳あるいは脊髄に侵入するのかを知りたかったからである．まさか腰髄に免疫細胞の侵入口があるとは思っていなかったし，その形成機構に重力刺激を起点とする特異的な神経回路の活性化が関連することも予想外であった．このようにして発見されたゲートウェイ反射は，その後，上村講師チームにも加わり研究が加速して，人為的な電子刺激，痛み，ストレス，局所の炎症を起点とする神経活性化でも誘導された．2017年の新展開としては，本稿で記載したようにストレスゲートウェイ反射にて形成される脳の微小炎症が新たな神経回路を活性化して，臓器の恒常性の破綻から突然死までも誘導することである．認知症患者などでも脳微小炎症の存在が示されているのでその存在が脳自体の機能に影響を与えていることが十分に推察できる．また，本稿では記載できなかった関節リウマチなどで認められる左右対称性炎症へ関節間をつなぐゲートウェイ反射が関連していることも示すことができ，本反射が中枢神経系以外の一般臓器にも適応できる可能性が判明した．今後もゲートウェイ反射の新たな展開を楽しみに地道に愚直に研究を行いたい．

（村上正晃）

18) Borovikova LV, et al：Nature, 405：458-462, 2000
19) Abe C, et al：Nat Neurosci, 20：700-707, 2017
20) Koopman FA, et al：Proc Natl Acad Sci U S A, 113：8284-8289, 2016
21) Bonaz B, et al：J Intern Med, 282：46-63, 2017
22) Cao L, et al：Cell, 142：52-64, 2010
23) Tellez LA, et al：Science, 341：800-802, 2013
24) Muller PA, et al：Cell, 158：300-313, 2014
25) Ben-Shaanan TL, et al：Nat Med, 22：940-944, 2016
26) Williams EK, et al：Cell, 166：209-221, 2016
27) Choi GB, et al：Science, 351：933-939, 2016
28) Shin Yim Y, et al：Nature, 549：482-487, 2017
29) Nakai A, et al：J Exp Med, 211：2583-2598, 2014
30) Suzuki K, et al：J Exp Med, 213：2567-2574, 2016
31) Fujiu K, et al：Nat Med, 23：611-622, 2017
32) Uno K, et al：Nat Commun, 6：7940, 2015
33) Ueno M, et al：Nat Neurosci, 19：784-787, 2016
34) Susaki EA, et al：Cell, 157：726-739, 2014
35) Tainaka K, et al：Cell, 159：911-924, 2014

Profile

筆頭著者プロフィール

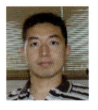

上村大輔：大阪大学医学系研究科博士課程修了．医学博士．現在，北海道大学遺伝子病制御研究所分子神経免疫学分野 講師．国際的にも評価される新規コンセプトを提示し，多くの病気の原因を明らかにし，革新的な医療を通じて世のなかに貢献することをめざしている．2012年のストレスゲートウェイ反射の発見以来，分子心理免疫学という新たな研究分野の創生を志している．

Book Information

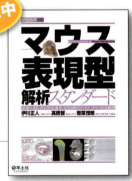

実験医学別冊

マウス表現型解析スタンダード

好評発売中

系統の選択、飼育環境、臓器・疾患別解析のフローチャートと実験例

編／伊川正人，高橋　智，若菜茂晴

ゲノム編集が普及し誰もが手軽につくれるようになった遺伝子改変マウス．表現型解析が勝負を決める時代に，あらゆるケースに対応できる実験書が登場！ 隠れた表現型も見逃さない臓器・疾患別解析のフローチャート付き！

◆定価（本体 6,800 円＋税）
◆B5 判　351 頁
◆ISBN978-4-7581-0198-1

ゲノム編集時代の必読書！！
「いち早く表現型を知りたい！」に応えます．

発行　羊土社

特集 「病は気から」の謎に迫るNeuroimmunology

交感神経による免疫の日内変動

鈴木一博

さまざまな生命現象に概日リズムが存在することが知られている．免疫もまた例外ではなく，免疫細胞に内在する時計遺伝子によって形成される免疫細胞機能の概日リズム，および免疫系の外部からの入力の概日リズムによって，免疫応答に日内変動が生まれることが最近の研究から明らかになった[1]〜[3]．本稿では，交感神経の活動性の概日リズムによってもたらされる免疫細胞動態の日内変動を中心として，免疫応答に日内変動が生じるメカニズムとその生物学的な意義について解説する．

キーワード 交感神経，時計遺伝子，概日リズム，免疫細胞動態

はじめに

2017年のノーベル医学・生理学賞は概日リズムの分子機構（体内時計）の発見に対して与えられた．受賞研究はいずれも1980年代に行われたショウジョウバエを用いた研究であるが，今や体内時計がシアノバクテリアから哺乳動物まで保存された生理機構であることは教科書的な知識となっている．体内時計の本態は，哺乳動物の場合には*Bmal1*（brain and muscle aryl hydrocarbon receptor nuclear translocator-like 1）や*Clock*（circadian locomotor output cycles kaput）に代表される一群の時計遺伝子とそれらにコードされる時計タンパク質である[4]．時計遺伝子・タンパク質間のフィードバック制御により，それらの転写・翻訳に約24時間を周期とするリズムが生まれる．時計タンパク質の多くは転写因子であり，時計遺伝子以外のさまざまな遺伝子の発現を直接的に制御することによって，これらの遺伝子の発現に24時間周期のリズムを生み出している（実に全遺伝子の10％が体内時計の直接的な制御下にあると推測されている）[2][5]．概日リズムの中枢は視床下部の視交叉上核とよばれる神経核

に存在するが，体内時計は視交叉上核のみならず体を構成するほぼすべての細胞に備わっている[4]．視交叉上核の体内時計は，網膜からの光入力に応じて昼夜のサイクルに同期し，神経系や内分泌系を介して末梢の細胞の体内時計をそれに同期させることによって，臓器および個体レベルでの概日リズムを形成する[4]．

この中枢と末梢の体内時計を同期させる経路の一つが交感神経である[4]．交感神経は，脊髄（胸髄および腰髄）から神経節に達する節前線維と，その終末と神経節でシナプスを形成して標的臓器に投射する節後線維から構成される．原則的に交感神経の節後線維の終末からはノルアドレナリンが放出され，$α_1$，$α_2$，$β_1$，$β_2$，$β_3$という5種類のGタンパク質共役型受容体を介して細胞に作用する．交感神経の活動性には，視交叉上核の体内時計に同期したリズムが認められ，一般的に1日のうちで身体の活動性が高まる時間帯に上昇するという特徴がある[6]．例えば，ヒトのような昼間に身体の活動性が高まる動物種では昼間に，マウスのような夜間に身体の活動性が高まる動物種では夜間に交感神経の活動性がピークに達する．この交感神経活動の概日リズムが心拍数や血圧といった循環器系のパ

Circadian control of immune responses by adrenergic nerves
Kazuhiro Suzuki：Immunology Frontier Research Center, Osaka University（大阪大学免疫学フロンティア研究センター）

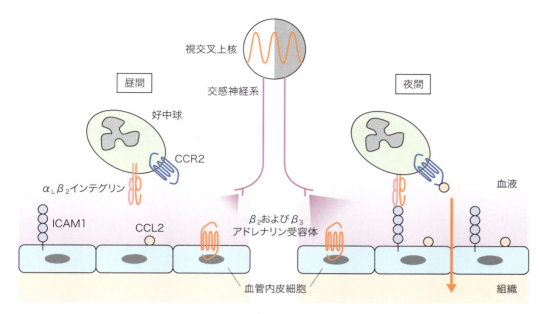

図1 交感神経による好中球の動態制御
概日リズムの中枢である視交叉上核からの入力によって,マウスでは夜間に交感神経系の活動性が高まり,昼間に比べてより多くノルアドレナリンが放出される.すると血管内皮細胞に発現するβ_2およびβ_3アドレナリン受容体を介してケモカインCCL2,接着因子ICAM-1の発現が上昇し,好中球の血液から組織への移行が促進される.

ラメーターに反映されることは広く知られているが,免疫系のさまざまな側面もまた交感神経活動の概日リズムに多大な影響を受けていることが近年明らかになった.特に免疫細胞の体内動態に関しては,交感神経の活動性に応じて顕著な日内変動を示し,それが免疫応答の強度にも反映されることが明らかにされている.そこで本稿では,主に交感神経による免疫細胞の動態制御という観点から免疫応答の日内変動の形成メカニズムを解説するとともに,その生物学的な意義について考察する.

1 交感神経による好中球の動態制御

免疫系を他の生体システムと区別する最大の特徴の一つは,その構成細胞(免疫細胞)が絶えず体内を動き回っているということである.そしてこのことが免疫による全身レベルでの感染防御を可能にしている.最近の研究から,いくつかの免疫細胞の体内動態がそれぞれ異なるメカニズムに基づいて日内変動を示すことが明らかになった.免疫には,病原体を直接的に殺傷する,あるいは食べ込む(貪食する)ことによって排除する自然免疫と,病原体を認識する抗体や感染細胞への攻撃を介して病原体を排除する適応免疫がある.自然免疫を担う好中球や単球は血液を介して全身を巡っているが,その一部は血管内から組織中に移動し,組織への病原体の侵入に備えている.好中球に関しては,マウスの体内で交感神経の活動性が高まる夜間に血液中の数が減少するのに同期して,皮膚や筋肉などの組織における数が増加することが報告された[5].そのメカニズムとして,交感神経からのノルアドレナリンの入力が増加すると,組織の血管内皮細胞に発現するβ_2およびβ_3アドレナリン受容体を介して血管内皮細胞におけるケモカインや接着因子の発現が上昇する結果,血液から組織への好中球の移動が促されることが示された(図1)[5].つまり好中球の体内動態の日内変動は,交感神経からの入力が好中球をとり巻く微小環境に作用することによって形成される.さらに,夜間にマウスにエンドトキシンを投与した場合,肝臓への好中球の動員が昼間に比べて増加するのに伴って,死亡率も上昇することが示され,交感神経によって形

特集 「病は気から」の謎に迫るNeuroimmunology

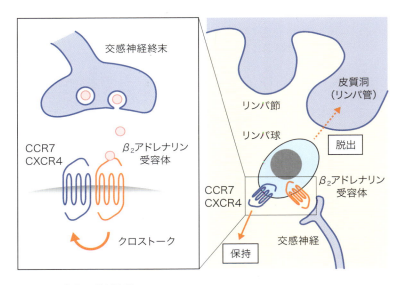

図2 交感神経によるリンパ球の動態制御
交感神経からのノルアドレナリンの入力が，$β_2$アドレナリン受容体とケモカイン受容体CCR7およびCXCR4とのクロストークを介してリンパ球のリンパ節への保持を促す結果，リンパ球のリンパ節からの脱出が抑制される．

成される好中球動態の日内変動が病理的意義をもつことが示唆された[5]．

しかし，交感神経による好中球の動態制御機構については不可解な点も残されている．急激にストレスが加わった場合やノルアドレナリンを単回投与した場合には，血液中の好中球の数は増加することが知られており[7]，前述の知見と矛盾する．急速かつ強力なノルアドレナリンの入力は，交感神経活動の概日リズムに伴ってノルアドレナリンの入力が緩徐に変化する場合とは異なるメカニズムで好中球の体内動態に作用するのかもしれない．

2　交感神経によるリンパ球の動態制御

リンパ節は，適応免疫を担うリンパ球が末梢組織から運ばれてきた病原体を認識して免疫応答を惹起する場所である．リンパ球はリンパ節からリンパ液中に脱出し，リンパ液が血液と合流するのに伴って血流に乗り，再びリンパ節に戻る[8]．リンパ球はこのような形で全身のリンパ節を巡ることによって，体内への病原体の侵入を監視している．われわれの最近の研究から，このリンパ節を介するリンパ球の体内動態が交感神経によって制御されていることが明らかになった．交感神経の節後線維がリンパ節に投射することは30年ほど前から知られていたが，その意義は不明であった[9]．われわれは，交感神経からの入力がリンパ球に発現する$β_2$アドレナリン受容体を介してリンパ球のリンパ節からの脱出を抑制することを見出した．リンパ球のリンパ節からの脱出頻度は，リンパ節からの脱出を促すスフィンゴシン1リン酸受容体（sphingosine 1-phosphate receptor 1：S1PR1）のシグナルと，リンパ節への保持を促すケモカイン受容体CCR7およびCXCR4のシグナルの強さのバランスで決まる[8]．われわれは，$β_2$アドレナリン受容体の活性化に伴ってCCR7およびCXCR4の反応性が選択的に上昇することによってリンパ節への保持シグナルが増強されることが，リンパ球のリンパ節からの脱出が抑制される原因であることを突き止めた（図2）[10]．このことから，交感神経がリンパ球の体内動態を細胞に内在する（cell-intrinsicな）メカニズムで制御することによって，リンパ球の体内動態の恒常性維持に寄与していることが示された．これは，交感神経による好中球動態の日内変動が細胞に外在する（cell-extrinsicな）メカニズムに媒介されているのと対照的である．

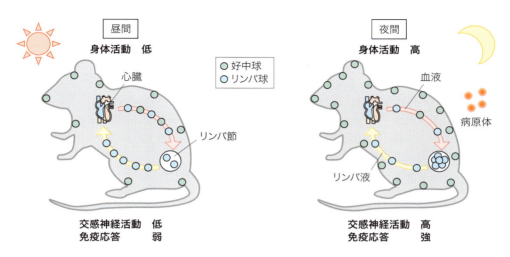

図3 免疫細胞動態の日内変動の意義
交感神経の活動性が高まる時間帯には，好中球は皮膚などの末梢組織に，リンパ球はリンパ節に集積する．感染のリスクが高まる時間帯に免疫細胞がこのような配置をとることは，末梢組織で効率よく病原体を検知し，かつリンパ節で強力な免疫応答を惹起することを可能にし，感染防御に有利に作用すると考えられる．

　さらにわれわれは，マウスにおいて交感神経の活動性が高まる夜間に，昼間に比べてリンパ球のリンパ節からの脱出頻度が低下し，それに伴ってリンパ節におけるリンパ球の数が増加することを見出した[11]．そこで夜間にマウスを免疫したところ，リンパ節における抗体産生細胞の生成，血清中の抗体価の上昇が昼間に免疫した場合に比べて顕著であった[11]．このリンパ節における免疫応答の日内変動は，β_2アドレナリン受容体を介する交感神経からの入力を遮断する，あるいはリンパ節におけるリンパ球の出入りを止めることによって消失した[11]．これらのことから，われわれが発見した交感神経によるリンパ球動態の制御機構が，リンパ節における免疫応答の日内変動の形成に寄与していることが明らかになった．

3 時計遺伝子による免疫細胞動態の制御

　免疫細胞に内在する時計遺伝子が免疫細胞の動態を制御することも明らかになっている．単球の血液から組織への移動は好中球と同様の日内変動のパターンを示すが，骨髄球系の細胞で時計遺伝子 *Bmal1* を欠損するマウスでは，この単球動態の日内変動が消失することが報告されている[12]．転写因子BMAL1が単球の主要な走化性因子であるケモカインCCL2の遺伝子発現を直接的に制御すること，CCL2の受容体であるCCR2を欠損するマウスでは単球動態の日内変動が消失することから，時計遺伝子によって制御されるケモカインの発現が単球動態の日内変動を形成することが示唆された[12]．しかし，骨髄球系細胞のどの細胞集団が単球動態の日内変動に関与しているのか，またこれらの骨髄球系細胞がどこに存在しているのかなど，不明な点が残されている．

　リンパ球の時計遺伝子がリンパ球自体の体内動態の日内変動の形成にかかわることも報告されている．ケモカイン受容体CCR7はリンパ球の血液からリンパ節への移行にも重要な役割を果たしているが，マウスのリンパ球におけるCCR7の発現が夜間に上昇するのに伴って，リンパ球の血液からリンパ節への移行が増加することが示された[13]．一方，リンパ球のリンパ節からの脱出を促すS1PR1の発現は夜間に低下することが示されている[13]．BMAL1を欠損するリンパ球ではCCR7とS1PR1の発現量の日内変動が消失することから，これらの走化性因子受容体の発現が時計遺伝子の制御下にあることが明らかにされた[13]．これらの知見

は，マウスの体内では夜間にリンパ球がリンパ節に蓄積しやすい状況となっていることを示唆しており，われわれの得た知見と矛盾しない．交感神経は末梢の体内時計を同期させる役割を担っていることから[4]，交感神経からのリンパ球への入力は，β_2アドレナリン受容体を介して直接的にケモカイン受容体の反応性を変化させると同時に，リンパ球に備わる体内時計を同期させることによって，リンパ球の体内動態の日内変動の形成に寄与していると推測される．

4 免疫細胞動態の日内変動の意義

このようにして免疫細胞の体内動態に日内変動が生み出されることにどのような生理的意義があるのだろうか．前述の知見を総合すると，1日のうちで交感神経の活動性が高まる時間帯に好中球や単球は血液から皮膚などの末梢組織に移動するのに対し，リンパ球はリンパ節に集積する．現代社会に生きるわれわれには当てはまらないかもしれないが，多くの哺乳動物にとって交感神経の活動性が高まる時間帯は身体の活動性の高まりとともに病原体に遭遇するリスクも高まる時間帯である．このような時間帯に，病原体の侵入門戸となる末梢組織に病原体を直接的に殺傷・貪食しうる好中球や単球から分化したマクロファージがより多く配置され，かつリンパ節にはリンパ球が集積してより強い適応免疫応答を起こす準備ができているということは，感染防御の観点から非常に理にかなっている（図3）．筆者は，ここに免疫細胞の体内動態が日内変動を有することの生理的意義があると考えている．

免疫細胞の体内動態だけでなく，免疫細胞の機能にも日内変動が認められる．例えば，細菌やウイルス由来のDNAを認識するToll様受容体9（Toll-like receptor 9：TLR9）のマクロファージにおける発現も時計遺伝子の制御下にあり，概日リズムを示す[14]．TLR9の発現の概日リズムを反映して，マウスのマクロファージをTLR9リガンドで刺激した際のサイトカインの産生，マウスにTLR9リガンドをアジュバントとして免疫を施した際の免疫応答が夜間に強く誘導されることが示されている[14]．また，同じくマウスにおいて，T細胞の抗原受容体（T細胞受容体）のシグナル伝達分子であるZAP70（zeta chain-associated protein kinase 70）の発現量の日内変動に伴って，T細胞受容体を介するT細胞の反応が夜間に亢進することも報告されている[15]．したがって，免疫系は免疫細胞の動態以外の面においても，1日のうちで感染のリスクが高まる時間帯に効率よく免疫応答を起こす準備を整えていると考えられる．

おわりに

以上の知見はいずれもマウスから得られたものであるが，ヒトの免疫系も同様に日内変動を示す．マウスとは交感神経活動の概日リズムのパターンが逆転することを反映して，ヒトの血液中の好中球，単球およびリンパ球の数は夜間にピークに達する[16]．また，われわれのマウスから得た結果と対応して，ヒトの交感神経活動が高まる午前中にインフルエンザワクチンを接種した方が，夕方に接種した場合に比べて抗体価の上昇が顕著であることも示されている[17]．慢性関節リウマチ患者の「朝のこわばり」に示されるように，免疫疾患の症状にも日内変動が認められる．今後，免疫の日内変動に関する理解がさらに深まれば，接種する時間を選んでワクチンの効果を最大限に引き出す，あるいは免疫疾患の病態の日内変動を把握し，それに即した治療戦略を立てるといったことが可能になると期待される．

文献

1）Scheiermann C, et al：Nat Rev Immunol, 13：190-198, 2013
2）Curtis AM, et al：Immunity, 40：178-186, 2014
3）Man K, et al：Science, 354：999-1003, 2016
4）Dibner C, et al：Annu Rev Physiol, 72：517-549, 2010
5）Scheiermann C, et al：Immunity, 37：290-301, 2012
6）Bellinger DL, et al：Cell Immunol, 252：27-56, 2008
7）Benschop RJ, et al：Brain Behav Immun, 10：77-91, 1996
8）Cyster JG & Schwab SR：Annu Rev Immunol, 30：69-94, 2012
9）Felten DL, et al：J Immunol, 135：755s-765s, 1985
10）Nakai A, et al：J Exp Med, 211：2583-2598, 2014
11）Suzuki K, et al：J Exp Med, 213：2567-2574, 2016
12）Nguyen KD, et al：Science, 341：1483-1488, 2013
13）Druzd D, et al：Immunity, 46：120-132, 2017
14）Silver AC, et al：Immunity, 36：251-261, 2012

15) Fortier EE, et al：J Immunol, 187：6291-6300, 2011
16) Haus E & Smolensky MH：Chronobiol Int, 16：581-622, 1999
17) Long JE, et al：Vaccine, 34：2679-2685, 2016

Profile
著者プロフィール

鈴木一博：大阪大学免疫学フロンティア研究センター教授．2003年，大阪大学医学部医学科卒業．'07年，大阪大学大学院医学系研究科修了．カリフォルニア大学サンフランシスコ校博士研究員，大阪大学免疫学フロンティア研究センター特任准教授，科学技術振興機構さきがけ研究者（兼任）を経て'17年より現職．神経免疫学の領域においてもシステム生物学的な解析が重要になってきています．われわれの研究室では，システム生物学的なアプローチで神経系による免疫制御機構に切り込む意欲のある方の参加を希望しています．ご興味のある方はご連絡ください．

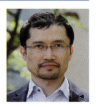

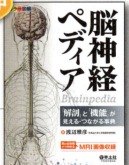

Book Information

カラー図解 脳神経ペディア
「解剖」と「機能」が見える・つながる事典

好評発売中

著／渡辺雅彦

- 脳神経の解剖や，神経核の機能・投射，感覚系・運動系のはたらきを，相互に関連づけながら整理して解説
  ⇒バラバラになりがちな構造と機能のピースがぴたりとはまる！
- 脳全体像の理解に役立つMRI画像も収録
- 医学生のほか，生命科学・医学分野の大学院生・若手研究者にもお勧め

◆定価（本体 6,800 円＋税）
◆フルカラー　B5判　286頁
◆ISBN978-4-7581-2082-1

＜構造＞と＜機能＞の知識をつなげ，すっきり理解！

発行　羊土社

特集 「病は気から」の謎に迫るNeuroimmunology

脳・脊髄の障害による神経−免疫制御システムの破綻

上野将紀

脳や脊髄が障害されると，感染症のリスクが高まる．その要因の1つとして，免疫機能の低下が指摘されている．神経系による免疫の制御機構が明らかになるにつれ，脳や脊髄の障害により神経−免疫システムに異常が起こり，免疫機能の抑制や感染症の増大につながることがわかってきた．本稿では，臨床と基礎研究の両面から，これらの事象とメカニズムについて概説する．神経系を制御して免疫機能を改善できれば，脳脊髄の障害によって起こる感染症の新たな治療標的となるかもしれない．

キーワード 神経回路，免疫，脳卒中，脊髄損傷

はじめに

外傷や血管障害によって脳や脊髄がダメージを受けると，高次機能や運動，感覚，自律神経など多様な神経機能が障害され，日常生活に大きな障壁をもたらす．本邦では脳血管障害による患者が約120万人，脳挫傷や脊髄損傷の患者も約7万人いるとされ，大きな社会問題となっている[1]．障害で失われた神経回路網は通常再生せず，神経症状の根本的な治療法はいまだないのが現状である．一方で，脳卒中や脊髄損傷の患者では，感染症のリスクが高まることも，命にかかわる重大な問題となっている．これらの感染症は，誤嚥や排尿不全など特定の臓器の機能低下や，カテーテル留置など医療処置が誘導要因になっているとされる．しかしその根幹では，じつは脳や脊髄の障害が免疫機能そのものを低下させている，ということが近年指摘されており，CIDS（CNS injury-induced immune suppression syndrome）との総称も提唱されている[2]．中枢神経系の障害で本当に免疫機能が低下するのであろうか，もしそうであればどういった機序で起こるのであろうか．神経−免疫系の連関が明るみになるにしたがい，神経の障害によって，神経−免疫システムの破綻が免疫抑制を起こす機序がみえてきている．本稿ではそのメカニズムについて，最近の報告を交えて紹介する．

1 神経−免疫をつなぐ制御システム

神経支配によって免疫を制御する2大システムが，視床下部−下垂体−副腎系〔HPA（hypothalamic-pituitary-adrenal）axis〕と自律神経系である（図1A）．詳細は他稿に譲るが，まず視床下部−下垂体−副腎系では，視床下部室傍核から出る副腎皮質刺激ホルモン放出ホルモンCRH（corticotropin-releasing hormone）の司令で分泌される下垂体前葉の副腎皮質刺激ホルモンACTH（adrenocorticotropic hormone）が，副腎皮質のグルココルチコイドの放出を促す．血中に出たグルココルチコイドは，免疫細胞の増殖やサイトカイン産生など免疫系を全身性に抑制する．

一方で神経は，自律神経系を介してより局所的に免

Brain-immune interaction in CNS injuries
Masaki Ueno：Department of System Pathology for Neurological Disorders, Brain Research Institute, Niigata University（新潟大学脳研究所システム脳病態学）

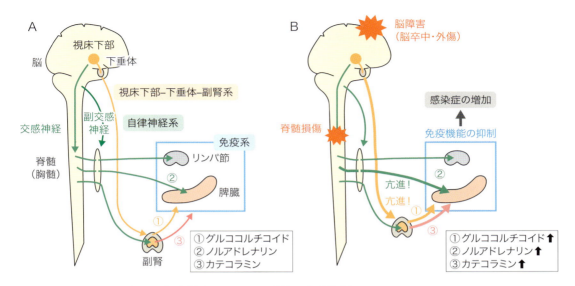

図1 脳・脊髄障害後の神経-免疫制御システムの破綻と免疫抑制
A）健常時の神経-免疫制御機構．視床下部-下垂体-副腎系（橙色矢印）と自律神経系（交感神経，副交感神経；緑色矢印）．最終伝達物質のグルココルチコイド，ノルアドレナリン，カテコラミンが免疫器官の免疫細胞へ作用し，免疫能を制御する．B）脳や脊髄の障害後，これらの神経-免疫制御機構が過剰に活性化すると，免疫機能を抑制して感染症のリスクを高める．

疫器官に作用し，免疫細胞の機能を修飾する（図1A）．交感神経線維はリンパ節や脾臓，骨髄といった免疫器官に広く浸潤しており，その最終伝達物質であるノルアドレナリンが免疫器官に放出されると，主にβ2アドレナリン受容体を介して免疫細胞の機能を修飾する[3]．その作用は，免疫細胞の増殖・分化・移動・サイトカイン放出へと多岐にわたるが，生体環境や培養の条件によって，正あるいは負に作用すると報告が入り乱れている[3]．よって，正確な働きと機序は今のところ一貫しないものの，交感神経が急激あるいは長期に活性化した状態では，免疫機能を広く抑制することがわかっている[2)3)]．その他，副腎髄質へ直接伸びる交感神経線維も，アドレナリン，ノルアドレナリンといったカテコラミンの放出を誘導して免疫機能を抑制しうる．さらに副交感神経系では，迷走神経を介した抗炎症反射経路が見出されている[4]．

中枢神経系が障害されると，放出されたサイトカインや生理的変化が末梢や中枢で受容され，そのストレスシグナルが視床下部に集められ，前述の2大神経-免疫制御システムが発動する．この制御系は，組織ダメージとそれに伴う炎症反応の収束に重要と推測できる．一方で近年の研究から，障害時にじつはこれらのシステムが過度に亢進することが原因となり，免疫機能を抑制してしまうということがわかってきた．その結果として，感染症を増やしてしまうという（図1B）．では脳や脊髄が障害されると，具体的に神経-免疫システムはどうなっていくのだろうか．次に見ていこう．

2 脳の障害による免疫機能の低下

脳卒中は多様な神経症状をもたらすが，最も起こる合併症が発熱と肺炎とされる[2)5)]．発熱の原因も多くは感染によるものと考えられており，慢性期では肺炎が死因の第1位となっている[2)5)6)]．肺炎はこれまで誤嚥が主要因とされ，頭部外傷でも人工呼吸器などを起因に肺炎が起こりやすくなると考えられてきた．他方近年の研究から，こうした感染症の増加には，じつは免疫機能の低下が深くかかわっていることがわかってきている．実際，どのくらいの脳卒中患者で免疫抑制が起こっているかまだ明らかではないものの，リンパ球の数や増殖能，T細胞やNK細胞の活性，サイトカイン産生能が低下する事例が報告されている[5)7)8)]．脳の

外傷によっても，IL-10の増加や単球の不活性化がみられ，免疫能の抑制傾向がうかがえる[9]．

免疫の機能抑制と感染症との関連は，実験的にも示されている．マウスの脳梗塞モデルでは，少なくとも6週にわたりIFNγ，TNFαといったサイトカインの産生能やリンパ球数の低下により免疫機能が抑制される[6]．それと相関して，細菌の自然感染による肺炎や敗血症が増加する．同じく脳外傷でも，IL-10の増加を介した免疫機能の抑制が示唆されている[9]．興味深いことに，こうした免疫機能の低下の機序の1つに，神経–免疫制御システムの関与があるという．例えば，臨床では，脳梗塞に伴いコルチゾールやカテコラミンが増加し[5]，また脳外傷では，交感神経系の活性化が認められる（図1B）[9]．実際，マウスの脳梗塞において，アドレナリンβ受容体遮断薬であるプロパノロールを投与すると，IFNγの産生能や免疫細胞数が回復し，感染症と死亡率が下がる[6]．したがって免疫機能の抑制に，交感神経系から放出されるノルアドレナリンの関与が示唆される（図1B）．また，肝臓ではNKT細胞の巡回の減少，Th1からTh2への移行，IL-10の産生亢進など免疫状態が変化し，敗血症や肺炎を起こす[10]．これら免疫の挙動や感染もプロパノロールやノルアドレナリン作動性ニューロンを除去する6-OHDA（6-hydroxydopamine）の投与により防がれ，交感神経系の作用が示唆される．また末梢では視床下部–下垂体–副腎系とカテコラミンにより，中枢の障害部ではアセチルコリンにより，NK細胞の活性が抑えられるという[7]．迷走神経の抗炎症反射経路も亢進して，免疫抑制と肺炎の発症に寄与するようである[11]．以上から，脳の障害後には，視床下部–下垂体–副腎系と自律神経系が過剰に活性化してしまい，免疫機能の抑制と感染症の増加につながることがわかってきた（図1B）．

一方で，島皮質など自律神経を制御する脳領域が障害されると，交感神経が活性化し，T細胞の減少等で感染リスクが上がることが報告されている[12]．したがって，障害によって変化した神経回路網が，神経–免疫制御系の出力を変動させるメカニズムもあるようである．その代表的な例が，じつは脊髄が損傷された場合に起こる．次項ではその事例を紹介したい．

3 脊髄損傷による免疫機能の低下：神経原性のメカニズム

脊髄損傷でも，肺炎や尿路感染が頻繁に起こる．肺炎や敗血症を伴う感染症は急性期以降，死因の第1位となっている[2,13,14]．命にかかわらない場合にも，こうした感染症は機能の回復へ負に作用する[15]．重要なことに，脊髄損傷でも感染症の増加の裏には，免疫機能の抑制があることが近年わかってきた．実際，損傷患者では，脳障害と同様，感染とともに免疫細胞の機能や数の低下が認められる[16,17]．実験的に齧歯類で脊髄損傷を起こしても，肺など主要臓器に自然感染が起こり，それに伴って，脾臓など免疫器官の萎縮，抗体産生能の低下やリンパ球の細胞死増加など，顕著な免疫抑制作用が急性期から慢性期にかけて持続することが示されている[18〜21]．ではなぜ脊髄損傷で免疫抑制が起こってしまうのだろうか．

❶ 脊髄の損傷部位に応じた免疫抑制メカニズム

欧米の研究グループが着目したのは，こうした免疫抑制や感染症の頻度が，脊髄の損傷部位に依存して増減する，ということである．その原因の鍵となるのがじつは交感神経系であることがわかってきた．交感神経回路では，視床下部や脳幹部など上位中枢から胸髄へ指令が達し，末梢臓器へ伝達される（図1A）．興味深いことに，上位中枢と胸髄を結ぶ回路が遮断される脊髄上位の損傷では，前述のような免疫能の低下がみられるが，回路が遮断されない胸髄より下位の損傷では，その低下が軽減されることが見出された[17〜21]．すなわち，免疫機能の低下は損傷部位に依存し，上位中枢–胸髄の回路の遮断がその要因に考えられるという．実際に脊髄の損傷が上位レベルで起こることが肺炎のリスク要因であることが，実験と臨床の両面から示されている[21]．これらの結果は，免疫機能が神経原性に抑制されるメカニズムがあることを示唆している．ではどうして損傷部位の特異性が生まれるのであろうか．

脊髄の高位で損傷した場合，交感神経の活動亢進が起こる自律神経過反射という症状が知られる（図2A）[22]．ここでは，血圧の急上昇や発汗，頭痛など，交感神経の過活動による異常を引き起こす．その要因として，

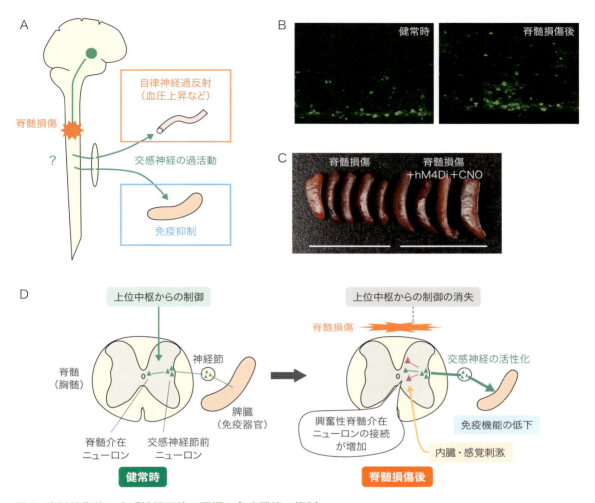

図2 脊髄損傷後の交感神経回路の再編と免疫機能の抑制

A) 脊髄損傷後に起こる自律神経過反射と免疫機能低下．胸髄より上位で損傷すると，交感神経回路が活性化し，血圧の上昇をはじめとする自律神経過反射が起こる．同様に交感神経回路が活性化することで，免疫機能が抑制される[20)21)]．なぜ交感神経が活性化するかは不明であった．B) 脊髄損傷後，脾臓と接続する交感神経回路の神経細胞が脊髄で増加する[22)]．経シナプス逆行性トレーサーで神経細胞を可視化（GFP：緑）．C) 脊髄損傷後に，興奮性神経細胞の活動を抑えると（＋hM4Di＋CNO），脾臓の萎縮が抑制される[23)]．D) 交感神経回路の再編．損傷により，上位中枢から脊髄への入力が遮断されると（右図黒点線），損傷の下位に残存した交感神経回路が変化し，興奮性の脊髄介在ニューロンの接続が増える（マゼンタ）．新たにつくられた交感神経回路が活性化し，免疫細胞の減少をもたらす．損傷部より下位の内臓や皮膚の感覚刺激が，この回路活動のトリガーとなり，自律神経過反射や免疫細胞の減少を起こす[20)]．（文献24の図をもとに作成．B，Cの写真は文献23，24より転載）

脳幹部からの指令で適切に制御されていた胸髄の交感神経回路が，損傷により指令を失い過剰に活性化すると考えられている．オハイオ州立大学のPopovichらの研究グループは，この自律神経過反射と免疫抑制の関連性に着目した．興味深いことに彼らは，マウスの胸髄上部での脊髄損傷でも，ヒトと同様に自律神経過反射を発症するが，それに相関して脾臓の萎縮と免疫細胞の減少も起こることを見出した（**図2A**）[20)]．脾臓では交感神経の神経伝達物質ノルアドレナリンの量が増加しており，人為的に自律神経過反射を誘導すると免疫抑制作用が認められた．さらに，ノルアドレナリンとグルココルチコイドの受容体拮抗薬を同時に投与

すると，免疫機能の低下が抑えられた．以上から，脾臓に接続する交感神経にも自律神経過反射が起こり，副腎皮質の内分泌経路と協調して免疫機能を抑制していることが示された（図1B，2A）．ここで次の課題は，ではなぜ交感神経回路が活性化するのかということであった．

❷ 交感神経回路活性化のメカニズム

われわれは，交感神経回路が活性化する神経基盤を明らかにするため，Popovichの研究グループと共同研究をはじめた[23) 24)]．はじめに，自律神経過反射の指標となる血圧の急上昇は，損傷2週目を超えると発生が増えはじめることから[20)]，上位中枢の遮断に引き続く回路の持続的な変化が，交感神経回路の活性化と免疫抑制をもたらすと考えた．一般に神経回路が障害を受けると，残存した回路が新たな接続をつくり出して再編し，出力する機能を変容させることがわかってきている[25)]．そこでまず，脾臓と接続する交感神経回路網が損傷後どのように変化するかを調べた[23)]．脾臓へつながる交感神経回路を可視化するため，経シナプス逆行性トレーサー pseudorabies virus を脾臓に注入したところ，接続するすべての神経細胞を標識することができた．この回路が損傷後どのように変化するか観察したところ，興味深いことに，上位中枢から離断した損傷部下位の脊髄回路内で，接続する神経細胞の数が増加していた（図2B）．すなわち，損傷後に脾臓と接続する神経回路が新たな回路網をつくっていることがわかった．

この回路網を構成する神経細胞種を調べたところ，脊髄の最終出力細胞である交感神経節前ニューロンにつながるVglut2+グルタミン酸作動性の興奮性脊髄介在ニューロンであることがわかった（図2D）．したがって，これら興奮性細胞が回路網に新たに組込まれて交感神経が過剰に活動すると考えられた．この回路の免疫器官への作用を調べるため，化学遺伝学的手法を用いて，興奮性神経細胞の活動を遮断した．まず人工改変したGiタンパク質共役型のムスカリン受容体hM4Diを，アデノ随伴ウイルスによりVglut2+脊髄介在ニューロンに発現させた．さらにそのリガンドであるCNO（Clozapine-N-oxide）を，脊髄損傷後長期にわたり投与して神経活動を抑えた．劇的なことに，この処置をすると脊髄損傷後に起こる脾臓の萎縮が顕著に抑制され，免疫細胞の減少も抑えられた（図2C）．これらの結果から，損傷後，興奮性神経細胞との接続が増えて交感神経回路が再編し，この回路の過剰な興奮が免疫機能を抑制する，という神経原性の新たな免疫抑制のメカニズムが明らかになった（図2D）．同時期に他のグループからも，損傷部下位の交感神経回路が肺での細菌感染の増加に寄与することが示されている[21)]．再編により回路の出力が変動することから，再編自体，あるいは再編した回路の活動を制御できれば，免疫抑制や感染症への新たな治療標的となることが期待できる．

またこの病態では，ノルアドレナリンの受容体拮抗薬単独では免疫機能を完全には回復できないこと[20)]，脊髄と脾臓をつなぐ交感神経である脾神経の切断だけでは肺での細菌感染を止められないこと[21)]，などから，他の免疫抑制のメカニズムも考えられている（図3）．例えば，特に急性期ではグルココルチコイドの増加が免疫抑制へ大きな作用を持ち，リンパ球の細胞死増加，脾臓やリンパ節への免疫細胞の帰還の異常などが起こるという[26)]．このグルココルチコイドの増加は，視床下部‐下垂体‐副腎系ではなく交感神経の活性化によるものと結論されているが，交感神経がグルココルチコイドを放出する副腎皮質へどのように作用するのかまだ不確かである（図3）．また，交感神経は脾臓だけでなくリンパ節や骨髄といった免疫器官にも伸びるが，その作用はまだ明らかでない（図3）．さらに，消化管の免疫系も病態へ大きく作用すると考えられ，脊髄損傷や脳梗塞では，腸内細菌叢の変化による免疫状態の変容が病態の進行を左右するという（図3）[27) 28)]．神経，消化管機能，細菌叢，免疫がどのような連関で病態を形成するのか，解明が待たれる．一方で，こうした免疫システムの乱れが，神経障害部の修復にどのように寄与するのか理解するのも大事であろう（図3）．障害部では，神経細胞やグリア細胞の生存，神経突起の伸長など，神経回路の修復に必要な多くの要素が，免疫系の働きに影響を受けると想定される[29)]．以上から，循環する神経‐免疫連関の理解が，病態の解明と機能回復法の構築に重要と考えられる．

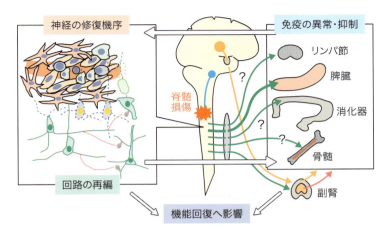

図3　神経-免疫制御システムをめぐる多様な病態メカニズム
脊髄の障害後，副腎皮質から出るグルココルチコイドが免疫系を抑制する（橙色矢印）．視床下部-下垂体からのシグナルの他，交感神経の活動がグルココルチコイド分泌を促進するという[26]．他の免疫器官（リンパ節，骨髄など）への交感神経の作用はよくわかっていない（？印）．消化管の細菌叢や免疫系も変容する[27]．変容した免疫機能は，神経組織の修復機序へ影響し，さらに回路の再編状態も変化させると考えられる．再編された回路は免疫制御系の出力を変化させる．こうしたシステム連関が，機能の回復過程を左右すると考えられる．（文献25，29の図をもとに作成）

おわりに

神経-免疫制御機構の破綻によって起こる免疫抑制の病態機序が徐々にわかってきた．このシステムは，過剰に働く免疫機能を適切に収束させるが，一方で感染防御を弱めるリスクをはらんでいる．神経科学分野ではコネクトーム研究が最盛期を迎え，特異的な神経回路の役割が毎週のように明らかになっている．中枢神経障害時の神経-免疫システムの破綻をかんがみれば，標的器官，末梢，中枢すべてのレベルにおいて，免疫を制御する神経基盤の深い理解が求められている．神経細胞や回路，免疫細胞種のレベルで，神経-免疫システムの作用機序が詳細になれば，病態機序の解明とともに，適切な場所，時間に神経-免疫制御系をコントロールする術が生まれるかもしれない．こうした成果が臨床応用となるには，ヒトで特定の神経回路を制御する技術の開発が待たれるが，その活動や接続状態を効果的に制御できるようになれば，免疫機能を改善し感染症のリスクを抑える治療法の開発に結びつくと期待される．そのためには，神経，免疫研究者双方の協力による一層の研究の進展が望まれる．

文献

1) 厚生労働省社会・援護局障害保健福祉部企画課：平成18年身体障害児・者実態調査結果，2008
2) Meisel C, et al：Nat Rev Neurosci, 6：775-786, 2005
3) Nance DM & Sanders VM：Brain Behav Immun, 21：736-745, 2007
4) Pavlov VA & Tracey KJ：Nat Neurosci, 20：156-166, 2017
5) Chamorro A, et al：Stroke, 38：1097-1103, 2007
6) Prass K, et al：J Exp Med, 198：725-736, 2003
7) Liu Q, et al：Immunity, 46：474-487, 2017
8) Chamorro A, et al：Nat Rev Neurol, 8：401-410, 2012
9) Woiciechowsky C, et al：Nat Med, 4：808-813, 1998
10) Wong CH, et al：Science, 334：101-105, 2011
11) Engel O, et al：Stroke, 46：3232-3240, 2015
12) Walter U, et al：Eur J Neurol, 20：153-159, 2013
13) National spinal cord injury statistical center (NSCISC)：2015 Annual report – public version. 2015
14) 内田竜生 他：脊髄損傷者の自殺とその背景要因．日本脊髄障害医学会雑誌，16：1-5, 2003
15) Failli V, et al：Brain, 135：3238-3250, 2012
16) Riegger T, et al：Neuroscience, 158：1194-1199, 2009
17) Campagnolo DI, et al：J Spinal Cord Med, 23：121-128, 2000
18) Lucin KM, et al：Exp Neurol, 207：75-84, 2007
19) Lucin KM, et al：J Neurochem, 110：1409-1421, 2009
20) Zhang Y, et al：J Neurosci, 33：12970-12981, 2013
21) Brommer B, et al：Brain, 139：692-707, 2016
22) Blackmer J：CMAJ, 169：931-935, 2003
23) Ueno M, et al：Nat Neurosci, 19：784-787, 2016

24) 上野将紀 他：脊髄損傷後の自律神経回路の再編成による免疫機能低下のメカニズム．実験医学，34：2328-2331, 2016
25) 上野将紀：障害による神経回路の再編と機能の回復．ライフサイエンス領域融合レビュー，6：e003, 2017
26) Pruss H, et al：Nat Neurosci, 20：1549-1559, 2017
27) Kigerl KA, et al：J Exp Med, 213：2603-2620, 2016
28) Winek K, et al：Stroke, 47：1354-1363, 2016
29) Ueno M & Yamashita T：The brain-immune network in spinal cord injury．「Neurodegenerative Disorders as Systemic Diseases」(Wada K ed.), pp41-66, Springer, 2015

Profile

著者プロフィール

上野将紀：2006年，東京大学大学院農学生命科学研究科を修了（獣医学博士）．理化学研究所脳科学総合研究センター，千葉大学大学院医学研究院，大阪大学大学院医学系研究科，シンシナティ小児病院医療センター，科学技術振興機構さきがけ研究者を経て，'16年より新潟大学脳研究所特任教授．研究テーマ：健常脳・障害脳における神経回路の構成とその動作原理．

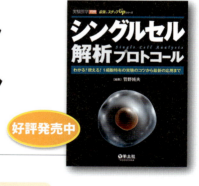

特集 「病は気から」の謎に迫るNeuroimmunology

状況に応じた免疫システムによる中枢神経機能制御

許 依敏，井上 誠

免疫システムはさまざまな病態時に末梢ならびに中枢神経機能を制御する．そしてこの神経機能制御にかかわる免疫システムは状況に応じて変化する．この"状況"としてはさまざまあるが，病原体感染，身体的・精神的ストレス，老化，および性差を生み出す性ステロイドホルモンのバランス変化などがあげられる．ヒトでは常にこれらの状況因子がかかわることから，これらの状況因子が加わることで，免疫依存的な神経変性病態が大きく影響を受け，病気の性質や持続性，および薬物感受性が変化しうる．近年，状況変化に伴う免疫システム変調を考慮することが，病態形成機構の解明と，適切な治療方針の樹立に当たり重要視されてきている．本稿では状況に応じた免疫システム変調による神経機能制御について解説する．

キーワード　多発性硬化症，感染，性差，ストレス，老化

はじめに

　免疫システムによる神経系制御に関する知見や，神経機能による免疫系制御に関する知見が多く報告されている（**概論**参照）．神経機能が免疫系に及ぼす影響については他稿で詳細に述べられているため，本稿では免疫機能が神経系に及ぼす影響について解説する．われわれは免疫機構の中枢神経系への影響について，種々の自己免疫疾患，感染症疾患，ならびに神経変性疾患モデルを用いて検討している．その過程で，さまざまな状況変化が免疫システムを変化させ，中枢神経機能を大きく変化させることを見出した（**図1**）．以下には，最近の知見と，われわれが多発性硬化症モデルを用いて得られたいくつかの知見を紹介する．

　多発性硬化症はCD4+T細胞により誘導される脱髄性自己免疫疾患であり，再発寛解型と進行型の2つに大別される[1,2]．進行型には寛解しない一次進行型のものと，再発寛解型から進行型に変調する二次進行型がある．多発性硬化症の85％が再発寛解型であり，約15％が一次性進行型である[3]が，再発寛解型の50％が10年以内に，90％が25年以内に二次進行型に移行するとの報告がある[3,4]．再発寛解型に比べ，進行型に対する適用薬は限られており，その形成機構に準じた薬物の開発が期待される．この進行型の形成機構を紐解くに当たり，進行型では中枢神経の脱髄に加えて，神経障害が多く認められること，その結果，高次脳機能障害が再発寛解型に比べてより顕著であることが着目されている[5]〜[8]．さらに，再発寛解型に対しては多くの薬物が現在使用可能であるが，いまだ完治には至らず，多くが二次進行型に移行することを考えると，この変化を招く原因機構を明らかにすることも重要な点である．われわれは状況変化に伴う免疫機構変調がこの変化を招く一因である可能性を突き止めており，以下にその一部を紹介する．

Immune-neuron crosstalk depends on the situation
Yee-Ming Khaw/Makoto Inoue：Department of Comparative Biosciences, University of Illinois at Urbana-Champaign
（イリノイ大学アーバナシャンペイン校）

特集　「病は気から」の謎に迫るNeuroimmunology

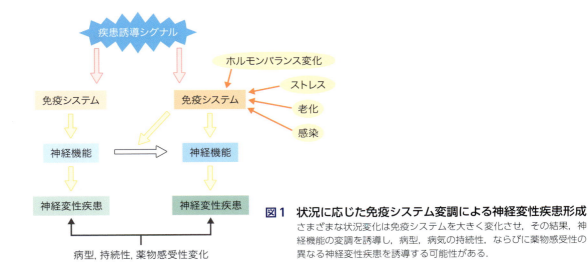

図1　状況に応じた免疫システム変調による神経変性疾患形成
さまざまな状況変化は免疫システムを大きく変化させ，その結果，神経機能の変調を誘導し，病型，病気の持続性，ならびに薬物感受性の異なる神経変性疾患を誘導する可能性がある．

1　異なる状況下でのT細胞機能変調と多発性硬化症病状変調

　近年，われわれは多発性硬化症の進行型における中枢神経障害機構の解明に取り組んでいる．特に，$CD4^+$ T細胞が多発性硬化症形成に重要なことから，このT細胞の機能に着目している．多発性硬化症の動物モデルとして，自然免疫細胞を活性化するアジュバントとミエリンタンパク質ペプチドを用いて誘導する実験的自己免疫性脳脊髄炎（experimental autoimmune encephalomyelitis：EAE，他稿参照）モデルがある．このモデルは，寛解型症ナタリズマブやグラチラマー酢酸塩の開発に貢献した[9)10)]．野生型C57BL/6マウスにおいて，通常量のアジュバントを用いてEAEを誘導すると，その症状は寛解型症状を示し，再発寛解型の第一選択薬であるインターフェロンβにより抑制された（Type A EAE）（図2A）[11)12)]．Type A EAEでは脊髄および脳において脱髄症状は認められるものの，神経形態の変化は認められなかった．そこで$CD4^+$ T細胞の機能変化を起こすため，その機能変化に重要な役割を担う自然免疫細胞を活性化するアジュバントを増量させ，EAEを誘導させた．その結果，進行・持続型症状を示すEAE（ここではType B EAEと名付ける）を誘導することに成功した（図2A）[13)]．このType B EAEはインターフェロンβに非感受性であり，脱髄症状に加えて，神経細胞数や神経軸索数の減少および神経突起の退縮などの神経変性が認められた（図2B）．興味深いことに，Type A EAEとType B EAEモデルでは，EAE誘導にかかわる$CD4^+$ T細胞の数，ならびにTh1やTh17といった$CD4^+$ T細胞のサブタイプの数に変動は示さなかった．しかしながら，Type B EAEモデルの$CD4^+$ T細胞では正常時には発現しないタイプのセマフォリンやエフリンなどの抑制性神経ガイダンス因子や，ホスホリパーゼA2やロイコトリエンなどの神経障害性分子が高発現し，それらの分子を介して$CD4^+$ T細胞が直接神経障害を誘導する可能性が見出された．また，Type-A EAE誘導には自然免疫細胞においてNLRP3インフラマソームが，Type-B EAE誘導には膜型リンホトキシンが重要であり，これらの分子を介した刺激が$CD4^+$ T細胞に異なる性質を誘導することも明らかとなった（図2C）[11)～15)]．この2つのモデルは薬物感受性，症状の持続性，中枢神経の形態などの点から，部分的に多発性硬化症患者における寛解型と進行型に類似する可能性が考えられる．したがって，各モデルで$CD4^+$ T細胞において発現上昇した分子や，前述した異なる性質の$CD4^+$ T細胞を誘導する自然免疫細胞シグナルを標的とすることで，各症状に対する特異的な治療薬開発や，各種病型のバイオマーカー同定が期待される．

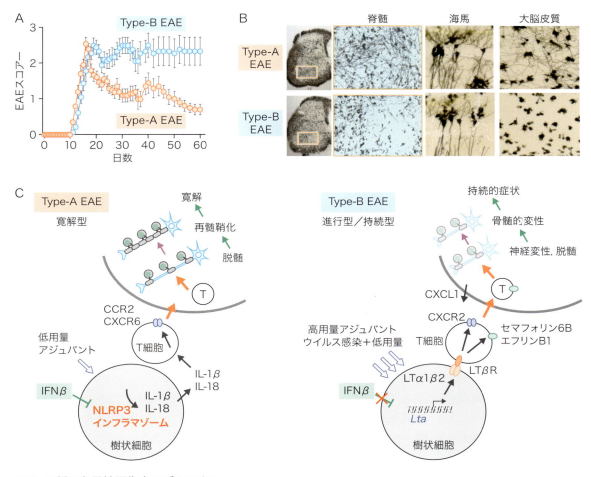

図2 2種の多発性硬化症モデルマウス
A）2つの異なる誘導条件で誘発させたEAE（Type-A寛解型，Type-B持続型）のEAEスコアー．B）ゴルジ鍍銀染色法による脊髄，脳領域での神経形態．C）2種のEAEモデルのイメージ図．

2　感染と免疫神経クロストーク変調

　前述の異なる量のアジュバントを用いたEAE研究により得られた重要な知見の一つに，強度の自然免疫細胞の活性化がCD4+T細胞の性質を大きく変え，神経障害を誘導する機能を獲得するという点があげられる．約1/3の多発性硬化症患者ではカンジダやウイルス感染が報告されている[16)〜18)]．これらの感染程度により自然免疫細胞の活性化レベルが変わり，CD4+T細胞をはじめとする獲得免疫細胞の病態形成に対する関与が大きく変化すると考えられる．また，カンジダ，インフルエンザAウイルスとエプスタイン・バー（EB）ウイルスの感染程度が多発性硬化症の再発性あるいは症状の強さに関連することが報告されている[18)〜20)]．また，カンジダやインフルエンザAウイルス感染下でEAE症状が悪化することが報告されている[21)22)]．興味深いことに，インフルエンザAウイルス（PR8株）を鼻腔内感染し，インフルエンザ症状が完全に消失した50日後においてEAEを誘導すると，非感染群に比べて持続的な症状が誘発された[22)]．このモデルにおいてCD4+T細胞で種々のサイトカイン・ケモカインの産生増加やT細胞の持続的な脊髄侵入が観察されている．したがって，インフルエンザ感染が免疫細胞機能を持続的に変化させ，EAE症状・病型を変化させる可能性

が示唆される．われわれはEBウイルスのマウス型をマウスに感染させ，低用量アジュバントを用いて寛解型Type A EAEを誘発させたところ，インターフェロンβに感受性を示さない持続型Type B EAE様症状が誘導されることを見出した[13]．すなわち，アジュバント刺激にEBウイルス刺激が加わると，自然免疫細胞の強度活性化が生じ，CD4$^+$T細胞の性質が変調することで，神経障害を伴う持続的な症状を誘導させる．前述したように再発寛解型の多発性硬化症患者の多くは二次進行型に移行することから，この移行のきっかけの一つに感染症による免疫システム変調が関与する可能性が示唆される．

3 ストレスと免疫神経クロストーク変調

ストレスと免疫機構についての詳細は他稿を参照していただきたいが，一般的にストレスは免疫反応を抑制すると考えられている．しかしながら，ストレスの時期や種類により免疫反応を促進することも報告されている．例えば，多発性硬化症患者では幼児期ストレスと病態発症に相関性が認められる[23)24)]．幼若期ストレスの動物実験モデルとしては生後初期に数時間ほど胎仔を母親から隔離する母子分離モデルなどがあるが，この幼若期ストレスモデルでは脳内ミクログリアの活性化が認められる[25]．興味深いことに，帝京大学の平澤らは幼若期ストレスモデルマウスでは脳内ミクログリアの性質が正常時と比べ大きく変化していることや，脾臓由来T細胞の刺激に伴うサイトカイン産生能が亢進していることなどを見出している[26]．多発性硬化症にはT細胞が重要な役割を担うことやT細胞の再賦活化には活性化ミクログリアの関与が重要であること[27]，そして強活性化ミクログリアにより産生されるサイトカインは神経障害を誘導する可能性があること[28]が明らかになっている．したがって，幼若期ストレスが多発性硬化症の発症あるいは非ストレス時とは異なる種類の症状を誘発する可能性が大きく考えられる．さらに，幼若期ストレスで生じる学習障害や情動行動障害に対し，ストレス下での免疫機能変調がどのように関与しているかについても興味深い点である．また，慢性的な複数のストレス下では，通常免疫反応抑制にかかわる糖質コルチコイドが逆にEAE症状を悪化させることも報告されている[29]．さらに，若年層女性を対象とした精神的ストレス実験により，代表的な女性ステロイドホルモンであるエストロゲンレベルを低下させることが報告されている[30]．エストロゲンはERα受容体を介してEAE症状を抑制するが，この抑制制御の減弱によりEAE症状は大きく変化する（詳細は後述する）．したがって，多発性硬化症患者における精神的ストレスはその病型を変化させる可能性が考えられ，精神的ストレスもまた再発寛解型から二次進行型への移行するにかかわるかもしれない．

4 免疫神経クロストーク変調における性差

免疫細胞の性質に正常状態で性差があることは多く報告されている[31]．この性差には性ステロイドホルモンの作用が大きく関与する．Mogilらのグループは神経因性疼痛の形成に雌雄で異なる免疫細胞が関与することを報告している[32]．この報告によると，坐骨神経結紮に伴う神経因性疼痛に，雄マウスでは脊髄ミクログリアが関与し，雌マウスではT細胞などの獲得免疫細胞が関与する．彼らはこの異なる免疫細胞の関与は性ステロイドホルモンであるテストステロンの量に起因することも明らかにしている．すなわち，テストステロンはT細胞におけるPPARs（peroxisome proliferator activated receptors）の発現を調節することで，神経結紮に伴う神経因性疼痛にかかわるTh1細胞の発現を抑制する．したがって，テストステロンの量の多い雄マウスではT細胞の関与が低下する．結果として雄マウスでは他の機構であるToll-like receptor-4を介したミクログリア機能の亢進[33]が優位に立ち，神経因性疼痛形成に大きくかかわる．

多発性硬化症は他の自己免疫疾患と類似し，女性に多く発症する疾患である．しかしながら，男性の方が病気の進行は早いこと[34]や一次性進行型の病態では男女比は変わらないこと[35]なども報告されており，時期や病状に応じて性差が認められるようである．この性差を生み出す要因としては性ステロイドホルモンの関与が考えられるが，時期や病状に応じた性ステロイドホルモンの役割の解明にはいまだ至っていない．多発

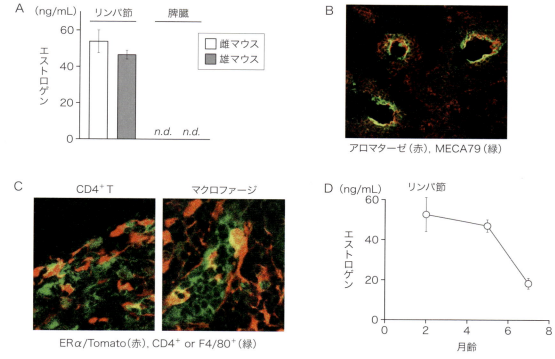

図3 リンパ節でのエストロゲン，合成酵素，受容体発現
A）リンパ節および脾臓におけるELISA法によるエストロゲン発現レベル．B）リンパ節の高内皮細静脈におけるエストロゲン合成酵素であるアロマターゼの特異的発現．C）リンパ節におけるエストロゲンα受容体（ERα）発現．CD4+T細胞やマクロファージの例．エストロゲンα受容体はエストロゲンα受容体プロモーター誘導性Tomato蛍光タンパク質発現マウスを用いて評価．興味深いことに，すべての細胞が発現するわけではない．D）リンパ節におけるエストロゲン発現変動．

性硬化症における内在性エストロゲンの関与はよく知られている．エストロゲン産生が上昇する妊娠時に症状が緩和し，産生が低下する閉経期に症状が悪化する[36)37)]．したがって，内在性エストロゲンは多発性硬化症における免疫機能の抑制に働いていると考えられる．このことは，EAE解析において，生殖臓器摘出によるエストロゲンの低下が，わずかであるがEAE症状の悪化を招くことからも証明されている．われわれもType-A EAEにおいてエストロゲン受容体の一つであるERα受容体遺伝子欠損マウスが野生型に比べ，症状が顕著に悪化することを観察している．興味深いことにERα受容体遺伝子欠損マウスでは神経障害を伴う持続的なEAE症状を示した．このことは，内在性エストロゲンの免疫抑制機構の欠損に伴う強度の免疫システムの活性化が，T細胞に神経障害を誘導する機能を獲得させた可能性を示唆する．したがって，これも

また状況変化（強度免疫活性化）に伴う免疫機能変調が，中枢神経機能に大きく影響する一例である．

エストロゲンは代表的な女性ホルモンと位置づけられるが，免疫反応に重要な組織であるリンパ節におけるエストロゲンの量は雌マウスと雄マウスで変化がなかった（図3A）．雌マウスでのリンパ節中のエストロゲンは卵巣で産生されたエストロゲンが分布したものでないことが卵巣切除マウスを用いた解析から明らかになっている[38)]．エストロゲン産生酵素であるアロマターゼはリンパ節中の高内皮細静脈に雌雄ともに多く発現する（図3B）．また，ERα受容体は多くの免疫細胞で発現する（図3C）．これらのことから，リンパ節局所で産生されるエストロゲンは生殖器臓器で産生されるエストロゲンとは異なる機構で免疫抑制効果を示し，EAEの形成を抑制しているものと思われる．そして，この局所での抑制機能には性差は認められないと

考えられる．実際，雌雄ともにERα受容体遺伝子欠損マウスは持続的なEAE症状を示した．近年，リンパ節をターゲットとした薬物が免疫システムを抑制することが報告された[39]が，われわれもより新しい技術を駆使し，リンパ節を標的とした薬物により，リンパ節局所における免疫システムに対するエストロゲンの役割を検討中である．

5 老化と免疫神経クロストーク変調

老化も大きく免疫システムを変化させる[31)40)]．多発性硬化症を例にあげると，再発寛解型は20～40歳で発症するのに対し，一次進行型は35～39歳で発症する[41]．50歳以上で発症する多発性硬化症患者の多くは一次進行型である[41]．また，前述したように再発寛解型の90％の患者は25年以内に二次進行型に移行する．これらのことから，加齢に伴い多発性硬化症の病型が変化し，進行型の発症が優位に立つと考えられる．中年期マウスを用いたEAE解析では幼齢マウスに比べ，強度かつ持続的な症状が誘発される[42]．この症状にはミエリンタンパク質ペプチド特異的なT細胞の増幅，抑制性のTreg細胞の減少[42]，血液脳関門の透過性の亢進[43]などが関与する．われわれもType-A EAEを誘導した中年期マウスが持続的症状を誘発することや，生殖器臓器での発現変動は生じないが，リンパ節でのエストロゲンレベルが低下することを見出している（図3D）．したがって，エストロゲンによる免疫抑制機構の低下が，強度の免疫機構の活性化を介し，持続的な症状を示したものと推測している．このことは，多発性硬化症患者で認められる高年齢における進行型症状の発現に関連する可能性が考えられる．

おわりに

本稿では多発性硬化症における免疫神経クロストークの多様性について，状況依存的な免疫システム変調が中枢神経機能に与える影響を解説したが，反対に，神経変調が免疫機能に大きな影響を与え，多発性硬化症に深く関与していることも知られている（上村・村上の稿参照）．また，アルツハイマー病，パーキンソン氏病，筋萎縮性側索硬化症や自閉症などの神経変性疾患においても，免疫機能は重要な働きを担っている．これまでに，正常状態での動物モデルを用いた解析により，多くのメカニズムが明らかになってきた．今後，ヒトでの疾患メカニズムを検討するため，本稿でとり上げたような状況の変化に伴う免疫システム変調を考慮し，正常状態下でのメカニズムと比較検討することで，状況に応じた病態形成機構の解明が期待される．

文献

1) Lublin FD & Reingold SC：Neurology, 46：907-911, 1996
2) Thompson AJ, et al：Brain, 120（Pt 6）：1085-1096, 1997
3) Sola P, et al：Mult Scler, 17：303-311, 2011
4) Trojano M, et al：Neurol Sci, 24 Suppl 5：S268-S270, 2003
5) Haines JD, et al：Mt Sinai J Med, 78：231-243, 2011
6) Eshaghi A, et al：Neuroimage, 86：257-264, 2014
7) Tur C, et al：Mult Scler, 17：1324-1332, 2011
8) Penny S, et al：Neurology, 74：545-552, 2010
9) Arnon R & Sela M：J Mol Recognit, 16：412-421, 2003
10) Steinman L：J Cell Biol, 199：413-416, 2012
11) Inoue M, et al：Proc Natl Acad Sci U S A, 109：10480-10485, 2012
12) Inoue M, et al：Sci Signal, 5：ra38, 2012
13) Inoue M, et al：Nat Neurosci, 19：1599-1609, 2016
14) Inoue M & Shinohara ML：Autoimmune Dis, 2013：859145, 2013
15) Inoue M & Shinohara ML：Immunology, 139：11-18, 2013
16) Keegan BM & Noseworthy JH：Annu Rev Med, 53：285-302, 2002
17) Marrie RA, et al：Neurology, 54：2307-2310, 2000
18) Benito-León J, et al：Eur J Clin Microbiol Infect Dis, 29：1139-1145, 2010
19) Oikonen M, et al：Mult Scler, 17：672-680, 2011
20) Saroukolaei SA, et al：Mycoses, 59：697-704, 2016
21) Fraga-Silva TF, et al：J Immunol Res, 2015：635052, 2015
22) Chen Q, et al：J Autoimmun, 77：1-10, 2017
23) Spitzer C, et al：Psychosom Med, 74：312-318, 2012
24) Liu XJ, et al：Eur Neurol, 62：130-136, 2009
25) Roque A, et al：Brain Behav Immun, 55：39-48, 2016
26) Hirasawa T：Biochemistry and Molecular Biology 2015：2W8P-3, 2015
27) Flügel A, et al：Nat Med, 5：843-847, 1999
28) Liddelow SA, et al：Nature, 541：481-487, 2017
29) Harpaz I, et al：Eur J Immunol, 43：758-769, 2013
30) Roney JRS：Adapt Human Behav Physiol, 1：30-40, 2015
31) Klein SL & Flanagan KL：Nat Rev Immunol, 16：626-

638, 2016
32) Sorge RE, et al：Nat Neurosci, 18：1081-1083, 2015
33) Sorge RE, et al：J Neurosci, 31：15450-15454, 2011
34) Confavreux C, et al：Brain, 126：770-782, 2003
35) Whitacre CC：Nat Immunol, 2：777-780, 2001
36) Voskuhl RR & Gold SM：Nat Rev Neurol, 8：255-263, 2012
37) Zorgdrager A & De Keyser J：J Neurol Sci, 149：95-97, 1997
38) Oakley OR, et al：Endocrinology, 157：4579-4587, 2016
39) Liu H, et al：Nature, 507：519-522, 2014
40) Deleidi M, et al：Front Neurosci, 9：172, 2015
41) Thompson A：Mult Scler, 10 Suppl 1：S2-S7, 2004
42) Matejuk A, et al：J Immunol, 174：2387-2395, 2005
43) Seo JE, et al：J Neuroimmunol, 287：43-53, 2015

Profile

筆頭著者プロフィール

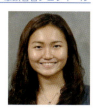

許　依敏：マレーシアのINTIインターナショナル大学から交換留学プログラムによりアメリカのカンザス大学に編入し，アルツハイマー病モデルを用いた薬理学的解析を行った．近年，免疫システムのアルツハイマー病への関与が明らかになり，神経免疫学に興味を抱き，イリノイ大学アーバナシャンペイン校の大学院に入学．現在，井上研究室で多発性硬化症や感染症モデルにおける免疫神経クロストークの多様性について研究を行っている．

特集 「病は気から」の謎に迫る Neuroimmunology

神経免疫から見えてきた自閉スペクトラム症克服への新たな展開

内野茂夫

自閉スペクトラム症（ASD）は先天的な小児発達障害である．ASD患者では，神経回路の機能不全がもたらす高次脳機能障害とともに，免疫系の異常もみられることが多い．近年，妊娠期のウイルス感染などで母体の免疫機能が活性化することによる炎症性サイトカインの発現亢進が，胎児の脳形成に影響を及ぼし，生後の自閉的行動を惹起することが明らかになってきた．また，免疫関連分子であるケモカインの発現異常と自閉的行動の相関性もわかってきた．本稿では，ASDが示す高次脳機能障害と免疫系異常の関連性，さらには，免疫関連分子からみた創薬研究へのアプローチについて，最新の知見を紹介する．

キーワード　自閉スペクトラム症（ASD），母体免疫活性化（MIA），炎症性サイトカイン，ケモカイン

はじめに

自閉スペクトラム症（autism spectrum disorder：ASD）は，対人関係の障害（コミュニケーションや社会性の障害）や不安亢進，興味や行動の限局化（固執癖），運動や感覚・リズム機能の障害など多岐にわたる症状を呈する先天性の小児発達障害である．罹患率は年々増加し，今や1％を超えている[1)2)]．現在の治療法は，療育や症状を緩和する薬物の服用などの対処療法が中心であり，根本的な治療法はいまだ開発されていない．ASDの病因は遺伝要因と母体環境要因が考えられている．遺伝要因として，ASD患者のゲノム解析から有意な変異や重複，欠損が複数の遺伝子で見出されているものの，ASDの病因・病態の全貌を説明するには至っていない．しかし，neurolioginやneurexin，Shank3などシナプス機能分子をコードする遺伝子に異常が多くみられたことから，ASDはシナプス（神経回路）の機能不全を一つの神経病態とする高次脳機能障害であると考えられている[3)]．一方，母体環境要因としては，妊娠期のウイルス感染やある種の薬の服用による母体免疫機能の亢進があげられる．これまでの臨床的知見から，ASD患者はアトピーや気管支喘息，過敏性腸症候群などのアレルギー疾患の合併率も高いことがわかっている．したがって，ASDの病因・病態には脳神経回路の異常とともに免疫系の異常もかかわっていることが考えられている[4)5)]．本稿では，免疫系の異常とASDの神経病態の関連性，さらには，免疫関連分子から見た新たな創薬研究へのアプローチについて，最新の知見を紹介する．

1　母体環境要因とASD

妊娠期のウイルス感染による母体免疫活性化（maternal immune activation：MIA）の亢進は，胎児の脳形成に影響を及ぼし，ASDを伴う発達障害の罹患率を高めることが知られている．近年，およそ12％のASD患者の母親から，健常児童の母親では検出されない一群の抗体が検出された．これらの抗体は，胎児

New development to overcome autism spectrum disorder from the viewpoint of neuroimmunology
Shigeo Uchino：Faculty of Biosciences, School of Science and Engineering, Teikyo University（帝京大学理工学部バイオサイエンス学科）

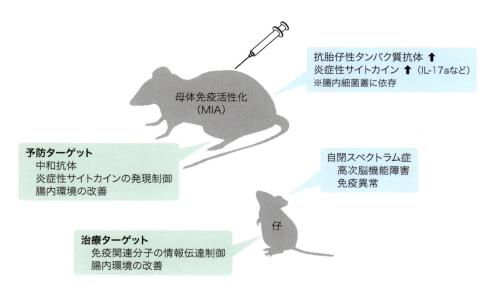

図1 母体免疫活性化がもたらす自閉スペクトラム症と将来の予防・治療ターゲット

の脳タンパク質（37 kDと73 kD）に高い反応性を有する抗体であることが判明した．Boumanらは，これらの抗体を妊娠中のアカゲザルに投与すると，生まれた子どものサルは反復行動の亢進や社会性異常を示したこと，さらに，MRIによる脳画像解析では，ヒトのASD患者と同様に前頭葉の大脳白質領域のボリュームの増加が観察されたことを報告している[6]．また，マウスにおいても同様に，抗体を投与した母マウスから生まれた仔マウスは，不安の亢進や社会性異常が観察されている[7]．さらに，これらの抗体は，マウス胎仔の脳発達過程の樹状突起の分岐形成やシナプス形成に影響を及ぼすことも判明した[8]．最近，これら一群の抗体にはLDH（lactate dehydrogenase）やSTIP1（stress-induced phosphoprotein 1），CRMP1（collapsin response mediator protein 1）に対する反応性が高い抗体があることがわかった．妊娠マウスにウイルス感染の類似として2本鎖RNA合成ペプチドであるpolyinosinic:poly-cytidylic acid〔poly（I:C）〕を投与することで，MIAのモデルマウスを作製することができる．このMIAモデルマウスにおいて，インターロイキン6（IL-6）やIL-10，IL-17，腫瘍壊死因子α（TNF-α）などの複数の炎症性サイトカインの発現が亢進することが報告されている．近年，これらの母体中のサイトカインの過剰発現とASDとの関連性がMIAの動物モデルを用いた研究から明らかになりつつある[9]．妊娠期のpoly（I:C）の投与により，母体中では17型ヘルパーT（T_H17）細胞が活性化しIL-17aの発現が亢進する．過剰に産生されたIL-17aは，胎盤を通して胎仔の体内に運ばれ発達過程の脳に影響をおよぼす．Yimらは胎生12.5日の妊娠マウスにpoly（C:I）を投与し，生まれた仔マウスの行動解析を行った．その結果，反復行動や不安の亢進など顕著なASD様異常行動が観察された．また，それらの仔マウスでは，一次体性感覚皮質の異顆粒帯（dysgranular zone of the primary somatosensory cortex：S1DZ）において，大脳皮質第2/3層に特異的に発現しているSATB2（special AT-rich sequence-binding protein 2）の顕著な発現低下が観察された．SATB2染色で部分的にシグナルの消失が見える領域はcortical patchとよばれている．このcortical patchでは，parvalbumin陽性の抑制性神経細胞数の低下による錐体細胞（興奮性神経細胞）の神経活動の亢進がみられた．逆に，この神経活動を低下させることで仔マウスの異常行動が緩和されたことから，MIAが惹起する仔マウスの異常行動はS1DZを介した神経ネットワークが重要であることが判明した[10]．一方，Kimらはpoly（I:C）投与した妊娠マウスに

特集 「病は気から」の謎に迫るNeuroimmunology

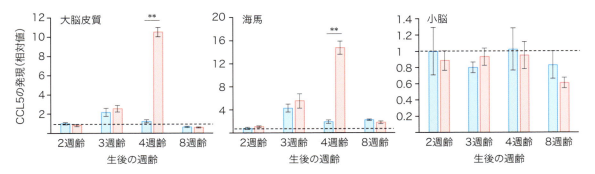

図2 発達過程の脳におけるCCL5の発現変動
深麻酔下でPBSを心臓から還流し脱血後, 脳を摘出し各領域を分画した. 各組織片からRNAを調製後cDNAを作製し, 定量PCRにてCCL5の発現を検討した. グラフは, コントロールマウスの2週齢を基準とした相対値である. コントロールマウスにおいて, 大脳皮質と海馬では, 生後3週齢まで発現が上昇し, その後減少した. 一方, VPAマウスでは生後4週齢で顕著な発現亢進がみられたが, 8週齢ではほぼコントロールマウスと同等レベルまで減少した. 小脳については, 有意な発現の差は検出されなかった. 使用したマウスはC57BL/6マウス（♂）, ライトブルー（□）はコントロールマウス, マゼンタ（□）はVPAマウス. $**: p < 0.01$.

vancomycinを投与することにより, 仔マウスのcortical patchが減少することを見出した. これは, vancomycinが小腸のセグメント細菌を減少させることで小腸のT_H17細胞を減らし, IL-17aの発現量を低下させるためであることがわかった. さらに, セグメント細菌をもたない妊娠マウスは, poly（I:C）を投与しても, その仔マウスはMIAによるASD様表現型を示さないことから, ASDの発症はMIA母マウスのT_H17細胞の分化の促進にかかわる腸内細菌叢に依存することが明らかになった（図1）[11].

2 ケモカインとASD

ASD患者の血中で, ある種のケモカインの濃度が健常人と異なることが報告されている. Shenらは, CCL2（MIP-1）, CCL3（MIP-1α）, CCL4（MIP-1β）, CCL5（RANTES）, CCL11（eotaxin）はASD患者の血中濃度が健常人よりも高く, CXCL9（MIG）やCXCL10（IP-10）は低いこと, さらに, CCL3とCCL4, CXCL10の血中濃度は社会性障害と関連性があることを報告している[12]. また, Ashwoodらも, ASD患者においてCCL3, CCL5, CCL11の血中濃度が高いことと異常行動のスコアが相関していることを報告している[13]. ケモカインは白血球の遊走作用をもち炎症の形成に関与するサイトカインの一群である. これらのケモカインの脳内機能, さらには, ASDの神経病態との関連性は十分に理解されていない. そこで, われわれは, ASDの病態モデルマウスを用いて, 脳内のケモカインの発現ならびにASDの神経病態との関連性を検討した.

バルプロ酸Na（sodium valproate：VPA）はてんかんや気分障害, 片頭痛の治療薬（デパケン, セレニカ）の主成分である. 薬理効果は, γ-アミノ酪酸（γ-aminobutyric acid：GABA）トランスアミナーゼを阻害することにより抑制性シナプスにおけるGABA量を増加させることで, 症状の緩和に寄与している. さらに, VPAはヒストン脱アセチル化酵素の阻害活性も有する. この薬理効果は, 発生過程の胎仔に対して催奇形成やASD症状を有する発達障害を惹起する可能性があるため, VPAの妊娠期の服用は禁止されている[14]. 逆に, この薬理効果を利用し, 妊娠マウスにVPAを投与することで, 高い確率で発達障害の仔マウスを得ることができる[15]. われわれは, 大脳皮質形成期である妊娠13.5日目のC57BL/6マウスに800 mg/kg体重でVPAを皮下投与し, 生まれた仔マウス（VPAマウス）の行動試験を行った. VPAマウスの体重変化は, 生後1ヵ月までの測定期間中, コントロールマウスと比較し有意な差は観察されなかった. 協調運動機能として,

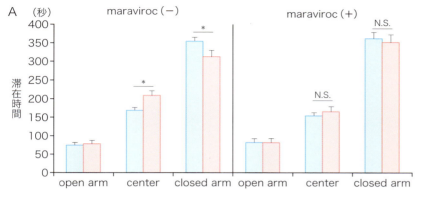
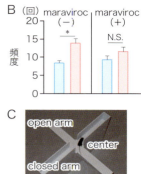

図3 VPAマウスの高架式十字迷路解析におけるMaravirocの効果
A）高架式十字迷路実験（10分間）におけるopen arm, center, closed armの滞在時間．生後4～5週齢のVPAマウス（♂）の結果を示す．maraviroc（−）はmaraviroc非投与群，maraviroc（＋）はmaravirocを前投与群．B）centerにおけるすくみ行動の頻度．ライトブルー（□）はコントロールマウス，マゼンタ（□）はVPAマウス．＊：$p<0.05$，N.S.：有意差なし．C）高架式十字迷路．高さおよそ1 mの高さに，壁がある通路（closed arm）と壁がない通路（open arm）を十字に設置する．マウスを中央部（center）に置き，各通路の滞在時間を測定する．不安特性があるマウスは，壁がある通路をより好み，壁がない通路には入りにくいことから，不安様行動の1つとされている．本実験では，コントロールマウスとVPAマウスで，open armの滞在時間は有意な差は観察されなかったが，centerの滞在時間がVPAマウスで有意に増加した．そこでは，下を覗きすくむ行動（head dipping）の回数が有意に高かった．このhead dippingは，maravirocの前投与により改善された．

　生後1週齢における逆走地試験（negative geotaxis test）と起き上がり試験（surface righting test）では，VPAマウスはコントロールマウスよりも有意に成績の低下がみられたが，その後11日齢ではほぼ同等の結果であった．また，生後2週齢から4週齢までのぶら下がり試験（wire-hang test）では，握力（grip strength）に差はないものの，生後3週齢以降でVPAマウスは有意に低い結果であった．以上のことから，VPAマウスはコントロールマウスよりも協調運動機能の発達・獲得が低いと考えられた．さらに，生後4週齢および5週齢において，ホットプレート試験で有意な潜時の低下がみられたことから，感覚（熱・痛み）異常も観察された．また，生後4週から8週齢のVPAマウスにおいて，社会性異常（3-チャンバー試験，対面試験）や不安亢進（高架式十字迷路）も確認した．

　以上の結果から，われわれはVPAマウスをASDの病態モデルマウスとして使用した．われわれは，発達過程（2週，3週，4週，8週齢）のVPAマウスについて，プライマーアレイを用いた定量PCR解析法を用いて複数のケモカイン・サイトカイン，およびその受容体の脳内の発現変動を解析した．その結果，コントロールマウスの発現と有意に異なるケモカインとしてCCL5を見出した．大脳皮質と海馬において，CCL5は雌雄ともに生後4週齢で顕著な発現亢進がみられた．一方，小脳においては有意な差はみられなかった（図2）．また，CCL5の受容体であるCCR5については，雌雄ともにすべての発達過程で，大脳皮質，海馬，小脳ともに有意な差は検出されなかった．われわれは生後4～5週齢のVPAマウスにおける高架式十字迷路試験の結果がコントロールマウスと異なることを確認している．特に，VPAマウスではセンター領域の滞在時間が長く，そこでの下を覗くすくみ行動（head dipping）が顕著であった．そこで，CCR5の阻害剤であるmaraviroc（CCR5指向性HIV-1感染症治療薬）を前投与し高架式十字迷路試験を行ったところ，これらの行動がほぼコントロールマウスと同程度に緩和した（図3）．以上の結果は，CCL5の発現亢進による異常なCCL5/CCR5の情報伝達が，一部のASD様行動に関与していることを示唆しているとともに，異常な情報伝達を制御する新たな創薬研究の方向性を示していると考えられる．

おわりに

　ASDの病因・病態が明らかになるにつれて，発症予防や根本的治療法の開発に向けた研究がはじまっている．ChoiらはMIAマウスに抗IL-17a抗体を投与することで，MIAが誘発する仔マウスの異常行動が抑制されることを報告している[16]．抗IL-17a抗体は，すでに関節性乾癬の治療薬（イキセキズマブ）として臨床で使用されている．さらに，ChoiらはIL-17aの発現を制御する転写因子であるレチノイン酸受容体関連オーファン核内受容体yt（RORyt）のノックアウトマウスでは，MIAが誘導するASD様行動は観察されないことも報告している．抗IL-17a抗体やRORytの発現制御薬，また，MIA母体に特異的にみられる抗体に対する中和抗体などは，ASDの発症予防薬の可能性を秘めている．また，MIAは腸内細菌叢と密接な関連がある．HsiaoらはMIA仔マウスにヒトの常在菌である*Bacteroides fragillis*を経口投与することで，腸内細菌叢の変化とともに，ASD様行動が改善することを報告している[17]．ASDの予防・治療効果の観点から，プレ・プロバイオティクスの有効性が期待できる（図1）．

　われわれはケモカインの脳内機能に着目した研究を進めている．免疫系疾患を中心にケモカインの阻害・作動薬は多数存在するが，このなかにASDの予防や治療に有効な薬が存在するかもしれない．今後，複数のASD病態モデルマウスを用いた研究を進めていく予定である．

文献

1) Mefford HC, et al：N Eng J Med, 366：733-743, 2012
2) Kuzniewicz MW, et al：J Pediatr, 164：20-25, 2014
3) Sahin M & Sur M：Science, 350：aab3897, 2015
4) Hallmayer J, et al：Arch Gen Psychiatry, 68：1095-1102, 2011
5) Onore C, et al：Brain Behav Immun, 26：383-392, 2012
6) Bauman MD, et al：Transl Psychiatry, 3：e278, 2013
7) Singer HS, et al：J Neuroimmunol, 211：39-48, 2009
8) Ariza J, et al：PLoS One, 12：e0183443, 2017
9) Careaga M, et al：Biol Psychiatry, 81：391-401, 2017
10) Yim YS, et al：Nature, 549：482-487, 2017
11) Kim S, et al：Nature, 549：528-532, 2017
12) Shen Y, et al：Psychiatry Res, 244：300-305, 2016
13) Ashwood P, et al：J Neuroimmunol, 232：196-199, 2011
14) Bromley RL, et al：J Neurol Neurosurg Psychiatry, 84：637-643, 2013
15) Roullet FI, et al：Neurotoxicol Teratol, 36：47-56, 2013
16) Choi GB, et al：Science, 351：933-939, 2016
17) Hsiao EY, et al：Cell, 155：1451-1463, 2013

Profile

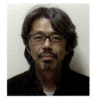

内野茂夫：農学修士，医学博士．1989年，東京大学大学院農学系研究科修了．同年三菱化成（現：三菱ケミカルホールディングス）入社，横浜総合研究所研究員．共同研究を通じて三品昌美教授（東京大学），工藤佳久教授（東京薬科大学）から分子神経生物学，神経薬理学，神経生理学の指導を受ける．'99年，国立精神・神経医療研究センター神経研究所代謝研究部（高坂新一研究室）外来研究員，2003年同発達生化学研究室長．'13年，帝京大学理工学部教授．

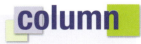

ヨーグルトで自閉症が治る？？

　最近よく耳にする「腸内の善玉菌のチカラ」．腸は最大の免疫組織です．そして，近年，このチカラは，脳機能にまでおよぶことがわかりつつあります．まさに，脳神経と免疫のクロストーク，それが神経免疫です．ここ数年で，脳神経と免疫のクロストークの分子基盤がわかってきました．その一つが免疫関連分子である「ケモカイン」です．

　現在，私の研究グループではケモカインCCL5（rantes）の受容体であるCCR5のノックアウトマウスの脳機能を解析しています．神経細胞を可視化したシナプスの微細構造解析，初代培養神経細胞を使った神経伸長やシナプス形成，仔マウスの行動解析等々．連続する実験の失敗，自分達には理解できない実験結果，それらと格闘するなかで，新たな真実を見つけた時の喜びはひとしおです．自閉症患者さんの血液でなぜケモカインの濃度に異常があるのか，その謎を読み解きながら，既存の薬で自閉症病態モデルマウスの異常行動が改善されたとき，根本的な治療法や予防法がない自閉症への新たな挑戦がはじまります．

（内野茂夫）

特集　「病は気から」の謎に迫るNeuroimmunology

神経炎症制御にかかわるNG2グリア

田村泰久，片岡洋祐

種々の神経変性疾患や精神疾患の発症および進展には，脳内炎症の慢性化が関係する．これまで神経細胞の支持細胞と考えられてきたグリア細胞が神経機能を調節するだけでなく，神経炎症のプロセスにも深くかかわることが明らかとなってきた．グリア細胞には，アストログリア，オリゴデンドログリア，ミクログリア，NG2グリアの4種類があり，それぞれが異なる役割を担っている．これらのなかでも，ミクログリアやアストログリアは神経炎症の増悪に伴う神経変性疾患の進行に関与することが知られている．最近，神経炎症制御にかかわる新たなグリア細胞が見出され，注目されている．本稿では，これらの知見について紹介する．

キーワード　NG2グリア，脳内炎症，神経変性疾患

　はじめに

近年，神経炎症は神経変性疾患だけでなく，うつ病や統合失調症などの精神疾患の発症や進展にも深くかかわることが明らかになってきている[1)2)]．神経炎症の制御には，グリア細胞が重要な役割を果たしており，特に，脳内免疫担当細胞として知られているミクログリアがその中心的役割を担っている．ミクログリアは，炎症性サイトカイン産生・分泌を介して神経炎症誘発に関与することがよく知られている[3)]．また，活性化ミクログリアが炎症性サイトカイン産生を介して，反応性アストログリアの活性化を誘発し，脳内での炎症反応を促進させ，神経細胞死を引き起こすことが最近報告された[4)]．このように，神経炎症惹起にかかわるグリア細胞に関する知見は多数報告されている．しかし，その一方で神経炎症を収束させる脳内細胞に関する報告は少なく，いまだ不明な点が多い．本稿では，われわれが注目してきた第4のグリア細胞であるNG2グリアが神経炎症の抑制にかかわる可能性を示した最近の研究成果を中心に，神経炎症にかかわるグリア細胞群の役割について概説する．

1　神経炎症時におけるグリア応答

神経炎症はアルツハイマー病やパーキンソン病などの神経変性疾患だけでなく，最近では統合失調症やうつ病などの精神疾患にも深くかかわることが明らかとなってきている．神経炎症誘発時には，免疫担当細胞であるミクログリアの活性化および炎症性サイトカイン（IL-1β，TNFα，IL-6など）の産生亢進などが認められる．活性化ミクログリアは，末梢組織における浸潤性マクロファージと同様に，炎症性（M1タイプ）ミクログリアおよび抗炎症性（M2タイプ）ミクログリアに大別され，それぞれが神経炎症の惹起および抑制にかかわることが知られている．特に，脳虚血や脊髄損傷モデル動物において，M1およびM2ミクログリ

Roles of NG2 glia in neuroinflammation
Yasuhisa Tamura/Yosky Kataoka：RIKEN Center for Life Science Technologies/RIKEN CLST-JEOL Collaboration Center（理化学研究所ライフサイエンス技術基盤研究センター・細胞機能評価研究チーム/理化学研究所CLST-JEOL連携センター・マルチモダル微細構造解析ユニット）

特集 「病は気から」の謎に迫るNeuroimmunology

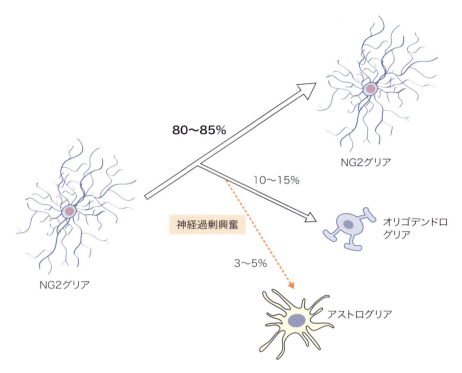

図1　NG2グリアの細胞分化系譜

アが同じ時間経過で損傷部位に集積し，組織修復に関与することが報告されており，M1/M2ミクログリアバランスが脳内環境保全に重要な役割を担っていると考えられる[5)6)]．現在のところ，末梢組織でのM1/M2マクロファージの分化誘導には，Th1/Th2サイトカインがかかわることが知られているものの，脳内でのM1/M2ミクログリアへの分化誘導機構については末梢組織と同様の分子機構を介するのか，あるいは別の細胞群や分子群がかかわるのか，よくわかっていない．

また，炎症性ミクログリアにより産生された炎症性サイトカインの作用によって活性化したアストロサイトが，神経炎症を増悪し，神経細胞死を引き起こすことが最近報告された[4)]．この活性化アストロサイトはA1アストロサイトと命名され，アルツハイマー病，パーキンソン病などの種々の神経変性疾患において，多数誘導されていることも明らかとなっている．このことは，炎症性（M1）ミクログリアの過剰な活性化を抑制することが神経炎症の増悪を防ぎ，神経変性（神経細胞死）を予防するために重要であることを示唆し

ている．以上のように，ミクログリアやアストログリアなどのグリア細胞の活性化が，神経炎症の増悪や神経疾患の進展に関与することがわかっている．これらのグリア細胞に加え，最近われわれは，NG2グリアが神経炎症制御にかかわる可能性を示す研究成果を得た．

2　NG2グリアの機能

NG2グリアはアストログリア，オリゴデンドログリア，ミクログリアとは形態学的にも機能的にも異なる第4のグリアとして発見された細胞である．NG2グリアは胎生期においてオリゴデンドロサイトを産生する細胞群として見出されたことから，オリゴデンドロサイト前駆細胞（oligodendrocyte precursor cell：OPC）ともよばれている．また，NG2グリアは胎生期だけでなく，成体脳においても広範かつ豊富に存在し，分裂・増殖をくり返しながら，一生涯にわたってオリゴデンドロサイトを産生することが明らかとなっている[7)]．さらに，正常時および病態時において，この細

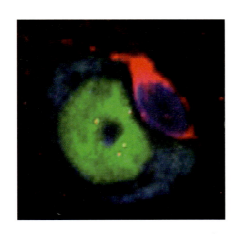

図2 神経細胞体（左）に密着しているNG2グリア（右）

胞はニューロンやアストログリアも産生することが示されたが[8)〜10)]，成体脳でNG2グリアが多分化能を有するかどうかについては，完全な結論には至っていない．このように，成体脳におけるNG2グリアは分化細胞（オリゴデンドログリアまたはアストログリアなど）の供給源としての役割を担う一方で，分裂により産生された多くの細胞（約70〜80％）は，分化しないままNG2グリアとして残ることもわかっている（図1）．また，NG2グリアがニューロンからのシナプス入力を受けることや，神経興奮に応じて分裂活性が促進されることなども知られている．さらに，われわれは，NG2グリアの多くがニューロンの細胞体に密着して存在することを報告しており（図2)[11)]，最近では電子顕微鏡観察においてNG2グリア細胞膜と神経細胞体の細胞膜とが所々融合している像も見出している．こうした知見から，NG2グリアが細胞を産生する前駆細胞としての役割以外に，ニューロンに対して機能を調節するなど，他の重要な役割を担っていることも考えられてきたが，その実態はほとんど明らかにされていない．

最近，われわれを含めた3つのグループから，NG2グリアの選択的除去実験を通して成体脳におけるNG2グリアの新たな機能に関する研究成果が報告された[12)〜14)]．Bireyらは，成体脳でのNG2グリア選択的除去がアストログリアでのグルタミン酸再取り込み機能の低下や，興奮性（グルタミン酸）神経伝達障害を誘発することを示した．さらに，NG2グリアより産生されたFGF2がアストログリアでのグルタミン酸再取り込み活性を調節し，正常なグルタミン酸神経伝達機能を維持していることを明らかにした[12)]．Djogoらは，視床下部におけるNG2グリアの除去がレプチン受容神経の樹上突起変性を誘発し，体重増加を引き起こすことを報告した[13)]．さらに，われわれはNG2グリアが炎症制御を介して脳内環境保全に寄与することを明らかにした[14)]．このように，NG2グリアが成体脳において神経機能調節に深くかかわることが明らかになりつつある．

3 NG2グリアによる神経炎症制御を介した神経保護作用

われわれは，成体脳でのNG2グリアを選択的に除去するために遺伝子改変動物を作製した．この遺伝子改変ラットは，NG2細胞特異的に単純ヘルペスウイルスチミジンキナーゼ（HSVtk）を発現するため，抗ウイルス剤であるガンシクロビルを投与することにより，分裂・増殖するHSVtk発現NG2グリアのみを時空間的に除去することができる．この遺伝子改変動物を用いて，ガンシクロビルを脳室内に持続投与したところ，脳室周辺領域（海馬，線条体など）においてNG2グリアのみが経時的に脱落した．そして，NG2グリアの選択的除去はミクログリアの過剰な活性化を誘発し，神経突起の変性や神経細胞死を引き起こした．NG2グリア除去により活性化されたミクログリアのほとんどがiNOS$^+$M1タイプであり，arginase$^+$M2タイプは全く観察されなかった．さらに，M1ミクログリア関連遺伝子（iNOSやIL-1β，TNFα，IL-6などの炎症性サイトカイン）発現が上昇するのに対し，M2ミクログリア関連遺伝子（arginaseやIL-4，IL-13，TGFβなどの抗炎症性サイトカイン）発現は変化しないか，低下することも明らかとなった．前述したように，種々の中枢神経損傷モデルでは，M1およびM2ミクログリアが同時期に出現することが報告されている[5)6)]．したがって，NG2グリアが直接的または間接的にM2ミクログリア活性化機構にかかわる可能性が見出された．また，NG2グリアが肝細胞増殖因子（hepatocyte growth factor：HGF）を発現することやHGF脳室内投与がミクログリアの過剰な活性化を抑制し，海馬神

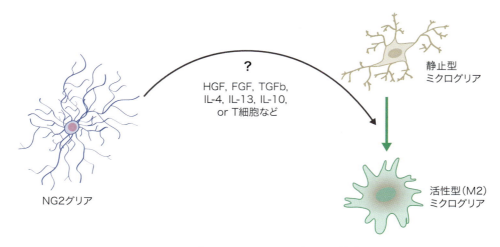

図3　NG2グリアによるミクログリア活性化機構

経細胞死を軽減することもわかり，NG2グリアによる神経細胞保護効果にHGFが関与することも明らかとなった[14]．こうした研究成果から，NG2グリアがM1/M2分化誘導機構やHGFなどの分子発現を介して，神経炎症制御に深くかかわるものと考えられる（図3）．

おわりに

神経炎症は神経変性疾患や精神疾患の発症や進展に深くかかわることがわかってきている．アルツハイマー病，パーキンソン病，筋萎縮性側索硬化症に代表される神経変性疾患は，進行性の神経細胞死を共通とする疾患である．近年，これらの疾患における神経細胞死（または神経変性）に，神経細胞のみならず，周囲のグリア細胞が深くかかわることが明らかとなってきている．特に，ミクログリアは種々の神経変性疾患の発症および進行過程において関与することが多数報告されている．また，アストログリアについても，筋萎縮性側索硬化症の進展にかかわることが示唆されている．最近，これまであまり注目されていなかったNG2グリアと神経変性疾患に関する知見も報告されはじめている．アルツハイマー病患者の死後脳での解析から，NG2グリアの形態学的変化（細胞突起数の減少や細胞体の肥厚）が見出されていることや[15]，さらに，アルツハイマー病モデル動物において，大脳皮質で観察されるアミロイドプラーク周囲に肥厚型NG2グリアが集まっていることなどが観察されている[16]．われわれは，Poly (I:C) 腹腔内投与により誘発される脳内神経炎症病態モデルにおいてもNG2グリアが同様の形態変化を示すことを確認している．こうした観察結果は，神経炎症時に誘導されるNG2グリアの機能変化が，アルツハイマー病におけるアミロイドプラークの形成や排除にもかかわる可能性を示唆している．

NG2グリア[1]がうつ病や双極性障害などの精神疾患にもかかわる可能性も報告されている．双極性障害患者の死後脳での組織学的解析から，前頭前野でのNG2グリアの細胞数が減少していることや，NG2タンパク質の発現が低下していることが知られている[17]．さらに，ヒトゲノム解析研究から，オリゴデンドログリア関連遺伝子の発現低下が双極性障害の発症と関係する可能性が報告されている[18]．また最近，前頭前野でのNG2グリアの選択的除去マウスがうつ病様症状を示すことも明らかとなった[12]．

以上のように，NG2グリアが神経変性疾患だけでなく，精神疾患の発症や進展にも関与する可能性が見出されつつある．今後，NG2グリアによる神経炎症制御を介した脳内環境保全機能（神経保護作用）の詳細が明らかになることで，神経変性疾患や精神疾患に関する病態解明が進み，新たな治療ターゲットの探索研究へ発展することを期待する．

文献

1) Ransohoff R, M：Science, 353：777-783, 2016
2) Trépanier MO, et al：Mol Psychiatry, 21：1009-1026, 2016
3) Graeber MB, et al：FEBS Lett, 585：3798-3805, 2011
4) Liddelow SA, et al：Nature, 541：481-487, 2017
5) Kigerl KA, et al：J Neurosci, 29：13435-13444, 2009
6) Hu X, et al：Stroke, 43：3063-3070, 2012
7) Dawson MR, et al：Mol Cell Neurosci, 24：476-488, 2003
8) Dayer AG, et al：J Cell Biol, 168：415-427, 2005
9) Tamura Y, et al：Eur J Neurosci, 25：3489-3498, 2007
10) Tamura Y, et al：J Cereb Blood Flow Metab, 32：1879-1887, 2012
11) Kataoka Y, et al：Med Mol Morphol, 39：28-32, 2006
12) Birey F, et al：Neuron, 88：941-956, 2015
13) Djogo T, et al：Cell Metab, 23：797-810, 2016
14) Nakano M, et al：Sci Rep, 14：42041, 2017
15) Nielsen HM, et al：Acta Neuropathol Commun, 1：7, 2013
16) Li W, et al：Mol Neurodegener, 8：27, 2013
17) Hayashi Y, et al：PLoS One, 7：e33019, 2012
18) Tkachev D, et al：Lancet, 362：798-805, 2003

Profile

筆頭著者プロフィール

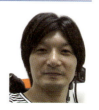

田村泰久：阪薬科大学卒業，大阪薬科大学修士課程修了後，製薬会社勤務．2004年，関西医科大学大学院医学研究科にて博士課程を修了．製薬会社を退職したのち，関西医科大学博士研究員，理化学研究所分子イメージング科学研究センター研究員．13年，理化学研究所ライフサイエンス技術基盤研究センター細胞機能評価研究チーム上級研究員を経て，17年より現職（同チーム副チームリーダー）．現在，全身に存在するNG2細胞の機能解明，特に炎症制御機構への関与に興味をもって，研究に取り組んでいる．

column

NG2グリアに魅せられて

　私がNG2グリアに興味をもったのは，その細胞形態が美しい（多数の細胞突起を有する）こと，神経細胞体に密着して存在すること，そして比較的研究の歴史が浅い細胞であるという理由からです．NG2グリアの研究開始当初は，成体脳での前駆細胞としての役割に注目してきましたが，数年前より細胞産生能以外の機能を有すると考えはじめました．この考えに至ったのは，NG2グリアが神経細胞体に食い込むような状態で存在していることや，その細胞突起が神経細胞体を包みこむように張り巡らされていることなどがあり，神経細胞を守っているかのような特性があるためです．じっくり観察して，感じとった感性というのは結構当たるものだと思っています．実際に，われわれは成体脳でNG2グリアのみを選択的に除去することに成功し，その結果から，NG2グリアが脳内炎症制御を介して，神経細胞を保護していることを明らかにしました．現在も，NG2グリアの新たな機能を探索しています．また，NG2細胞は中枢神経系だけでなく，さまざまな末梢組織にも存在しています．最近，NG2細胞が末梢組織での炎症制御にもかかわることを明らかにしつつあります．ですが，まだほとんど解明できていません．解けそうでなかなか解けない問題にワクワクしながら日々取り組んでいます．

（田村泰久）

特集関連書籍のご案内

Neurovascular Unit
神経-血管-グリアのユニットが脳と体を支配する

実験医学 2013年9月号 Vol.31 No.14

荒井 健／企画

神経・血管・グリアはつながっている！異なる細胞間のクロストークをもとに，神経・血管発生から中枢神経疾患の治療まで，脳と体の現象を理解する．

B5判 133頁 2013年8月発行
定価（本体2,000円＋税）
ISBN 978-4-7581-0099-1

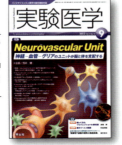

炎症
—全体像を知り慢性疾患を制御する

実験医学増刊 Vol.32 No.17

松島綱治／編

複雑な炎症の仕組みがわかる！慢性/自然炎症，DAMPs，PAMPs，PRR，自然リンパ球，Treg，がん，肝硬変，治療薬…．概念と言葉を整理できる総集編．

B5判 220頁 2014年10月発行
定価（本体5,400円＋税）
ISBN 978-4-7581-0342-8

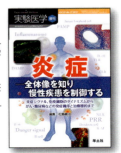

カラー図解 脳神経ペディア
「解剖」と「機能」が見える・つながる事典

渡辺雅彦／著

終脳・脊髄・神経の投射といった「解剖」と，視覚系・運動系などの「機能」を，相互に解説．バラバラになりがちな構造と機能のピースがぴたりとはまる！

B5判 286頁 2017年7月発行
定価（本体6,800円＋税）
ISBN 978-4-7581-2082-1
詳しくは本誌 369ページへ

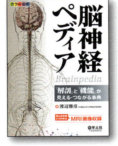

免疫ペディア
101のイラストで免疫学・臨床免疫学に強くなる！

熊ノ郷 淳／編

複雑な免疫学を体系的に解説！ビジュアライズされた紙面と豊富なイラストですぐに理解！免疫学の基礎から，がん免疫・腸内細菌など注目の話題までしっかり網羅！

B5判 317頁 2017年6月発行
定価（本体5,700円＋税）
ISBN 978-4-7581-2080-7
詳しくは本誌 353ページへ

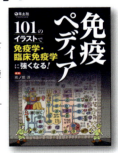

改訂第3版 脳神経科学イラストレイテッド
分子・細胞から実験技術まで

イラストレイテッドシリーズ

真鍋俊也，森 寿，渡辺雅彦，岡野栄之，宮川 剛／編

脳の構造・機能，神経系の発生・再生，高次機能や神経・精神疾患，実験技術など，最新の情報を網羅．カラーイラスト化で，さらにわかりやすくなった完全版．

B5変型判 397頁 2013年3月発行
定価（本体6,600円＋税）
ISBN 978-4-7581-2040-1

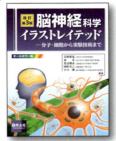

サイトカイン・増殖因子キーワード事典
膨大なデータを徹底整理する

宮園浩平，秋山 徹，宮島 篤，宮澤恵二／編

それぞれの因子について，経緯・機能・疾患との関連など，必要不可欠な情報を，豊富なイラストとともに徹底して整理．

B5判 422頁 2015年4月発行
定価（本体7,200円＋税）
ISBN 978-4-7581-2055-5

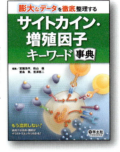

発行　羊土社　〒101-0052 東京都千代田区神田小川町2-5-1　TEL 03(5282)1211　FAX 03(5282)1212
E-mail：eigyo@yodosha.co.jp
URL：www.yodosha.co.jp/
ご注文は最寄りの書店，または小社営業部まで

特集関連バックナンバーのご案内

本特集「『病は気から』の謎に迫るNeuroimmunology」に関連した，これまでの実験医学特集・増刊号の一部を以下にラインナップしました．分野の歴史の学習から関連トピックの理解まで，ぜひお役立てください．

実験医学1992年8月号 Vol.10 No.12
脳の成長因子とグリア細胞
企画／御子柴克彦

実験医学2010年増刊号 Vol.28 No.12
サイトカインによる免疫制御と疾患
編集／吉村昭彦，上阪 等，村上正晃，善本隆之

実験医学2010年9月号 Vol.28 No.14
精神疾患への統合的アプローチ
企画／神谷 篤，神庭重信

実験医学2012年7月号 Vol.30 No.11
炎症シグナルの指揮者 インフラマソーム
企画／猪原直弘

実験医学2012年10月号 Vol.30 No.16
脳疾患のバイオマーカーとオプトジェネティクス
企画／岡澤 均

実験医学2013年3月号 Vol.31 No.4
セマフォリンによる疾患制御のダイナミクス
企画／熊ノ郷 淳

実験医学2013年7月号 Vol.31 No.11
グリア細胞が心を動かす！
企画／和氣弘明

実験医学2013年9月号 Vol.31 No.14
Neurovascular Unit 神経‒血管‒グリアのユニットが脳と体を支配する
企画／荒井 健

実験医学2014年増刊号 Vol.32 No.17
炎症―全体像を知り慢性疾患を制御する
編集／松島綱治

実験医学2015年6月号 Vol.33 No.9
脳神経回路リモデリング
企画／榎本和生

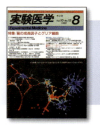 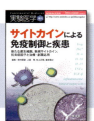 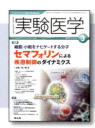 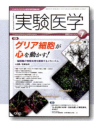 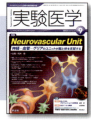

2015年以前の号は羊土社ホームページから電子版（PDF）でご購入できます

DIGITAL ARCHIVE ～電子バックナンバー～

「実験医学」既刊誌をデジタルデータで復刻いたしました．
現在市販されていない「実験医学」既刊誌の，1983年創刊号から2015年までを電子版（PDF）にて取り揃えております．

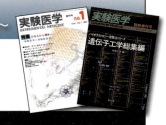

実験医学online
www.yodosha.co.jp/jikkenigaku/archive/

次号（2018年3月号）のご案内

特集 Mycの多機能性はどこまで解ったか
——古典的がん遺伝子の再発見がもたらす
　生命の新しい理解（仮題）

企画／奥田晶彦（埼玉医科大学ゲノム医学研究センター）

古くは「がん遺伝子」，またiPS細胞誘導の山中因子の1つとして有名な転写因子Myc．古典的なテーマと思われがちですが，近年Mycの標的遺伝子がゲノムのおよそ15％にも及ぶことが明かされ，ほぼすべての生命科学・医学研究者にとって無視できない重要な遺伝子と認識されるようになってきました．本特集ではMycの多様な機能と，さらにいかにその多機能性が制御されるのかを，それぞれ別分野の最前線で活躍される研究者に多角的に紹介いただきます．

目次

- 概論（最近のMyc研究の世界の動向をふまえて） …… 奥田晶彦
- B細胞性急性リンパ性白血病・リンパ腫におけるMyc …… 杉原英志，佐谷秀行
- メタボローム（ワールブルグ効果）とMyc …… 曽我朋義
- がん幹細胞におけるMycに対するユビキチンライゲース …… 中山敬一
- 神経系腫瘍におけるMyc …… 末永雄介，中川原章，横井左奈
- 精子幹細胞におけるc-Mycの機能 …… 田中 敬，篠原隆司
- iPS細胞誘導におけるc-MycとL-Mycの違い …… 中川誠人
- ES細胞におけるc-Myc …… 奥田晶彦

連載

クローズアップ実験法
　哺乳類細胞競合現象の測定方法（仮） …… 丸山 剛

Trend Review
　BioRχivってなんだ？（仮） …… 金城 玲

Next Tech Review
　ゲノム合成（仮） …… 相澤康則

… など，注目の連載が充実！

※予告内容は変更されることがあります

遺伝学・ゲノム科学・医療を結ぶための知識をコンパクトに解説

診療・研究にダイレクトにつながる
遺伝医学

渡邉 淳／著

- 定価（本体 4,300円＋税）　■ B5判　■ 246頁　■ ISBN 978-4-7581-2062-3

学生や遺伝の非専門家向けに，ヒト遺伝学と遺伝医療の
ミニマムエッセンシャルを解説したテキスト．

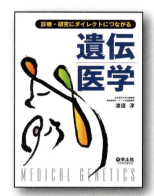

目次概略

- 第1章　「ヒトのゲノム」を解剖する―染色体・遺伝子・DNA
  染色体：常染色体と性染色体／細胞分裂：減数分裂・体細胞分裂／遺伝子発現：セントラルドグマ／アレル・遺伝型・連鎖 など
- 第2章　「ヒトのゲノム」の変化で起きる疾患―遺伝性疾患
  家族歴・家系図／遺伝形式：常染色体とX染色体／エピジェネティクス異常／染色体異常とは／がん関連遺伝子 など
- 第3章　「ヒトのゲノム」で診断する
  ― 遺伝子関連検査・染色体検査
  核酸抽出／塩基配列決定法／組換えDNA技術／発症前診断／遺伝子関連検査の現状・ガイドライン など
- 第4章　ゲノム情報を治療に生かす
  代謝物へのアプローチ：新生児マス・スクリーニング／遺伝子へのアプローチ：遺伝子治療／個別化医療・ファーマコゲノミクス（PGx）検査 など
- 第5章　ゲノム医療で活用される統計
  遺伝性疾患の再発率（リスク）／相対危険率（相対リスク比）・オッズ比／検定・統計的有意差／感度・特異度／陽性適中率・陰性適中率 など
- 第6章　ゲノム医療をとりまくもの―研究から診療へ
  ELSI（倫理的・法的・社会的課題）／遺伝子マッピング：連鎖解析／遺伝カウンセリング／「ヒトの遺伝・ゲノム」リテラシー など

がんと正しく戦うための
遺伝子検査と精密医療
いま、医療者と患者が知っておきたいこと

西原広史／著

- 定価（本体 3,200円＋税）　■ B5変型判
- 136頁　■ ISBN 978-4-7581-1819-4

NGSの臨床実装にいちはやく取り組んできた著者が，
遺伝子パネル検査の現状と展望を解説したハンドブック．

目次概略

- 第1章　「がん」のなりたちと，遺伝子変異
  「がん」という病気は1つではない／「がん化」と遺伝子／「がん遺伝子」と「がん抑制遺伝子」／がん化の様々な原因 など
- 第2章　遺伝するがん、しないがん
  「遺伝するがん」とは／同じ遺伝子が原因でも、遺伝するがんとしないがんがある／遺伝子検査ではわからないことも沢山ある など
- 第3章　遺伝子の異常とがん治療薬
  抗がん剤と副作用／分子標的治療薬の標的は後で見つかることがある／ドライバー遺伝子変異のパターンで「がん」が分類できる など
- 第4章　がんの遺伝子検査
  日常診療のなかのがんの遺伝子検査／次世代シークエンサーの登場／高度なデータ解析でようやく意味のある情報に／遺伝子パネル検査の実例 など
- 第5章　一人ひとりにあわせたがん治療
  臓器別から遺伝子変異別へのパラダイムシフト／免疫チェックポイント阻害剤の効果指標／今できる遺伝子検査後の治療の可能性 など
- 第6章　次世代のがん予防、がん治療へ
  がん検診・生検の限界／血液からがんを見つける／がんのリスクを調べるには

発行　羊土社　YODOSHA
〒101-0052　東京都千代田区神田小川町2-5-1　TEL 03(5282)1211　FAX 03(5282)1212
E-mail : eigyo@yodosha.co.jp
URL : www.yodosha.co.jp/
ご注文は最寄りの書店、または小社営業部まで

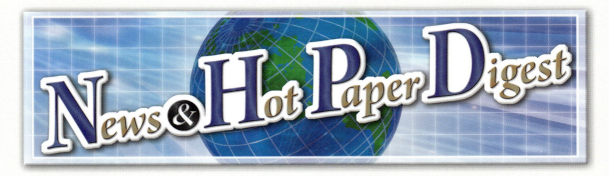

トピックス 定量的微生物叢プロファイリングでみる腸内細菌数の変動

腸内細菌叢がヒトの健康に及ぼす影響の大きさや重要性に対する認識はいまや周知の通りである．以前本コーナーでも紹介したように，ゲノム解析技術の進展に伴い，疾患と細菌叢の変化との関連などについてもその詳細が明らかにされつつある．ここでは，最近公表された定量的微生物叢プロファイリング（quantitative microbiome profiling：以下QMP）の糞便試料解析への応用例（Vandeputte D, et al：Nature, 551：507-511, 2017）について紹介する．

腸内細菌叢の解析に関しては，メタゲノム解析の結果を直接的に解釈した，細菌の組成や割合に基づく議論がこれまで主体であった．ベルギーのVIBとKU Leuvenの研究グループは，微生物叢についての16S rRNAのシークエンシングから得られる属レベルの相対的な存在量データとフローサイトメトリーを用いて計測される試料中の細胞数のデータを組合わせ，試料中の属レベルの細菌量を迅速かつ容易に測定可能とする方法を開発した．研究グループは，彼らが2012年に開始した，世界ではじめての集団ベースの微生物モニタリング活動の一つであるFlemish Gut Flora Projectのデータとして採取した健常人の3,000以上の糞便試料などに適用し，開発手法の妥当性と有用性を検証した．彼らの言葉を借りると，「パーセンテージではなくグラム当たりの細胞数として表現された真の定量的な微生物叢プロファイルを生成することができた」．

その結果，微生物数は個体間で著しく（最大10倍程度）異なる場合があり，腸内型や糞便の性質（特に水分量）と関連のあることが明らかになった．ただし水分量は，個体間の微生物数変動の9.3％を説明するに過ぎず，変動要因は複雑なものであると考えられる．またクローン病患者の試料では，健常人のそれと比べ，細菌数が有意に減少していることが示された．さらに，これまで指摘されてきたクローン病と特定のタイプの細菌との関連について一石が投じられた．研究グループの解析によれば，これまで組成ベースの解析により有意な差（クローン病患者での増加傾向）が指摘されてきた *Bacteroides* についてはQMPでは有意差は確認されず，*Prevotella* について有意な差（クローン病患者での減少傾向）が確認された．今後，疾患とのかかわりについて，さらなる解析が待たれるところである．

大量の試料を用いた大規模な腸内細菌叢の観測は近年本格化しはじめたばかりであり，さらなる解析技術の発展により，個体間あるいは時間経過に伴う細菌叢の変化に関する詳細なデータが蓄積されていくものと考えられる．こうした利用可能なデータの増加と，今回紹介した手法も含む比較的簡便な調査法などの普及により，疾患治療や診断などへの応用が今後一層進むことが期待される．

（産業技術総合研究所
富井健太郎）

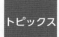

タンパク質凝集の検出とプリオン形質の制御を可能にする遺伝的手法の開発

タンパク質の凝集は，神経変性疾患など多くの疾患の原因となり，RNA顆粒や記憶の形成など広範な生理機能の基盤ともなるため，研究の進展には凝集を定量しハイスループットで解析する方法の開発が待たれていた．本論文では，酵母プリオンをモデル系に遺伝的な解析法を開発し，タンパク質の凝集体形成を検出し制御することを可能にした（Newby GA, et al：Cell，171：966-979.e18, 2017）．

筆者らは酵母細胞でタンパク質の凝集を検出するために，yTRAP（yeast transcriptional reporting of aggregating proteins）法を開発した．この方法は，まず，Zincフィンガー（ZF）をもつ合成転写因子（synTA）と研究対象のタンパク質との融合タンパク質を設計する．この融合タンパク質の配列と蛍光発色レポーターの上流にZF結合サイトを挿入した配列を直列させて，凝集を検出する（図1A）．yTRAP融合タンパク質が可溶性の場合は，リポーターからの転写を強力に活性化して蛍光シグナルが検出される．対象タンパク質が凝集するとyTRAP融合タンパク質による転写活性化が阻害されてレポーター蛍光シグナルが減弱する．このシステムは，yTRAP融合タンパク質の可溶性と転写活性をリンクさせて，対象タンパク質の凝集を定量化できる強力な方法である（図1B）．

このyTRAP法をよく知られたプリオン形質である[PSI$^+$]の検出に用いた．このプリオン[PSI$^+$]は，翻訳解離因子Sup35（Supressor35）タンパク質の凝集により誘導される．Sup35のプリオンドメインをsynTAに連結した融合タンパク質が凝集体のセンサーとなる．この融合遺伝子（PSIセンサー）を，3種類のプリオン形質の酵母株に導入した．すなわち，凝集体形成が強い[PSI$^+$]，弱い[PSI$^+$]，無い[psi]の3種の株である．強いプリオン形質[PSI$^+$]では，PSIセンサーのSup35融合タンパク質は強く凝集してレポーターからの蛍光シグナルは検出されず，[psi]では強いシグナルが検出され，弱い[PSI$^+$]では弱いシグナルが検出された．このように，yTRAPシステムは，凝集体の形成を検出してプリオン形質を正確に判別できた．別のプリオン[RNQ$^+$]でも同じように原因タンパク質Rnq〔rich in N（アスパラギン酸）and Q（グルタミン）〕1とsynTAとの融合タンパク質（RNQセンサー）を作成し，Rnq1タンパク質の凝集を検出できた．酵母の複数のプリオンを同時に検出する試みは，RNQセンサーに，MKate2蛍光レポーターを組み込んだものを作成することで実現した（図1C）．PSIセンサーとRNQセンサーを同一の酵母株に導入して，同時にプリオン状態を検出できた．

次に，yTRAPによる細胞記憶の形成過程の観察を試みた．Sup35のプリオンドメインとRnqを融合させた遺伝子N-Rnq1-Mを酵母に導入すると，[PSI$^+$]形質の細胞が99％以上を占めるようになった．この強力な融合遺伝子N-Rnq1-Mを用いて，細胞記憶の形成を試みた．温度感受性プロモーターSSA4をN-Rnq1-Mの上流に挿入したコンストラクトを酵母に導入し，38℃で2時間処理すると，6割の細胞が[PSI$^+$]に変換した．この株のプリオン形質頻度は，室温で10世代培養後も維持されていた．プリオン[PSI$^+$]の形質として細胞記憶の形成に成功した（図1C）．

凝集体の形成を防げばプリオン形質を"治癒"できる．これは，神経変性疾患などの治療法開発の観点からも意義深い．そこで，ハイスループットの遺伝的スクリーニングでプリオンを"治癒する"遺伝子の変異の探索を試みた．まず，yTRAPと蛍光活性化セルソーター法を組合わせて，Sup35遺伝子の変異体ライブラリをスクリーニングした．これにより，酵母のプリオン形質[PSI$^+$]を治癒できるSup35遺伝子変異を同定した．新規の変異としてSup35のQ61L，および，二重変異Y46C，Q95Lが見出された（図1D）．

遺伝子ドライブは，メンデル遺伝集団において特定の遺伝子頻度を制御するシステムである．今回，抗プリオン・ドライブ（anti-prion

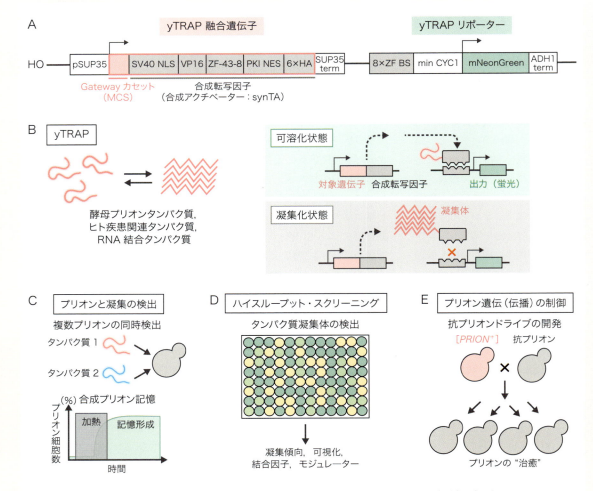

図1　yTRAP（yeast transcriptional reporting of aggregating proteins）法の概略

A）yTRAP法のコンストラクトの構造．B）yTRAP法の凝集の検出原理　合成転写因子による蛍光レポーターの発現が促進される．この合成転写因子に凝集体を形成する遺伝子を融合させると，凝集体形成により融合合成転写因子の活性が阻害されて蛍光レポーターの出力が減少する．これにより，凝集化状態を検知する．C）プリオンタンパク質の凝集を検出してプリオン形質を同定する．異なるレポーター系を導入することで，複数のプリオンを同時に検出することが可能となった．プリオン形質の検出の応用として，プリオンによる細胞記憶の形成を検出することもできる．D）yTRAP法をハイスループットのスクリーニングに応用できる．対象タンパク質の凝集傾向を可視化して，凝集傾向のあるRNA結合タンパク質や，そのモジュレーターを探索できる．E）yTRAPを用いてプリオン形質を治癒させる遺伝子変異を探索し，抗プリオンドライブを開発した．これはプリオン病克服に大きな前進を提供する．Gatewayカセット：ThermoFisher社のサブクローニングシステム，mNeonGreen reporter gene（Allele Biotechnology），合成転写因子（synthetic transcriptional activator：synTA），SUP35：Sup35遺伝子の配列，MCS：multiple cloning site，SV40 NLS：SV40 nuclear localization sequence，VP16：Herpes simplex virus VP16 transcriptional activation domain，ZF-43-8：a synthetic zinc finger（ZF）-based transcriptional activator，PKI NES：protein kinase inhibitor nuclear export sequence，6×HA：6コピーのHA（human influenza hemagglutinin）epitope tag，SUP35 term：SUP35 terminator，8×ZF BS：8コピーのzinc finger binding sites，minCYC1：minimal CYC1 promoter，ADH1 term：ADH1 terminator．PSI：この形質名は，Prion概念の提示されるはるか昔の研究において新規の酵母形質をメンデル遺伝様式に従わないsuper-suppressorと表現されている（Cox BS：Heredity，20：505-521，1965）．discussionで，本形質をギリシャ文字"Ψ（PSI：プシー）"と命名すると記述している．その前後に命名の理由は述べられていない．おそらく，神秘的な超能力（psychic ability）のギリシャ語（ψυχική ικανότητα：psychikí ikanótita）の頭文字ψからの類推と思われるが，真意は不明である．

drive：APD）というシステムを作成した（図1E）．プリオン形質は，細胞質遺伝（非メンデル遺伝）様式で伝播（遺伝）し，プリオン形質と野生型を接合させた接合体の形質は4：0（プリオン形質：非プリオン形質）と，すべてプリオン形質となる（図1E）．そこで，プリオンを治癒できるSup35変異，S17RとQ56Rの2重変異をもつ酵母株を作成しプリオン形質の酵母と接合させると，プリオン形質が治癒した．この遺伝様式がAPDである．これにより，プリオン形質を4：0から0：4（プリオン形質：非プリオン形質）に治癒することに成功した．

次にプリオン現象を超えて，より広くタンパク質凝集を解析することを試みた．そこで，yTRAPで酵母RNA結合タンパク質（RBP）の凝集を検出できる系を構築した．酵母RBPの凝集を検出できる150のRBPセンサーを含むライブラリを調製した．これで，RBPを高発現した場合の凝集体形成を調べると，顕著な凝集体形成がHrp1に検出された．Hrp1とは，CPF（cleavage and polyadenylation factor）複合体の構成要素でヒトhnRNPA1のホモログである．hnRNPA1は，筋萎縮性側索硬化症（ALS）などの神経変性疾患への関与が示されている．そこで，このRBPライブラリでHrp1と共凝集を起こすタンパク質をスクリーニングすると，Nsr1，Cbf5などが選択された．いずれも，リボソーム生合成に関与するRBPである．yTRAPは，プリオン以外の凝集体形成も効率よく検出できた．これにより，yTRAP法の有用性と今後の発展性が確認された．yTRAP法の成功は，凝集体研究に大きな進歩をもたらすことになる．

（埼玉医科大学
ゲノム医学研究センター
黒川理樹）

トピックス　糖尿病治療は肥満治療にシフトする？
体重減少効果を併せもつ糖尿病治療薬の躍進

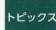糖値が高い状態では，エネルギー源であるブドウ糖が尿中に排泄される．そのため糖尿病が悪化しているときには体重は減少する．糖尿病治療によって高血糖が改善すると，ブドウ糖の尿中排泄はなくなり，体重は増えやすくなる．一方で肥満は糖尿病の増悪因子であり，糖尿病治療による体重増加は糖尿病を悪化させる．さらに厄介なことに肥満は動脈硬化性疾患を増加させる．糖尿病治療によって肥満が悪化すると，動脈硬化性疾患をむしろ増加させてしまう可能性がある．そのため，体重を増やさないように食事療法や運動療法を行いながら薬物療法を行うのだが，これがなかなか難しい．

実際に過去の糖尿病の大規模臨床試験DCCT[1]やUKPDS[2]の強化療法群では試験期間中に約4 kgの体重が増加しており，これらの試験では糖尿病治療を約8年間厳格に行っても試験中に動脈硬化性疾患や死亡率の軽減を認めなかった．研究が終了した6.5～10年後，試験開始時からは15年以上経過してからやっと動脈硬化性疾患や死亡率の改善を認めた．

次に日本での糖尿病治療の実態を見てみる．糖尿病データマネジメント研究会（JDDM）では，1型と2型の糖尿病治療患者，計約5万人のそれぞれの血糖コントロールの目標となるHbA1c値（％）と肥満の目安となるBMI（Body Mass Index）などを公表している（http://jddm.jp）．それによると，2002年から2016年までは，HbA1c値は経年的に低下しているのに対して，BMIの上昇は2013年から高止まりしている．一般的に肥満は動脈硬化性疾患を増加させる．過去の臨床試験の知見からは血糖コントロールがよくなっても，肥満を助長させてしまっては，動脈硬化性疾患や死亡を減少させているのか疑問が残る．

このような背景のなか，近年，体重減少効果を併せもつ糖尿病治療薬の登場に注目が集まっている．尿細管からのブドウ糖排泄を促すSGLT2阻害薬（SGLT：Na-グルコース共輸送体）や食欲抑制作用を有する消化管ホルモンGLP-1受容体作動薬だ．いずれの薬剤も虚血性心疾患の二次予防あるいはハイリスク患者を対象に調査が行われている．SGLT2阻害薬の成果は目覚ましく，大規模臨床試験

EMPA-REG OUTCOME（2015年）[3]やCANVAS（2017年）[4]にて，動脈硬化性疾患の発症予防効果が示されているし，inTandem3（2017年）[5]では免疫異常でインスリンが枯渇する1型糖尿病にもSGLT2阻害薬の有効性が示された．GLP-1受容体作動薬はすでにインスリンに次ぐ注射製剤として広く利用されているが，LEADER（2016年）[6]，SUSTAIN-6（2017年）[7]，EXSCEL（2017年）[8]などの大規模臨床試験では動脈硬化性疾患の抑制，あるいは死亡率の低下効果を有することが示されている．

これらのSGLT2阻害薬やGLP-1受容体作動薬の大規模臨床試験では血糖コントロールの改善のみならず，有意な体重減少効果が得られている．しかも，注目するべきことにこれらの研究では数年以内と比較的短期間で動脈硬化性疾患の再発抑制効果が示されていることである．UKPDSやDCCTとは対象者や時代背景が異なるが，このような短期間で強い効果を示したのはこれらの薬剤が血糖コントロール改善効果のみならず，体重減少を併せもつからかもしれない．

最後に画期的な経口GLP-1受容体作動薬セマグルチドを紹介する．GLP-1受容体作動薬セマグルチドは，本来31個のアミノ酸からなる遺伝子組換えヒトGLP-1アナログで，これまで注射薬として研究・開発されてきた（注射薬としての効果はすでに前述のSUSTAIN-6として報告されている）．このセマグルチドにEligen® Technologyという経口デリバリーシステムを用いてSNAC（Sodium N-[8-(2-hydroxybenzoyl) amino]caprylate）処理を行い，経口投与が可能となった．すると，驚くべきことに単に経口投与が可能になっただけでなく，約6週間の投与でHbA1cを－1.9%，体重を－6.9 kg低下させ，経口投与でも皮下注射製剤とほぼ同等のとても強力な血糖コントロール改善・体重減少効果を示した[9]．抗肥満薬として海外で広く用いられている腸管からの脂肪吸収を抑制する，リパーゼ阻害薬オルリスタットでも3～4 kgの減量にとどまることを考えると，セマグルチドも抗肥満薬と言っても過言ではない．近年の臨床試験結果や糖尿病患者の疫学調査動向を見る限り，今後の糖尿病治療薬には単に高血糖を是正するだけではなく，体重減少効果を併せもつことが求められると考えられる．

（徳島大学先端酵素学研究所
糖尿病臨床・研究開発センター
田蒔基行）

文献

1）Diabetes Control and Complications Trial Research Group：New Engl J Med, 329：977-986, 1993
2）UK Prospective Diabetes Study Group：Lancet, 352：837-853, 1998
3）Zinman B, et al：N Engl J Med, 373：2117-2128, 2015
4）Neal B, et al：N Engl J Med, 377：644-657, 2017
5）Garg SK, et al：N Engl J Med, 377：2337-2348, 2017
6）Marso SP, et al：N Engl J Med, 375：311-322, 2016
7）Marso SP, et al：N Engl J Med, 375：1834-1844, 2016
8）Holman RR, et al：N Engl J Med, 377：1228-1239, 2017
9）Davies M, et al：JAMA, 318：1460-1470, 2017

タンパク質脱リン酸化酵素の"えこ贔屓"
2A型ホスファターゼPP2A-B55はセリンよりスレオニンがお好き

タンパク質脱リン酸化酵素はその基質特異性から，セリン・スレオニン型，チロシン型などに分類される[1]．筆者は本論文[2]を読むまで，リン酸化セリンとリン酸化スレオニンに機能的相違があるとは考えてもみなかった．ところが細胞周期制御，特にM期からG1期への移行において，これら2つのリン酸化アミノ酸の選別が決定的に重要であることが判明した．

M期からの脱出には，サイクリン依存性キナーゼ複合体（CDK1/Cyclin B）を不活性化する必要がある．その任務を担うのが，M期後期促進複合体（APC/C）とよばれるユビキチンリガーゼである．APC/Cの活性調節には，その制御サブユニットCDC20とCDH1のCDK1によるリン酸化（脱リン酸化）が重要であることがわかっていた[3]．さらにこれら2つのAPC/C活性化因子が順序だって作動し，

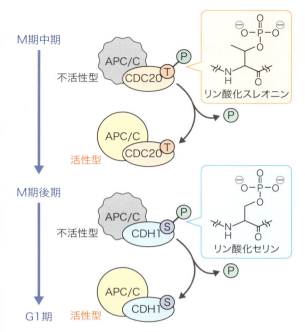

図2 APC/CユビキチンリガーゼによるM期からの脱出促進とCDC20，CDH1サブユニットの脱リン酸化のタイミング
APC/C^CDC20は，CDK1基質であるCDC20内の3TPがM期中期に脱リン酸化され，活性化される．一方APC/C^CDH1は，CDK1により同様にリン酸化されたCDH1内の3SPがM期後期で脱リン酸化されて，活性化される．

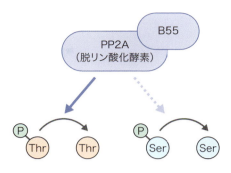

図3 PP2A-B55によるリン酸化スレオニンとリン酸化スレオニン間の選り好み

CDC20はM期中期で機能し，続いてCDH1がM期後期からG1期において働くことも示されていた（図2）．

今回Heinらは[2]，CDK1によるリン酸化残基がCDC20ではスレオニン（ThrPro, TP），CDH1ではそれがセリン（SerPro, SP）であることに着目した．CDC20のTPをリン酸化型スレオニンと同等なはたらきがあるとされているアスパラギン酸に置き換える（AspAsp, DD）と，その細胞機能が失われ，リン酸化スレオニンが脱リン酸化されることの重要性が示唆された．驚いたことに，一方セリンへの置換型はDD同様，機能欠損だった．すなわち，スレオニンとセリンは交換不能だった．細胞内でCDC20のリン酸化レベルを調べたところ，TPはM期中期に脱リン酸化されることがわかった．

一方CDH1では，SPの脱リン酸化は後期に起こり，セリンをスレオニンに置換すると，APC/C^CDH1の早熟な（precocious）活性化がみられた．以上まとめると，CDC20，CDH1ともCDK1によりリン酸化されるが，APC/C活性化には脱リン酸化が必須である．さらにCDC20のリン酸化はスレオニン，CDH1ではセリンでなければならず，CDC20が先に脱リン酸化され，次にCDH1の脱リン酸化が起こることが判明した（図2）．

ではこのようなTPとSP間の脱リン酸化の時間差はいかに制御されるのか？種々の実験から2A型脱リン酸化酵素のうち，B55制御サブユニットを含むPP2A-B55がTPを選択的に脱リン酸化することがわかった．PP2A-B55はセリンよりスレオニンを"えこ贔屓"する（図3）．

CDC20，CDH1以外のCDK1基質タンパク質においても，TPに対するPP2A-B55の選り好みが報告され[2)4)～6)]，細胞周期制御ではTPとSPは厳密に使い分けられているようだ．ではこのルールは他の事象・経路にも当てはまるのだろうか？最近，異種ホスファターゼ間の機能的クロストークの存在が示され[7)]，PP2A-B55はより広範な細胞機能をもつ可能性がある．この現象の普遍性については，今後の解析を待ちたい．

（広島大学大学院先端物質科学研究科・健康長寿研究拠点
登田　隆，湯川格史）

文献

1) Shi Y：Cell, 139：468-484, 2009
2) Hein JB, et al：Nat Cell Biol, 19：1433-1440, 2017
3) Pines J：Nat Rev Mol Cell Biol, 12：427-438, 2011
4) Cundell MJ, et al：J Cell Biol, 214：539-554, 2016
5) Godfrey M, et al：Mol Cell, 65：393-402.e3, 2017
6) Swaffer MP, et al：Cell, 167：1750-1761.e16, 2016
7) Grallert A, et al：Nature, 517：94-98, 2015

ニュース クラウドファンディングで集まる研究費は？

雷によって光核反応という現象が起きることを京都大学榎戸輝揚特定准教授らが報告した（Enoto T, et al：Nature, 551：481-484, 2017）．ここでは光核反応という物理現象について解説しないが，それを突き止めた装置の試作費用を「クラウドファンディング」で調達したことは，生命科学の研究者でも注目すべきであろう．

クラウドファンディングとは，事業規模が大きくないベンチャー企業やクリエイターが，事業に必要な資金を銀行などではなく一般から広く募る方法である．最近では学術研究の支援に特化したクラウドファンディングのサイトも登場し，生命科学の研究者も参加している．

一般から研究費を募る方法として以前から寄付があるが，寄付は善意の側面が強い．一方，クラウドファンディングではリターン（対価）を用意することで，単なる支援だけでなくある種の購買意欲もかき立てる．リターンには支援金額に応じて，Tシャツといったオリジナルグッズや研究の進捗レポートのプレゼント，論文の謝辞欄への掲載などがある．

クラウドファンディングの最大の特徴は，目標金額に達しなかった場合には資金が一切得られない「All or Nothing型」をほとんどのサイトが採用していることである．シビアにすることで挑戦者が意欲的になり，支援者にもリターンを得るために周囲に宣伝してもらう目的がある．

具体的なサイトをいくつか紹介しよう．最大規模はアメリカのExperimentだ．2012年4月にスタートし，2017年12月の本稿執筆時点までに750のプロジェクトが成功，集まった総額は約761万ドル（約8.6億円）にものぼり，すでに31報が論文として結果を出している．他にも，ドイツのSciencestarter，オーストラリアのPozibleなどがある．国内では2014年4月にacademistが登場した．2016年11月には，徳島大学が大学支援機構と協力して大学発のクラウドファンディングサイトOtsucleを開設した．Readyforというクラウドファンディングサイトでも，大学向けの特設ページが用意されている．

では，クラウドファンディングでどの程度の研究費が得られるのだろうか．academistで生命系に限定し，2017年12月現在で募集が終了した26プロジェクトの目標金額の分布と達成数を図4に示した．獲得金額のほとんどが100万円以下だが，達成率は92％と非常に高かった．ジャンルは生命科学だけでなく，生態学や古生物学といった競争的資金を得ることに苦労するといわれる分野も複数あっ

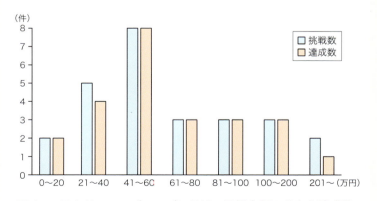

図4 クラウドファンディングにおける目標金額の分布と達成数
academistにおける生命系カテゴリのクラウドファンディング全26件で，目標金額ごとに分類したときの挑戦プロジェクト数と，目標金額に達成したプロジェクト数（著者調べ）

た．研究費の使用目的は，試薬購入，機器の試作，実験動物の管理などであった．

数十万円の研究費は，本格的な研究に取り組む前の段階として適しており，そこにクラウドファンディングの魅力がありそうだ．予備実験の成果が少しでもあれば，科研費などの競争的資金に申請しやすい．冒頭で紹介した光核反応の研究も，クラウドファンディングで資金を獲得した翌年に科研費を獲得した．また，生態学や古生物学では，フィールドワークの渡航費用として数十万円は心強い．

クラウドファンディングでは，研究テーマを一般に広く，魅力的に発信する能力が問われる．インターネットで行われるため，イラストや動画を活用し，いかに拡散させるか（バズらせるか）がポイントになる．一方で，一般への追求を重視するあまり，科学的な本質をないがしろにしかねない可能性がある．特に医学では，治療法確立の強い要望がプレッシャーとなり，拙速な成果が出てしまうのではないかという懸念がある（Wenner DM：Cell Stem Cell, 17：135-137, 2015）．従来の研究費獲得にはない難しさもあるが，小規模の研究費獲得ルートとして今後広がりを見せるかもしれない．

（サイエンスライター　島田祥輔）

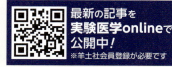

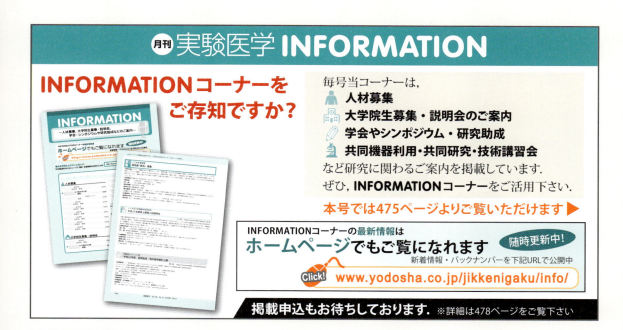

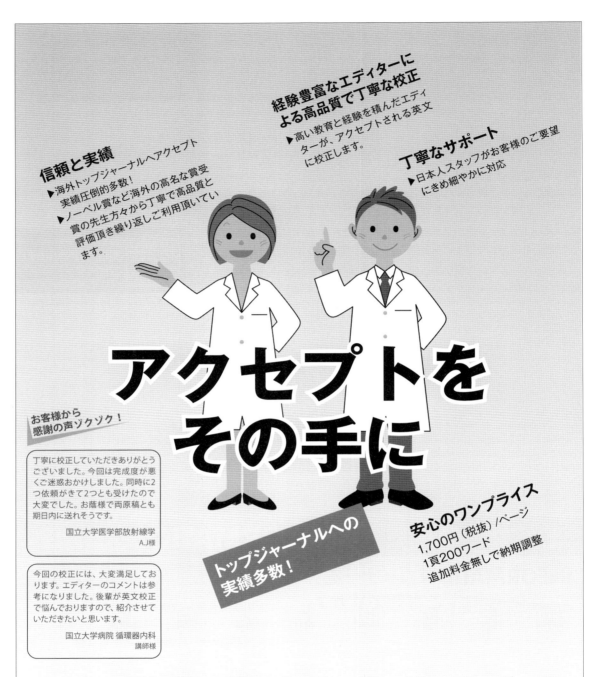

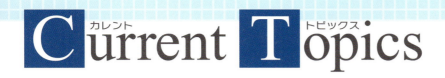

Nin F, et al：NPJ Syst Biol Appl, 3：24, 2017

内耳の特殊な電位環境を維持するしくみ
計算科学と実験科学を用いた解析

任　書晃，倉智嘉久，日比野　浩

　内耳蝸牛には，聴覚を支える特殊な電位環境が備わる．これは，上皮様組織の各種イオン輸送分子が駆動する「蝸牛K$^+$循環」により維持される．本研究では，以前にわれわれが構築した蝸牛K$^+$循環の基本的な数理モデルを，最新の知見により更新した．このモデルは，今まで達成できなかった特定の実験値を再現したとともに，蝸牛K$^+$循環の成立機序をさらに詳細に示した．

　一般に，細胞内外の電気的・化学的バランスは，組織や器官の働きに不可欠である．聴覚の末梢受容器である蝸牛は，2種類の異なる体液，すなわち内リンパ液と外リンパ液で満たされている．本研究で対象とした哺乳類では，内リンパ液は，細胞外液にもかかわらず150 mMの高K$^+$を含む．同時に，通常の細胞外液と同じイオン組成を示す外リンパ液に比較して＋80 mVの高電位を常に示す（図1）[1]．これは「内リンパ液高電位」とよばれる．

　蝸牛は，機械的振動として入力された音を電気信号に変換して脳へと伝える．この機械—電気変換機構には，感覚細胞である「有毛細胞」が重要な役割を担う（図1）．有毛細胞には，頂上膜に長さ数μmの感覚毛が備わっている．この細胞は，基底側膜を外リンパ液に，頂上膜を内リンパ液に浸す．音刺激により感覚毛が倒れ，その先端にある陽イオンチャネルが開口する．そして，内リンパ液からK$^+$が有毛細胞内に流入し，細胞を電気興奮させる．その際に，内リンパ液高電位が生み出す大きな電位勾配は強い駆動力になってK$^+$流入を加速する．したがって，高電位は有毛細胞の高感受性に必須である．また，電位の低下で難聴が生じる．

内リンパ液高電位を支える蝸牛K$^+$循環

　内リンパ液高電位の維持には，有毛細胞が利用するK$^+$を，外リンパ液を通じて再び内リンパ液へ戻す「蝸牛K$^+$循環」がかかわると指摘されてきた（図1）[2]．このしくみには，「蝸牛側壁」が重要な役割を果たす．側壁は内層と外層の二層の上皮様シートから構成される[2]．過去の組織学的検討や薬理学的・電気生理学的実験などから，各層の基底側にK$^+$輸送体，頂上側にK$^+$チャネルが分布することが明らかにされてきた（図1左上）．これらのイオン輸送分子により運搬されるK$^+$と有毛細胞を横切るK$^+$が一体化し，内リンパ液から外リンパ液への蝸牛K$^+$循環が形作られるとされている．われわれは，イオン輸送分子の局在と機能に立脚した蝸牛K$^+$循環のメカニズムや，それらによる内リンパ液高電位の制御機構を，電気生理実験とコンピューターシミュレー

Computer modeling defines the system driving a constant current crucial for homeostasis in the mammalian cochlea by integrating unique ion transports
Fumiaki Nin[1]/Yoshihisa Kurachi[2]/Hiroshi Hibino[1]：Department of Molecular Physiology, Niigata University School of Medicine[1]/Division of Molecular and Cellular Pharmacology, Department of Pharmacology, Graduate School of Medicine, Osaka University[2]（新潟大学大学院医歯学総合研究科分子生理学[1]/大阪大学大学院医学系研究科薬理学講座分子・細胞薬理学[2]）

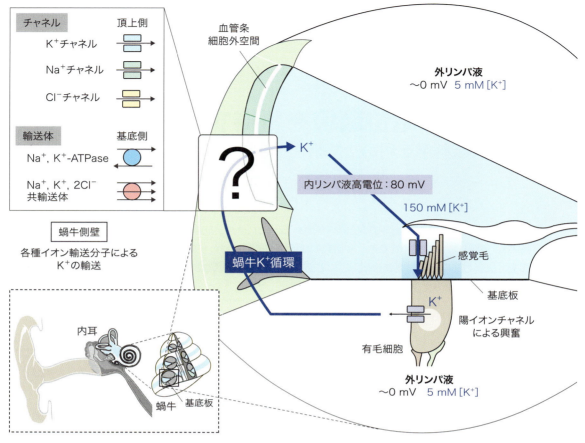

図1 内耳蝸牛の断面における電位・イオン環境と蝸牛K⁺循環
内耳蝸牛では，有毛細胞と蝸牛側壁の間のK⁺循環（青）により，電位環境が保たれる．左上枠内：蝸牛側壁のイオン輸送体．左下点線枠内：内耳の解剖学的な位置．

ションにより解析してきた[3]．

従来の内リンパ液電位の数理モデルとその欠点

内リンパ液高電位のしくみをイオン輸送分子の機能から理解するために，以前より蝸牛側壁を対象とした数理モデルが活用されてきた[4)5)]．これらのモデルでは，ノーベル生理学・医学賞（1963）受賞者のHodgkinとHuxleyがかつて興奮性細胞膜の電位変化の再現に用いた電気回路モデルが基礎となる（**図2A**）[6]．他のグループによって構築されたモデルでは，有毛細胞を介した電流が表現されていなかったため[4)5)]，高電位の成立と蝸牛K⁺循環との関係は全く不明であった．

初期の蝸牛K⁺循環モデルとその基本構造

以上の課題を踏まえ，2012年にわれわれは蝸牛K⁺循環を再現する数理モデルを独自に構築した[7]．このNHK（Nin-Hibino-Kurachi）モデルも，電気回路モデルを基礎とする．NHKモデルの特徴は，有毛細胞を介したイオンの移動を側壁のイオン輸送とつなげて蝸牛K⁺循環をあらわし，これを「循環電流」として定義した点にある．このモデルでは，分子の局在・機能から，循環にかかわると想定されるK⁺，Na⁺，Cl⁻電流を部位別に算出する．そのうえで，体積や膜容量などの組織学的な情報をもとに，内リンパ液や側壁の細胞内外空間の電位と各種イオン濃度をシミュレーションする．側壁のイオン輸送分子の設定として，過去の知

見に基づき，内・外2層のそれぞれの基底側膜にNa$^+$，K$^+$-ATPaseとNa$^+$，K$^+$，2Cl$^-$共輸送体（NKCC）を，頂上膜にK$^+$チャネルを配置した（図2B右）[7]．NHKモデルは，正常状態のみならず，内層のイオン輸送体を阻害した際の実験値を再現できた[7]．後者は，他グループのモデルでは実現できなかった事象である．これらの結果により，蝸牛K$^+$循環の障害と内リンパ液高電位の破綻が関連づけられた．一方で，外層のイオン輸送体を阻害したときの予測値は，実験値と大きな差があった．したがって，外層のイオン輸送が実際に蝸牛K$^+$循環に寄与するかは不明であった．すなわち，K$^+$循環の成立機構の理解は不完全であったといえる．

NHKモデルの更新

近年，われわれは，側壁"外層"の基底側を対象とした in vivo 実験を実施した[9)10]．この基底側は，線維細胞によって構成され，組織学的にNKCCとNa$^+$，K$^+$-ATPaseが発現している．実験結果の解析により，内リンパ液高電位の成立に重要な蝸牛K$^+$循環には，外層基底側においてはNKCCではなくNa$^+$，K$^+$-ATPaseが寄与すること，加えて，この場で豊富にあると推定されるNa$^+$電流も深くかかわることが示唆された．しかし，この仮説は実証できなかった．なぜならば，実験では一般に，このような電流を直接的に観察できないからである．そこで本研究では，この仮説を初期の数理モデルに反映し，fi-NHK〔fibrocyte（線維細胞）-integrating NHK〕モデルを構築した（図2B，C）．具体的な改訂点は，外層基底側のイオン輸送体をNa$^+$，K$^+$-ATPase，Na$^+$チャネル，リークチャネルの3種としたことである（図2B左）．リークチャネルは，一般的な細胞膜の電気回路の設定に基づいた．

fi-NHKモデルの評価

正常時と，外層基底側のNa$^+$，K$^+$-ATPaseを阻害薬ウアバイン10μMを含む人工外リンパ液灌流で阻害した条件において，実験値とfi-NHKモデルで計算された予測値とを比較した．両者がほぼ合致すれば，仮説に基づいた数理モデルの設計がほぼ妥当と言える．ここでは，図2Dに示した10種類をはじめとした全24種の各細胞内外空間の電位・イオン濃度について検討した．これらのパラメータは，モデル上ではK$^+$循環によって調節されている．実験値には，本研究で計測したものもある．まず正常条件では，予測値は実験値に非常に近かった．さらに阻害薬の灌流時においても，モデルによりNa$^+$，K$^+$-ATPase活性を適切に低下させた時の予測値は実験値によく一致した．これは，更新前のモデルでは達成されなかった．以上から，外層基底側の3つのイオン輸送体がK$^+$循環を支えていると結論づけられた．

外層基底側における イオン電流動態の可視化

数理モデルの利点の1つは，実験では得られない現象を理論的に提示できることである．そこで，前述の3種類の輸送体を介したイオン流の動態を可視化するため，fi-NHKモデルを介して正常状態および外層基底側のNa$^+$，K$^+$-ATPaseを阻害した条件をシミュレーションした（図2E-a）．一定量のK$^+$が常に循環する正常状態では，外層において主にNa$^+$，K$^+$-ATPaseがK$^+$を輸送する．この時，Na$^+$，K$^+$-ATPaseが同時に輸送するNa$^+$の大部分は，共存するNa$^+$チャネルにより，その場でリサイクルされる．Na$^+$，K$^+$-ATPaseが阻害されると，そのK$^+$電流の低下に伴い，蝸牛K$^+$循環も減少する．この時，リークチャネルでは，外向きK$^+$電流成分が急激に減少してゼロに近くなり，Na$^+$電流成分は数分で外向きから内向きへ変化する．また，Na$^+$チャネルの電流は，K$^+$循環の減少よりも速く低下する．ここで，外層を流れる総Na$^+$電流と総K$^+$電流を解析すると，Na$^+$，K$^+$-ATPaseの阻害と同時に一過性のNa$^+$流入が生じることがわかる（図2E-b）．この時，K$^+$電流の総量は阻害により急激に減少している．以上のように，Na$^+$，K$^+$-ATPase阻害に伴う循環電流の変化の要因が理論的に示された．

まとめ

本研究により，蝸牛K$^+$循環の一部分を構成する外層基底側のイオン輸送は，Na$^+$，K$^+$-ATPase，Na$^+$チャネル，リークチャネルの3種のイオン輸送体により成立することが，数理モデルを用いて明らかになった．

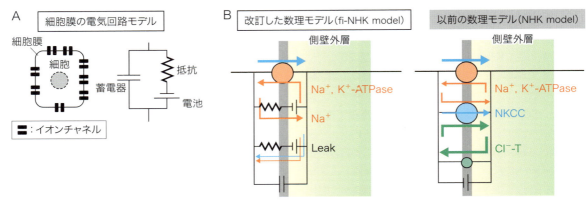
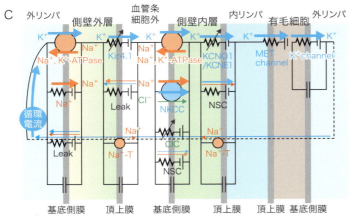
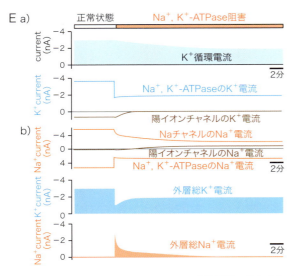

蝸牛内の電位，K⁺濃度	シミュレーション		電気生理実験	
	正常状態	NA⁺, K⁺-ATPase 阻害	正常状態	Ouabain 外リンパ灌流
内リンパ液電位	+72.7 mV	+9.6 mV	+83.2 ± 3.6 mV (n=4)	+5.8 ± 6.2 mV (n=4)
側壁外層電位	+9.6 mV	-3.0 mV	+9.9 ± 1.2 mV (n=3)	-6.2 ± 2.6 mV (n=3)
側壁外層K⁺濃度	98.3 mM	10.4 mM	101.7 ± 15.1 mM (n=3)	14.3 ± 1.5 mM (n=3)
血管条細胞外電位	+81.2 mV	+15.1 mV	+68.7 ± 4.6 mV (n=4)	+10.6 ± 4.4 mV (n=4)
血管条細胞外K⁺濃度	6.1 mM	4.7 mM	8.6 ± 2.5 mM (n=4)	4.2 ± 1.4 mM (n=4)

図2 fibrocyte-integrating Nin-Hibino-Kurachiモデルとその検証・活用

A) Hodgkin-Huxleyモデル．B) 以前のNHKモデルと改訂したfi-NHKモデルの違い．側壁外層の基底側に着目．C) fi-NHKモデルの電気回路図．D) 予測値と実験値の比較．E) 正常状態と外層のNa⁺，K⁺-ATPase阻害時の，K⁺循環電流と各イオン輸送分子を通るイオン電流（a）．外層の総K⁺電流と総Na⁺電流（b）．

したがって，K$^+$循環の全体像がほぼ理解された．

本研究のfi-NHKモデルでは，蝸牛の電位を維持するK$^+$循環のメカニズムを詳細に示した．このモデルでは，イオン動態を蝸牛断面のみで計算している．今後，蝸牛が本来備える立体的ならせん構造や，音刺激により有毛細胞に加わる力学的な振動などを加味していくことで，より実際の蝸牛に近いモデルへ拡張していきたい．これを活用すれば，例えば，薬物や遺伝疾患にかかわるイオン輸送分子を仮想的に障害させることで，表現型やそれが発生する背景が理論的に説明できる．薬の副作用による難聴の事前評価や，遺伝性難聴の機序の解明にも結びつくと期待される．

文献

1) Tasaki I & Spyropoulos CS：Stria vascularis as source of endocochlear potential. J Neurophysiol, 22：149-155, 1959
2) Zdebik AA, et al：Potassium ion movement in the inner ear: insights from genetic disease and mouse models. Physiol, 24：307-316 2009
3) Nin F, et al：The unique electrical properties in an extracellular fluid of the mammalian cochlea; their functional roles, homeostatic processes, and pathological significance. Pflugers Arch, 468：1637-1649, 2016
4) Quraishi IH & Raphael RM：Computational model of vectorial potassium transport by cochlear marginal cells and vestibular dark cells. Am J Cell Physiol, 292：C591-C602, 2007
5) Quraishi IH & Raphael RM：Generation of the endocochlear potential: a biophysical model. Biophys J, 94：L64-L66, 2008
6) Hodgkin AL & Huxley AF：A quantitative description of membrane current and its application to conduction and excitation in nerve. J Physiol, 117：500-544, 1952
7) Nin F, et al：Computational model of a circulation current that controls electrochemical properties in the mammalian cochlea. Proc Natl Acad Sci U S A, 109：9191-9196, 2012
8) Yoshida T, et al：NKCCs in the fibrocytes of the spiral ligament are silent on the unidirectional K$^+$ transport that controls the electrochemical properties in the mammalian cochlea. Pflugers Arch, 467：1577-1589, 2015
9) Yoshida T, et al：The unique ion permeability profile of cochlear fibrocytes and its contribution to establishing their positive resting membrane potential. Pflugers Arch, 468：1609-1619, 2016

● 筆頭著者プロフィール ●

任　書晃：2000年，京都府立医科大学医学部卒業，'09年，同大学大学院博士課程卒業後，米国ロックフェラー大学博士研究員（日本学術振興会海外特別研究員）．'12年より新潟大学医学部分子生理学分野助教を経て，現在同准教授（研究教授兼任）．テーマは実験と計算科学を駆使した蝸牛の機械電気変換機構とその恒常性維持機構の解明．近年は医工連携を通じて光学技術を活用し，ナノスケールの生体組織振動の生物物理学的計測にも取り組んでいる．

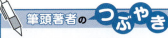

　　数学がさっぱり苦手だった自分でしたが，半ば強制的に！？　勧められてはじめた計算科学を用いた研究を通じて，ここに至りやっと大学院生時代の恩師らの考え「実験と理論を両方活用すること」の意義が理解できてきたと思います．得意なこと・慣れたことを続けるだけでなく，慣れないことにこそ好奇心を抱き，進んで未知の手法や世界に足を踏み出せる姿勢を，研究を続ける限り貫ければと思っています．　　　　　（任　書晃）

Current Topics

Maegawa S, et al : Nat Commun, 8 : 539, 2017

老化・寿命マーカーとしての DNA メチル化

前川真治, Jean-Pierre J. Issa

> カロリー制限により寿命の延長や老化の遅延が生じることが知られるが，その機序については不明な点が多い．われわれは加齢に伴い変化する DNA のメチル化が哺乳類の寿命と相関することを見出し，カロリー制限食餌によりその変化速度が遅延することを明らかにした．加齢依存的 DNA メチル化は有用な老化・寿命マーカーである．

ゲノム DNA はエピジェネティック（後生的）な修飾を受け，遺伝子の発現制御がなされている．脊椎動物における DNA のメチル化は CpG 配列に生じるシトシン塩基 5′位の炭素原子にメチル基が付加される化学的修飾であり，プロモーター領域がメチル化されることにより遺伝子が不活性化される．遺伝子の突然変異や染色体欠失に加え，この DNA メチル化の異常によりがん抑制遺伝子が不活化されるメカニズムが多くのがん種で報告されている．近年，がんのみならず，アルツハイマー病・糖尿病などの老化関連疾患や，肥満・炎症・ウイルス感染・精神疾患などにおいてもメチル化状態の異常が観察されつつある．

また，正常な加齢の過程においても DNA のメチル化に増減（age-related methylation：ARM）が生じることが知られている[1]．加齢によりがんの罹患率が増加することから，老化はがん化における大きな危険因子の一つとして考えられ，これまでに正常組織において認められる ARM ががん組織では異常に亢進することが数種のがんで明らかとなっている[2,3]．さらに，臨床症状より老化の亢進が生じているものと考えられる HIV 感染症や肥満においても全血（すべての成分を含んだ血液）に ARM の異常亢進が認められる[4,5]．

ARM の変動と個体老化の因果関係を証するには，ARM の減弱についての解析が不可欠である．そこでわれわれは ARM を軽減・遅延させる可能性のある因子とし，さまざまな生物種で抗老化作用があると報告されるカロリー制限（caloric restriction：CR）に着目した．

ARM 領域は種間で保存され，その変化率は種の最長寿命と相関する

CR が寿命の延長を引き起こす最初の実験的証明は 1935 年，ラットを用いて行われた[6]．2009 年，Colman らにより霊長類（アカゲザル）においてはじめて同様の現象が報告された[7]．われわれは彼らと共同研究を開始し，サルにおける長期 CR の ARM への影響について検討した．種間の相違を検索すべく，CR 下で飼育したマウス，およびヒト検体（自由摂食群のみ）についても同時に解析を行った．実験には低侵襲性で今後の研究応用に有用である全血をサンプルとし用いた（マウス；若齢［0.3 歳］n＝6，中齢［1.1〜1.6 歳］n＝

Caloric restriction delays age-related methylation drift
Shinji Maegawa[1,2]/Jean-Pierre J. Issa[2]：Department of Pediatrics, The University of Texas, MD Anderson Cancer Center[1]/Fels Institute for Cancer Research & Molecular Biology, Lewis Katz School of Medicine at Temple University[2]（テキサス大学 MD アンダーソンがんセンター[1]/テンプル大学フェルス研究所[2]）

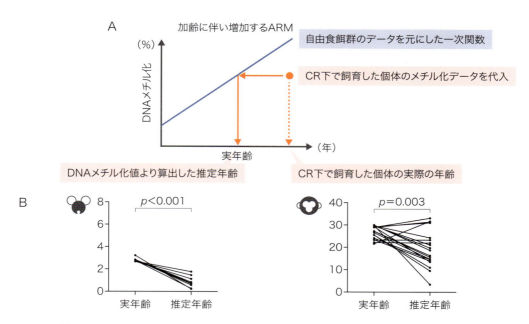

図1 カロリー制限による年齢依存的DNAメチル化の遅延
A）ARMを指標とした推定年齢の算出の概念図．B）CR食餌で飼育した老齢動物における実年齢と推定年齢との相違．同一個体の各データを直線で結んで示す．縦軸：年齢．マウスにおいてより有意な差が認められる．

13，老齢［2.4〜2.8歳］n＝12，CR老齢［2.7〜3.2歳］n＝12，アカゲザル；幼齢［0.8〜0.9歳］n＝12，中齢［10〜13歳］n＝15，老齢［21〜30歳］n＝12，CR老齢［22〜30歳］n＝18，ヒト；幼齢［臍帯血］n＝13，若齢［0〜40歳］n＝54，中齢［40〜60歳］n＝27，老齢［60〜86歳］n＝45）．カロリー制限下での飼育は，マウスでは若齢期より自由摂食と比較し40％のCRを2.0〜2.9年間（米国国立老化研究所），サルでは中齢期からの30％CRを14.9〜20.8年間行った（ウィスコンシン大学国立霊長類研究センター）．

本研究ではまず，メチル化感受性制限酵素と次世代シークエンサーを駆使し，われわれが独自に開発した新規メチローム解析法（restriction enzyme analysis of methylation：DREAM法）[8] を用い，マウス，サルおよびヒトのプロモーター領域に生じるARMの多くが種間で重複する傾向にあることを明らかにした．さらに詳細に解明するため，バイサルファイトパイロシークエンス法により，3種間において共通する10の相同遺伝子のプロモーター領域のメチル化状態を検証し，各種ごとのメチル化変化量（％／年）を算出した．その結果，これらのARMの変化率は種ごとの最長寿命と逆相関を示すことが判明した．これまで各生物種のARMと寿命との関係は不明であったが，これにより，ARMの速度が寿命を反映する可能性が示唆された．また，プロモーター領域のヒトARMの増減は，すでに報告のあるヒト末梢血単核細胞における年齢依存性の遺伝子発現量の変化[9] と逆相関を示し，加齢に伴うプロモーター領域のメチル化の亢進により，遺伝子の不活性化が多くの遺伝子において生じていることが示唆された．

CRはARMの変化を軽減させ，メチル化レベルをより若い状態に保つ

次いでDREAM法により，CR群では自由摂食群と比較し，これらのARM領域のメチル化の変化量が抑制されていることを見出した．DREAM法より得た結果は，バイサルファイトパイロシークエンス法により検証した．ARMを指標として年齢の推定を試みたところ，CR下で飼育されたマウスおよびサル個体のメチル化状態は，実年齢よりそれぞれ平均で2.0歳および7.0歳若い状態で維持されていた（図1）．これはCRによる老化速度の遅延を反映し，ARMと老化の相関関係を

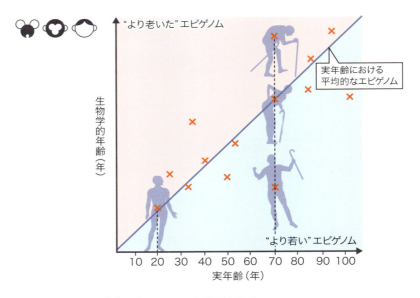

図2 老化マーカーとしてのエピジェネティックなDNA修飾
横軸は実年齢，縦軸は生物学的年齢，赤色のX印は各個体のエピゲノム（本研究ではDNAメチル化状態）を示す．青色は，より若いエピゲノム，桃色は，より老いたエピゲノムを示す．例えば実年齢が同じ70歳（横軸点線）であっても，個人により身体的な健康年齢（生物学的年齢）は異なる可能性がある．本研究ではこのような老化バイオマーカーを同定し，マウスおよびサルにおけるカロリー制限食餌の影響を解析した．（文献10より引用）

強く示唆するものである．

さらに，マウスの複数の組織（全血，脾臓，骨髄，肝臓，腎臓，小腸および大腸）において前述のバイサルファイトパイロシークエンス法を用いメチル化解析を行った．全血でARMを示した15の遺伝子のメチル化状態を，全血をサンプリングしたものと同一のマウス個体から得たそれぞれの組織において解析した結果，何れの組織においてもARMにおけるCRの効果を認めた．自由食餌群のARM領域の若年期のメチル化％およびARM変化量は組織特異的であった．また，興味深いことに，CRがARMに及ぼす影響は組織により大きく異なっており，メチル化状態をもとに算出した推定年齢（生物学的年齢）は実年齢と比較し，それぞれ1.7歳（全血），0.8歳（脾臓），0.8歳（骨髄），1.5歳（肝臓），1.5歳（腎臓），0.3歳（小腸）および0.5歳（大腸）若い状態に維持されていた．

ARMは有用な老化・バイオマーカーである

次に，プロモーター領域のARMと遺伝子発現量の変化との相関を解析すべく，NCBIのGEO（遺伝子発現情報）データベースに登録されているマウス正常組織におけるRNA-seqデータを参照し，肝臓で発現が認められる4つの遺伝子を選定した．リアルタイムRT-PCR法により加齢による遺伝子発現量の変化を検討した結果，ARMに依存した発現量の増減を認めた．さらにCR群ではARMの軽減を反映し，加齢による遺伝子発現量の変化も有意に低下していた．

これまでにヒト全血のDNAメチル化は体格指数（BMI）と相関するとの報告がある[5]．本研究においても，サルにおいて集積されたBMIデータとプロモーターARMとの間には正の相関が認められた．したがってDNAメチル化値が低くなるCR群ではBMIも低く保たれる傾向にあった．

また，既存の老化マーカーとして研究が進んでいるテロメア長をリアルタイムPCR法により測定したが，CRの影響については有意な差を検出することは不可能であった．テロメア短縮は細胞の老化との関連が指摘されるが，個体の老化と直接関係しているか否かについては議論がわかれている．そのメカニズムは種間で大きな相違が認められ，（老化過程に影響を及ぼすさまざまな因子の影響を評価する際の）老化マーカーとし

ては十分に機能しない可能性がある．

おわりに

腹八分目に医者いらず．1712年，貝原益軒は「養生訓」を著し，「後の禍」をさけるには「珍美の食に対すとも，八九分にてやむべし．」と説いている．

本研究結果はCRによる長命化の現象に介在する分子機構解明の一端に迫るものである．今後，一個体における経時的解析や細胞種ごとの検討など，さらなる研究が必須である．

現在，抗老化作用を有する物質の同定や早老症モデルマウスの作出など，老化研究が各分野で進んでいる．ARMは個体や組織の老化・寿命の決定因子となりうる．ARMをマーカーとして用い，さまざまな薬剤や栄養状態・環境因子のエピゲノムを介した老化現象における影響を解析することが可能であり（図2）[10]，さらには組織ごとの（エピゲノム）老化の進行度や年齢の推定，法医学分野での活用や健康状態をモニターするうえでも非常に汎用性・信頼性の高い老化・年齢推定マーカーとし，利用されることを期待する．

文献

1) Maegawa S, et al：Widespread and tissue specific age-related DNA methylation changes in mice. Genome Res, 20：332-340, 2010
2) Issa JP, et al：Methylation of the oestrogen receptor CpG island links ageing and neoplasia in human colon. Nat Genet, 7：536-540, 1994
3) Maegawa S, et al：Age-related epigenetic drift in the pathogenesis of MDS and AML. Genome Res, 24：580-591, 2014
4) Andrew M, et al：Methylome-wide analysis of chronic HIV infection reveals five-year increase in biological age and epigenetic targeting of HLA. Mol Cell, 62：157-168, 2016
5) Horvath S, et al：Obesity accelerates epigenetic aging of human liver. Proc Natl Acad Sci U S A, 111：15538-15543, 2014
6) McCay CM, et al：The effect of retarded growth upon the length of life span and upon the ultimate body size. Nutrition, 5：63-79, 1935
7) Colman RJ, et al：Caloric restriction delays disease onset and mortality in rhesus monkeys. Science, 325：201-204, 2009
8) Jelinek J, et al：Conserved DNA methylation patterns in healthy blood cells and extensive changes in leukemia measured by a new quantitative technique. Epigenetics, 7：1368-1378, 2012
9) Lissner MM, et al：Age-related gene expression differences in monocytes from human neonates, young adults, and older adults. PLoS ONE, 10：e0132061, 2015
10) Benayoun BA, et al：Epigenetic regulation of ageing：linking environmental inputs to genomic stability. Nat Rev Mol Cell Biol, 16：593-610, 2015

● 筆頭著者プロフィール ●

前川真治：1999年，鳥取大学大学院医学系研究科生命科学専攻博士前期課程修了．押村光雄教授に師事し，がん化におけるメチル化異常の研究に携わる．同年より同大学生命機能研究支援センター遺伝子探索分野助教．2005年よりテキサス大学およびテンプル大学にて博士研究員，Instructor, Associate Scientist．'17年よりテキサス大学小児科Instructor．エピジェネティクスをキーワードとし，「目から鱗」な老化現象の基礎的研究を展開したい．

筆頭著者のつぶやき

渡米後初日，Issa教授のオフィスを訪ね研究テーマを問うたところ，君にテーマはない．自ら考えよ．とのことで新規プロジェクト立ち上げの機会をいただいた．試行錯誤のポスドク生活の幕開けである．サルにおけるCR効果の報告より着想を得て本研究を開始．当時，同時期にヒト全血を用いたARMの同定がさかんに行われ，一方でアカゲザルのゲノムプロジェクトが進展しており，非常によいタイミングでの船出となった．研究方針を立て，苦労してサンプルを収集し，ブラインドテストで行った予備実験で予想した結果が出た瞬間は格別であった．自由な環境で研究をさせていただいたIssa教授に感謝申し上げたい．責任著者として挑んだ「CNS」本丸への壁は高かったが，アピールやリバイスなどとてもよい経験となった．今後に活かしたい．本論文は，特別高度なテクニックは用いず，アイデア勝負の時間のかかる超基礎的な研究である．難しい時勢ではあるが，ただサイエンスを探求していければと考える．

（前川真治）

Current Topics

Terakawa T, et al : Science, 358 : 672-676, 2017

染色体構造の形成をつかさどる分子モーター：コンデンシン

寺川　剛

> コンデンシン複合体は有糸分裂期の染色体の構造形成にかかわるタンパク質複合体であるが，その分子機構はわかっていなかった．今回，コンデンシン複合体がATPの加水分解エネルギーによってDNAに沿って移動する分子モーターであることを明らかにした．これは構造形成機構の解明につながることが期待される結果である．

真核生物の有糸分裂は，複製された染色体DNAを娘細胞に正確に分配するための重要なプロセスである．そのプロセスでは，複製された2本の染色体DNAがそれぞれ棒状の構造を形成する．これまでに，有糸分裂期の染色体DNAが，その棒状の全体構造の内部で多数のループ様の部分構造を形成していることがわかっている[1]．また，コンデンシンとよばれるタンパク質が染色体の構造形成にかかわっていることが明らかにされている[2]．さらに，コンデンシンが環状の構造をもち，ATPを加水分解できることも示されている（図1）[3]．しかし，ループ構造形成の分子機構は明らかになっていなかった．

これまでにその分子機構として，コンデンシンがランダムに染色体DNA上の2つの領域に同時に結合しループ様の構造を形成するモデル（ランダムモデル）と，コンデンシンが環のなかに染色体DNAを押出してループ様の構造を形成するモデル（押出しモデル）が提唱されてきた．ランダムモデルでは複製された2本の染色体DNAが別々に構造を形成する現象を説明できない．また，染色体DNAがボール状ではなく棒状の構造を形成する現象も説明できない．近年，押出しモデルがこれらの現象を説明できることが明らかにされた[4]．しかし，コンデンシンがATPの加水分解エネルギーを利用して環のなかにDNAを押出すことができるかどうかは明らかになっていなかった．

コンデンシンの単離・精製

本研究では，蛍光標識されたコンデンシンをDNAカーテンとよばれるデバイスにロードして，一分子ずつの蛍光信号を顕微鏡観察することによって，コンデンシンのDNA上における動態を明らかにしようとした．DNAカーテン法では，ガラススライド上にナノテクノロジーを用いてパターンを描画し，そのパターンにDNAを張り付ける（図1）[5]．この手法には，従来の蛍光顕微鏡による1分子観察法と比較して，一度に多くの分子のふるまいを観察できるという特徴がある．この実験を行うためには単離・精製されたコンデンシンが必要である．出芽酵母のコンデンシンはSmc2，Smc4，Ycs4，Ycg1，Brn1という5つのサブユニット

A molecular motor that governs structural maintenance of chromosome: condensin
Tsuyoshi Terakawa：Department of Biochemistry and Molecular Biophysics, Columbia University（コロンビア大学生化学・分子生物物理学分野）

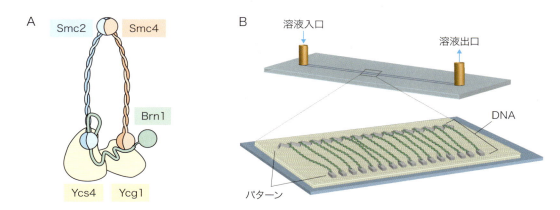

図1 コンデンシンの構造とDNAカーテン
A) コンデンシンヘテロ五量体は環状構造を形成する．B) DNAカーテンではガラススライド上にナノテクノロジーを用いて描画されたパターンにDNAを張る．

から構成されるヘテロ五量体タンパク質である[2]．これまでのコンデンシン研究ではSmc2およびSmc4の2つのサブユニットから構成されるヘテロ二量体タンパク質が使われてきた．本研究では精製が難しいとされてきたヘテロ五量体タンパク質の単離・精製に成功した．また，精製したコンデンシンがATP加水分解活性をもつことを生化学実験によって確認した．その結果1分子のコンデンシンは1秒間に約0.6個のATPを加水分解することがわかった．また，ATP加水分解速度がDNAの存在によって3倍程度に上昇することもわかった．さらに，精製されたコンデンシンがATPの存在下でのみDNAの構造変化を引き起こすこともわかった．しかし，生化学実験ではATP加水分解エネルギーがどのようにDNAの構造変化に利用されるかはわからなかった．

コンデンシンのDNA上における動態

ATPの存在下で蛍光標識したコンデンシンをDNAカーテンにロードすると，多数のコンデンシンのDNAへの結合が観察された．本研究で使用したλファージのゲノムDNAには，アデニンとチミンが多く存在する領域と，グアニンとシトシンが多く存在する領域がある．コンデンシンは，アデニンとチミンが多く存在する領域により多く結合した．この結果は，コンデンシンの結合がDNAを曲げることを必要とする可能性を示唆した．結合の後も観察を続けると，5分程のラグタイムの後，コンデンシンがDNAに沿って一方向に移動しはじめた．コンデンシンが移動を開始すると，約1万塩基対を移動して解離するまでの間，1秒間に60塩基対の速さで移動することがわかった．また，同様の実験において，ATPを加水分解できないコンデン

筆頭著者のつぶやき

本研究はアメリカのコロンビア大学，ドイツのEMBL，オランダのデルフト工科大学の3国間共同研究として行われました．昨今，インターネットや電子メールにより，物理的距離にかかわらず容易に情報を交換できるようになりました．また，輸送網の整備により，サンプルも国境を越えて約2日以内にやりとりすることが可能になりました．これらのツールをフル活用することにより，それぞれの研究室だけではできないレベルの研究を行うことができました．複雑化の一途をたどる生物科学の課題に立ち向うために，研究室・分野・国境の枠組みを越えた共同研究が重要だと感じました．　　　（寺川　剛）

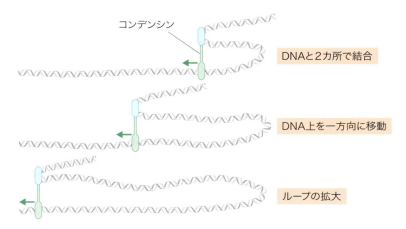

図2　コンデンシンがDNAのループを形成する分子機構
本研究の結果から推定された分子機構．このモデルでは，コンデンシンが2カ所でDNAに結合し，DNA上を一方向に移動することによりループを拡大する．

シンの変異体は移動しなかったことから，DNAに沿った移動はATP加水分解エネルギーに依存することもわかった．ここで，コンデンシンがDNAの存在下で1秒間に2個のATPを加水分解することを考慮に入れると，1個のATPの加水分解につき30塩基対を移動する計算になる．これは，これまでに研究されてきたDNAに沿って移動する分子モーターが1個のATPの加水分解に付き1塩基対を移動するのと比べて，非常に大きな値である．これらの結果は，コンデンシンがこれまでに類を見ない大きな移動距離をもつ分子モーターであることを支持するものである．

コンデンシンによるDNAのループ構造形成

前述の顕微鏡実験ではDNAの両端をパターンに結合させて伸長しているため，DNAの構造変化を観察することができない．そこで新しい実験をデザインして，コンデンシンによるDNAのループ構造形成の分子機構を調べた．この実験では，蛍光標識したDNAとコンデンシンをあらかじめ結合させておいて，そのコンデンシン・DNA複合体をDNAカーテンにロードした．押出しモデルが正しいとすると，コンデンシン・DNA複合体が伸長されたDNAに沿って移動するのが観察されることが期待される．実験の結果，コンデンシン・DNA複合体の移動が観察され，コンデンシンがATPの加水分解を利用して，押出しモデルに従ってDNAのループ構造を形成することが示唆された（**図2**）．また，この実験においてもコンデンシン・DNA複合体が約1万塩基対を移動して解離するまでの間，1秒間に60塩基対の速さで移動することがわかった．この結果は，コンデンシンがDNAに沿って移動するドメインとは独立したDNA結合ドメインをもつことを示唆するものである．本研究の結果は，複製された2本の染色体DNAが別々に棒状の構造を形成する現象を説明することができる押出しモデルを支持した．

おわりに

コンデンシンがATPの加水分解エネルギーを使ってDNAに沿って移動するという発見は，有糸分裂期の構造形成機構の理解にとって重要である．染色体の構造形成のエラーは細胞のがん化につながるので，コンデンシンによる染色体の構造形成機構の解明は，がんをはじめとした疾患発症の分子メカニズムに迫ることにつながる．本研究では，コンデンシン複合体がどのような分子機構で移動しているか，ヌクレオソームを形成した染色体DNA上で移動可能かどうかなどを明らかにすることができていない．今後，分野を横断したさまざまな手法によって，多角的に分子機構の詳細が明らかにされていくことが期待される．

文献

1) Naumove N, et al：Organization of the mitotic chromosome. Science, 342：948-953, 2013
2) Shintomi K, et al：Mitotic chromosome assembly despite nucleosome depletion in Xenopus egg extracts. Science, 356：1284-1287, 2017
3) Uhlmann F：SMC complexes: from DNA to chromosomes. Nat Rev Mol Cell Biol, 17：399-412, 2016
4) Goloborodko A, et al：Compaction and segregation of sister chromatids via active loop extrusion. eLife, 5：e14864, 2016
5) Greene EC, et al：DNA curtains for high-throughput single-molecule optical imaging. Methods Enzymol, 472：293-315, 2010

● 著者プロフィール ●

寺川　剛：2014年に京都大学大学院理学研究科博士課程修了．日本学術振興機構・特別研究員（京都大学），同・海外特別研究員（コロンビア大学）を経て，現在は上原記念財団・リサーチフェロー（コロンビア大学）．研究テーマは，蛍光顕微鏡による1分子の観察および分子動力学シミュレーションによるDNA結合タンパク質の機能の解明．

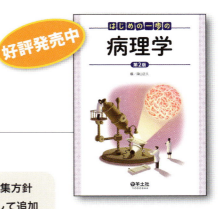

Current Topics

Kikuchi T, et al：Nature, 548：592-596, 2017

霊長類を用いたパーキンソン病に対する細胞移植治療の非臨床試験

菊地哲広，髙橋　淳

> 人工多能性幹細胞（iPS）細胞は，パーキンソン病に対する細胞移植治療の細胞源として期待されており，主に齧歯類を用いた研究によりその有効性が示されてきたが，霊長類を用いた長期観察はこれまで行われていなかった．今回，われわれはヒトiPS細胞由来ドパミン前駆細胞を霊長類パーキンソン病モデルに移植．最長2年間の観察を行い，その有効性と安全性を証明した．

　パーキンソン病（PD）はアルツハイマー病についで多い進行性の神経変性疾患である．原因はさまざまであるが，最終的には中脳ドパミン神経の障害により運動症状が生じるという比較的単純な病態から，細胞移植治療のターゲットとして研究が進められてきた．その細胞源として注目されているのが，ES（embryonic stem）細胞やiPS（induced pluripotent stem）細胞といった多能性幹細胞である．現在までに，ES細胞やiPS細胞から誘導した中脳ドパミン神経をラット[1]や非ヒト霊長類[2]PDモデルに移植することで行動が改善することが報告されている．近年では，臨床応用可能なドパミン神経の誘導法も報告されているが[1,3〜5]，霊長類を用いた長期観察はわれわれが知る限り行われていない．今回，われわれは，ヒトiPS細胞から誘導されたドパミン神経前駆細胞移植の有効性と安全性を調べるため，カニクイザルPDモデル脳内に移植を行い，最長2年間の観察を行った．また，PD患者の90％以上は家族歴のない孤発性で，遺伝性要因と環境要因とが影響して発症すると言われているが，孤発性PD患者由来のiPS細胞についても潜在的にドパミン神経への分化や神経の機能が障害されている可能性がある[6]．そこで，孤発性PD患者由来iPS細胞から誘導したドパミン神経が，健常人由来と同様に機能するかを調べるため，孤発性PD患者由来および健常人由来のiPS細胞からドパミン神経を誘導し，移植の効果を比較した．

iPS細胞からのドパミン神経前駆細胞分化

　われわれは健常人4名より4株，孤発性PD患者3名より4株の計8株のiPS細胞を作製し実験を行った（図）．今後の臨床応用を見据え，分化誘導には今後想定される臨床試験と同様のプロトコールを用いた．それぞれのiPS細胞よりドパミン神経を分化誘導し，分化12日目に底板のマーカーであるCORINによるソーティングを行うことで，分化28日目の評価においておよそ90％の細胞がTUJ-1およびFOXA2に共陽性の中脳ドパミン神経前駆細胞となった．ドパミン神経への分化傾向において，健常人由来およびPD患者由来のiPS細胞間に有意な差は認められなかった．またOCT4陽性の未分化iPS細胞の混入はみられなかった．

Preclinical trial of cell transplantation therapy for Parkinson disease
Tetsuhiro Kikuchi／Jun Takahashi：Center for iPS cell Research and Application, Kyoto University（京都大学iPS細胞研究所）

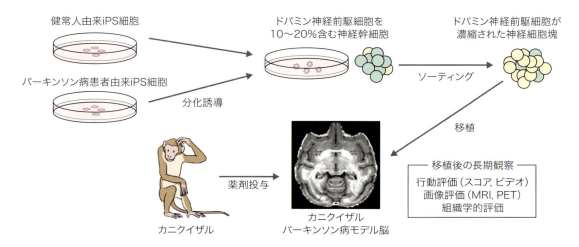

図　霊長類モデルを用いた iPS 細胞由来ドパミン神経前駆細胞移植の概要
iPS細胞からドパミン神経前駆細胞を誘導，ソーティングの技術を用いて必要な細胞を濃縮した．霊長類モデルとしてはカニクイザルに神経毒であるMPTPを投与してドパミン神経のみを選択的に障害したモデルを用い，その脳内にドパミン神経前駆細胞を移植した．移植後の観察として，スコアおよびビデオ撮影を用いた行動評価，MRIやPETといった画像評価，および組織学的評価を行った．

ドパミン神経前駆細胞移植による PD モデルサルの行動改善

霊長類PDモデルとして，中脳ドパミン神経を選択的に障害する神経毒であるMPTPを用いて，PDモデルカニクイザルを作製した．このモデルサルは，振戦，固縮，寡動，姿勢反射障害など，ヒトのパーキンソン病患者に似た運動症状を呈し，齧歯類と比較し詳細な行動解析が可能である．前述の方法で作製したドパミン神経前駆細胞を，それぞれ1株ずつ1匹のPDモデルカニクイザル脳内に移植を行った．移植は，定位脳手術により両側の被殻に計480万細胞を投与した．この移植細胞数も臨床試験と同程度を想定しており，齧歯類では脳体積が小さいため投与不可能な量であるが，サルを用いることで投与可能となる．免疫抑制のため，移植前日より安楽死までタクロリムスを毎日投与した．サルの神経症状の評価には，サルパーキンソン病スコア評価とビデオ解析による自動運動量測定との2種類の手法を用いた．サルパーキンソン病スコアは，表情，周囲を見渡す動作，自発運動，刺激に対する反応，振戦，姿勢の不安定性，歩行の7項目についてそれぞれ0～3の4段階で評価し，合計0～21の22段階で神経症状を点数化したもので，ヒトPD患者におけるUPDRS（unified Parkinson's disease rating scale）

Part III（運動機能評価）に近いものである．移植後12カ月までの評価で，健常人由来細胞移植群，PD患者由来細胞移植群では有意なスコアの改善がみられたが，非移植群では改善は認められなかった．また，健常人由来細胞移植群とPD患者由来細胞移植群との間には有意な差は認められなかった．ビデオ解析では，90分間のビデオ撮影を行い，運動時間を計測した．その結果，細胞を移植したサルでは運動時間が移植後の時間経過とともに有意に増加したが，非移植群では有意な増加はみられなかった．

MRIおよびPETによる生体内での移植片のモニタリング

移植した細胞を観察するため，経時的にMRI撮影を行った．移植片はMRIのT2強調画像では高信号域として描出された．画像から機械的に移植片の体積を計測し，時間経過を見ると，6～9カ月程度までは増大傾向であったが，その後は頭打ちとなった．この移植片の体積の95％信頼区間を推定したところ，信頼上限のピークは最大のものでも5 mm大の立方体より小さく，移植片による正常脳の圧迫が問題となる可能性は低いことが示された．組織学的解析では，ヒト細胞のマーカーであるSTEM121染色により算出した移植片

の体積の平均は40 mm³程度であり，MRIから推定された移植片の体積とよく相関した．また，移植した細胞がドパミン神経として機能しているか確認するため，[¹⁸F] DOPA-PETによりドパミン合成能を調べたところ，移植部位におけるドパミン合成能は，MPTP投与後に正常サルのおよそ10％に低下していたが，移植後のサルにおいておよそ48％まで回復したことが示された．[¹⁸F] DOPA-PETにおける計測値と生着したTH陽性細胞数との間には正の相関が認められ，ドパミン神経の生着は[¹⁸F] DOPA-PETによりモニターできることが示唆された．

組織学的解析によるドパミン神経の生着

ドパミン神経のマーカーであるチロシン水酸化酵素（TH）による染色では，すべての移植片内でTH陽性細胞が生着していることが確認された．8頭中4頭では著明な神経突起伸展がみられた．いずれの移植片においても，TH陽性細胞は，大型で多くの神経突起をもち，中脳黒質のドパミン神経に類似していた．生着したTH陽性細胞数は，一頭辺り平均13万細胞であり，健常人由来群とPD由来群で有意な差は認められなかった．パーキンソン病患者の脳に特異的な病理所見であるLewy小体などの異常所見は，いずれの移植片においても認められなかった．過去の胎児腹側中脳組織移植の結果から，ドパミン細胞が5～24万細胞生着すれば行動改善が期待されるため[7〜10]，今回と同様の細胞数の移植でパーキンソン病患者においても有効性が期待できる．

おわりに

本研究では，パーキンソン病に対する細胞移植臨床試験のプロトコールを霊長類モデルに用い，長期の経過観察を行うことによって，iPS細胞由来ドパミン神経前駆細胞移植の安全性および有効性を確認した．また，健常人由来，PD患者由来のいずれのiPS細胞由来ドパミン神経前駆細胞を移植した場合も安全性高く脳内で機能することが確認された．

基礎研究の成果をどのような過程を経て臨床につなげ，さらに治療法として確立させるかは，医学研究において大きな課題であり，本研究はこの課題に対するわれわれなりの回答である．齧歯類を用いた実験結果は，投与可能な細胞数，移植後の評価系，齧歯類と霊長類との生物学的な相違などで限界があり，臨床の前段階としては不十分である．われわれは霊長類モデルを用いて実際の臨床と同じ移植を行い，組織学的解析も含めてその有効性と安全性を検証した．これらの成果に基づき，実際のパーキンソン病患者に対する治験を予定している．

文献

1) Kriks S, et al：Dopamine neurons derived from human ES cells efficiently engraft in animal models of Parkinson's disease. Nature, 480：547-551, 2011
2) Doi D, et al：Prolonged maturation culture favors a reduction in the tumorigenicity and the dopaminergic function of human ESC-derived neural cells in a primate model of Parkinson's disease. Stem Cells, 30：935-945, 2012
3) Doi D, et al：Isolation of human induced pluripotent stem cell-derived dopaminergic progenitors by cell sorting for successful transplantation. Stem Cell Reports, 2：337-350, 2014

筆頭著者のつぶやき

カニクイザルは遺伝的に均一なマウスやラットと異なり，骨格や体型，性格もさまざまである．おそらく移植に対する免疫応答も個体ごとに異なるのであろう．サルでの実験を進めるにつれ，マウスやラットが実験動物として非常に使い勝手がよいことを再認識させられた．その上，予算や飼育施設の問題もあり，サルでは被検動物数を増やすことも難しいため，これまではなかなか科学的・統計的に移植治療の有効性を示すことが困難であった．今回，一つの大きなプロジェクトにラボ全体で取り組み，成果を出すことができ，何よりもまずはサルに感謝したい．

（菊地哲広）

4）Chambers SM, et al：Highly efficient neural conversion of human ES and iPS cells by dual inhibition of SMAD signaling. Nat Biotechnol, 27：275-280, 2009
5）Kirkeby A, et al：Generation of regionally specied neural progenitors and functional neurons from human embryonic stem cells under dened conditions. Cell Rep, 1：703-14, 2012
6）Sánchez-Danés A, et al：Disease-specific phenotypes in dopamine neurons from human iPS-based models of genetic and sporadic Parkinson's disease. EMBO Mol Med, 4：380-395, 2012
7）Freed CR, et al：Transplantation of embryonic dopamine neurons for severe Parkinson's disease. N Engl J Med, 344：710-719, 2001
8）Olanow CW, et al：A double-blind controlled trial of bilateral fetal nigral transplantation in Parkinson's disease. Ann Neurol, 54：403-414, 2003
9）Kurowska Z, et al：Signs of degeneration in 12-22-year old grafts of mesencephalic dopamine neurons in patients with Parkinson's disease. J Parkinsons Dis, 1：83-92, 2011
10）Li W, et al：Extensive graft-derived dopaminergic innervation is maintained 24 years after transplantation in the degenerating parkinsonian brain. Proc Natl Acad Sci U S A, 113：6544-6549, 2016

● 筆頭著者プロフィール ●

菊地哲広：2003年京都大学卒業．脳神経外科医として数年間の病院勤務を経た後，同大学大学院に進学．'12年京都大学大学院医学研究科後期博士課程修了，同年より京都大学iPS細胞研究所特定研究員．カニクイザルでの非臨床試験を経てパーキンソン病に対する細胞移植治療の治験に向けた準備を進めている．

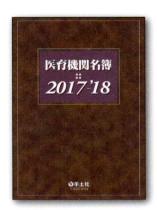

新刊書籍 立ち読みコーナー

羊土社

実験医学別冊
あなたのラボに AI（人工知能）×ロボットがやってくる
研究に生産性と創造性をもたらすテクノロジー

編集／夏目 徹（産業技術総合研究所）

新刊

昨今，毎日のようにAI（人工知能）とロボットのニュースがメディアを賑わせています．これらはみなさまの研究に何か影響をもたらしているでしょうか？ まだそれほど実感されている方は少ないかもしれません．しかし，新しい技術は気付いたときにはそれなしでは考えられないほど，深く根を下ろしてしまっているものです．

実験医学別冊「あなたのラボにAI×ロボットがやってくる」では，最新AI・ロボットを駆使したライフサイエンス・医学研究の実践から展望まで，約20編の記事でご紹介いただいたレビュー集となります．本コーナーでは，書籍の一部から「Robotic Crowd Biology」の構想について書かれた一節をご紹介します．
（編集部）

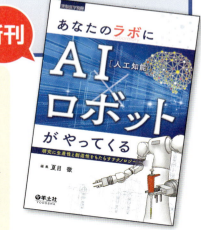

■定価（本体3,300円＋税）　■B5判
■140頁　■ISBN 978-4-7581-2236-8

長鎖DNA合成のオートメーション化による生命科学の未来

(pp.80-81，谷内江 望）より

…（前略）…

「どのようなシンプルなアイディアの実現によってできるだけ多くの重要な課題を解決できるのか？」という戦略の最適化は研究のあらゆる場面において重要であるが，最近著者らが提唱したRobotic Crowd Biologyというコンセプトは先にあげた現代生命科学に潜む多くの問題を解消し，自然科学全体も次のパラダイムに押し上げる可能性がある．Robotic Crowd Biologyでは，研究者は実験を実行するために，実験プロトコールをプログラミング言語のように標準化されたプロセス言語で記述し（**山本・谷内江の稿**参照），大型実験自動化施設にオンラインで送信する．この施設では，Maholoのような汎用実験自動化ロボット（LabDroid）を中心としてさまざまな特化型実験自動化装置，機器群が大量に集約されており，研究者から送られてくる実験プロトコールと実験試料を用いて大量の科学実験が自動化されている（**図1**）．試薬やサンプルはすべてRFIDタグ等によってバーコード化して管理され，紐付けられた実験プログラムとともに，実験を実行するラボドロイド群に送られる．実験プロトコールから実験内のそれぞれのプロセスの試料情報，用いられる機器，タイムラインは自動で判断される．1台のLabDroidが1つの実験プロトコール全体を実行するのではなく，複数のラボドロイドが実験の異なるプロセスを実行し，自動化装置の群（crowd）が複数の実験プロトコールを協調して同時に実行する．同時進行する異なる実験内の各プロセスそれぞれについて中枢計算システムが動的に最適な自動化装置や実験機器を割り当て，群システム全体としての生産効率を最大化する．

いったん，この集約型実験自動化施設での実行が成功したプロトコール内の各実験モジュールは（少なくとも，その動作については）完全に再現可能なものであるとすることができるので，このような実験プロトコールのクラウド（cloud）化によって，自動化による実行が保障された実験モジュールを自在に組合わせた新規自動化プロセスの開発が容易になる．研究者は労働力を必要とする実験から解放され，より頭脳リソースを割くような研究を行うことができる．インターネットを介してオンラインで実験の実行が指示できるようになり，大型先端装置の共同

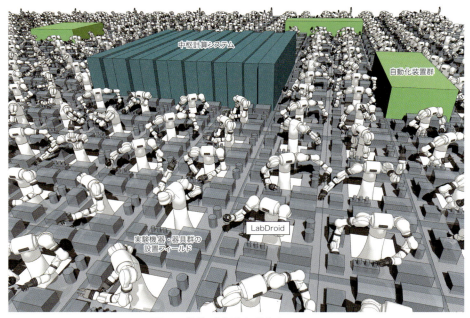

図1　集約型実験自動化システム

利用は最大化され，人間の活動時間に依存しない自動化システム群は設備から生まれる余剰資源を最小化する．施設の能力規模は自動化装置の数と組合わせから生まれる多様性に規定されることになるが，研究者から受信する実験群のトレンド解析等によって，施設における機器の導入，リース計画等も動的に決定することができる．また，バイオセーフティーレベルの高い実験群は人間の存在しない環境で実行できるようになる．

これらのことはさまざまな形で生命科学を次の次元に引き上げられると考えられ，例えば，自動化が保障された実験モジュール群の組合わせによる実験プロトコールの開発は，特別なトレーニングを受けていない高校生によるHIV研究等を可能にするかもしれない．このようなRobotic Crowd Biologyについてのさまざまな思考実験は，自動化によって得られたデータの解析や解釈をAIに担わせて，次の実験さえも自動でデザインするようなサイクルや，現在謳われているIoT（internet of things）のような枠組みを超えた高度な「現実世界プログラミング」がどのように実現されるべきかを考える機会になる．

…（後略）…

➡続きは本書で！

本書の目次

- 【概論】それはユートピアか，ディストピアか？
- 【特別寄稿】ノーベル・チューリング・チャレンジ
- ライフサイエンスにおける深層学習
- 機械学習・人工知能が明らかにする脳内情報表現
- 機械の目で形態を"見る"ゴーストサイトメトリー
- 創薬とAIの良好な関係
- 生命情報科学若手の会
- 人工知能のパワードスーツを着た医師達の登場
- 医師と対話して腕を磨く画像診断AI
- 日本における人工知能のヘルスケア分野への応用
- 現代科学を超えて—AI駆動型科学へ
- 長鎖DNA合成のオートメーション化による生命科学の未来
- LabDroid Hands-onレビュー
- LabDroidを用いた高精度プロテオミクス
- 次世代エピジェネティクス研究への展望
- LabDroidにおける高精度実験手技（エクソソーム実験）
- 英国における合成生物学とラボオートメーション
- ラボ内での全自動進化実験システムの構築
- 【翻訳レビュー】Siri of the Cell
　　　—生物学はiPhoneから何を学べるだろうか
- AI・LabDroidと交わす言葉をつくりだす
- 【特別寄稿】バイオメディカルロボット「Maholo」誕生

★「実験医学online」でも詳しく紹介しております．　www.yodosha.co.jp/jikkenigaku/　★

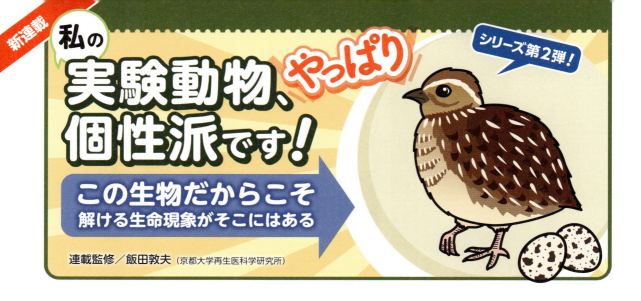

私の実験動物、やっぱり個性派です！
この生物だからこそ解ける生命現象がそこにはある

連載監修／飯田敦夫（京都大学再生医科学研究所）

人気連載「私の実験動物、個性派です！」が帰ってきました！
いわゆる「モデル生物」が医学・生命科学研究の発展を支えてきことは言うまでもありませんが、昨今の技術革新により生物種を問わずシークエンスや遺伝子改変が可能となりつつあり、アイデア次第でどんな生物もモデルとなりうる時代がやってきました．本連載では2016年2月号から全12回にわたって掲載した第1弾に引き続き、個性的な実験動物で独創的な研究を行う方々に、個性派実験動物で成果を出すためのポイントや、苦労・喜びなどをご紹介いただきます．明日のブレイクスルーを模索する読者の皆さまにとって、発想のヒントをお届けできましたら幸いです．

（編集部）

第1回　ニホンウズラを日本へ逆輸入？
陸生脊椎動物の生体イメージングモデル、ウズラ

佐藤有紀（九州大学大学院医学研究院）

ウズラはそれほど"個性派"ではありません

ナショナルバイオリソースプロジェクト（ニワトリ・ウズラ、名古屋大学）が整備されていることからもわかるように、モデル動物としてのウズラの歴史は非常に長いです．そして、多岐にわたる研究分野で活用されています．東アジア地域に生息しているウズラの正式名は、ニホンウズラ（*Coturnix Japonica*）です．「ニホン」という言葉が入っている唯一のモデル生物です．ニホンウズラの実験動物としての底力は、奇しくも日本から遠く離れたフランスで見出され、そしてアメリカでさらなる発展を遂げることになります．私は、海外で樹立されたニホンウズラのトランスジェニック系統を日本へ逆輸入しようとして、かなり苦労しました．本稿では、モデル動物の個人輸入がいかにたいへんだったかを回想するとともに、そんな苦労をしてでも研究に使いたいウズラの魅力をご紹介します．

キメラ解析のドナー役、ウズラが主役へ

1個の受精卵からスタートしてからだをつくり上げていく個体発生現象を解明するにあたって、細胞が将

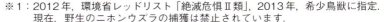

生物のプロフィール

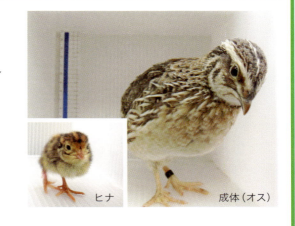

和　名	ニホンウズラ
学　名	*Coturnix Japonica*
分　類	脊椎動物門／脊椎動物亜門／鳥綱／キジ目／キジ科／ウズラ属
分　布	東アジア地域
生息環境	草原や農耕地※1
体　長	18〜20 cm※2
体　重	250〜300 g※2
寿　命	飼育下で4〜5年
主　食	ウズラ用配合飼料
生　態	砂浴び好き．朝ではなく，夕方に産卵．

※1：2012年，環境省レッドリスト「絶滅危惧Ⅱ類」，2013年，希少鳥獣に指定．現在，野生のニホンウズラの捕獲は禁止されています．
※2：筆者らは食肉用に品種改良されたジャンボ系統を研究に使用．

来どのような組織をつくり上げるか（細胞系譜）を知ることは非常に重要な研究の第一歩です．現在，多用されている遺伝学的な細胞標識法が可能となる以前は，ウズラ–ニワトリキメラ解析が，脊椎動物胚では唯一の細胞系譜解析の手段でした．この解析システムが発明された経緯については，フランス細胞分子発生学研究所所長を勤められたニコル・ルドアラン博士の著作『キメラ・クローン・遺伝子』をぜひご一読ください[1]．このキメラ解析では，ニワトリ胚をホスト，ウズラ胚をドナーとして移植に用いるのが常です．じつは，筆者のウズラとの最初の出会いもドナー胚として研究に用いようとしたのがきっかけでした[2]．

そんなウズラが研究対象として主役におどり出るターニングポイント．それは2006年，場所はアメリカ，カリフォルニア工科大学スコット・E・フレザー博士（現，南カリフォルニア大学）の研究室でした．胚発生は，ダイナミックな細胞運動の連鎖によって成り立っている現象．タイムラプス観察解析は，このメカニズム解明に直接的にアプローチする方法です．この目的のため，ラスティ・ランスフォード博士の主導で，"光るウズラ"作製プロジェクトが始動していました．

鳥類をイメージング研究に利用すると，どんな良いことがあるのでしょうか？卵殻内で育つ鳥類胚は，発

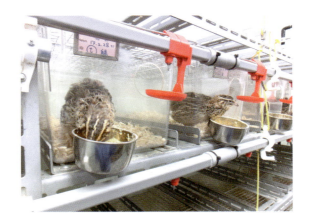

図1　ラットケージでのウズラ飼育の様子
ケージに開けた穴から首を出して餌と水を摂取します．自動給水システムからいつでも新鮮な水を飲めるようになっています．

生途中で殻に穴を開けて実験操作し，その影響を継続的に観察することが可能です．卵はヒナまで育てるために必要な機能（養分供給，ガス交換など）をもともと備えているわけですから，培地や炭酸ガスの供給は不要．卵を温めるための保温装置さえあれば，生理的な条件下でタイムラプス観察解析を行うことができます．特に，私たちが取り組んできた血管形成研究では，

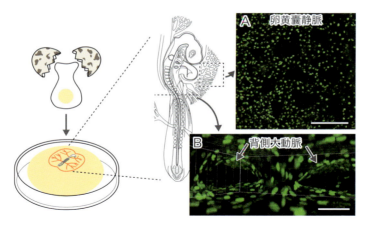

図2 トランスジェニックウズラ胚を用いた血管イメージング
ウズラ胚は，シャーレのなかで全卵培養することが可能です．Tie1:H2B-EYFPトランスジェニックウズラ胚が樹立されたことで，全身の血管内皮細胞の動きをタイムラプス観察解析できるようになりました．**A)** スケールバー＝200μm．**B)** スケールバー＝20μm．

心拍や血流循環などの生理基盤を損なわない実験系が求められるので，鳥類胚はもってこいのモデルなのです．ではなぜニワトリでなく，ウズラを選んだのでしょうか？ ウズラは17日で孵化し，60日弱で性成熟します（ニワトリは孵化まで20日，性成熟まで半年）．さらに，体が小さく飼育スペースを抑えられること（**図1**），共焦点レーザー顕微鏡のステージ上にセットできる絶妙なサイズの卵であることが主な理由です[3]．

誕生！ 血管が光るウズラ

ウズラに限らず，鳥類をモデル動物として用いる際，誰もが直面する難題があります．それは未受精卵を大量に得ることがきわめて困難であること，また，胚性幹細胞（ES）を介した生殖巣キメラ作製技術が確立されていないことです．したがって，遺伝子改変鳥類の作製は容易ではありません[4]．トランスジェニック個体を得るためには，生殖系列細胞のゲノムへ目的遺伝子を挿入する必要があります．ウズラの場合は，生みたての有精卵に小さな穴を開け，そこからレンチウイルスベクターを顕微注入します．すると，胚盤内の始原生殖細胞へウイルスベクターの感染が起き，目的遺伝子がゲノムへと転移します．この卵から孵化したヒナが生殖系列キメラとなります[5]．これを大人になるまで大切に育てた後，野生型と掛け合わせて得られる有精卵を孵し，目的細胞が光るヒナを選別します．一般に，鳥類は産卵が1日1個に限られています．このため，トランスジェニックウズラの選別作業は，メスの産卵能あるいはオスの生殖能力が続く限り，1年半から2年におよびます．一度の産卵で大量の卵が得られる他のモデル動物と比較すると，効率がよいですとは胸を張って言えません．

そんなハードルのやたら高いトランスジェニックウズラの作製なのですが，私の在籍期間中に，2名のテクニカルスタッフの手により，3種類の系統が樹立されました[6]〜[8]．私は，このうちの血管内皮細胞の核が光る系統（Tie1:H2B-EYFP）の解析を行いました．タイムラプス観察をすると，胚体外で分化した血管内皮細胞が初期血管叢の状態を経ながら胚体内へと移動し，さらに動静脈へと再構成されていく過程が手にとるようにわかります．核局在する蛍光レポーターを利用しているため，個々の細胞を正確に自動検出できます．この画像解析から，分裂や移動などのさまざまな血管内皮細胞の動きを詳細にすることに成功しました[6]．時空間的な定量性を兼ね備えた*in vivo*血管研究モデルの誕生です（**図2**）．卵のなかで神々しく光るウズラ胚をはじめて見たときの感動は，忘れることができません．現在，日常的に光るウズラを使っていますが，いまだに毎度，拝みたくなるような気持ちになります．

試練だらけ，日本への"ニホン"ウズラの輸入

　その後私は，血管形成機構の解明をテーマに日本で研究室を立ち上げることになります．トランスジェニックウズラの有精卵と一緒に帰国するのだと，当初は意気揚々だったのですが，すぐにつまずきました．農務省の動植物衛生検査部へ「日本へニホンウズラを輸出したいので，必要な手続きを教えていただけますか？」と問い合わせしても，「意味がわからない」と取り合ってもらえません．確かに，日本原産の動物を原産地へ向けて輸出するとは意味不明ですよね．トランスジェニックウズラの輸入は，こうして出鼻をくじかれる形ではじまりました．

　ウズラは家禽に分類されます．アメリカから日本へ家禽を輸出入するには，両国間でとり決めた衛生条件を満たす必要があります．当時の家畜衛生条件は，生後1日目の初生ヒナの輸送を前提につくられていました．孵化後24時間程度までは，飲まず食わずでもヒナは生存できるので，餌からの感染リスクを回避して清浄な状態で輸送するのに都合がよいのです．しかし，輸送の間の保温は一切許されません．火災発生のリスクがあるためだそうです．ニワトリやカモ，ダチョウのヒナは，飛行機の貨物室の寒さに耐えられるかもしれませんが，ウズラのヒナは極端に小さいため，日本へ到着するまでに凍え死ぬのは確実です．実際に私た

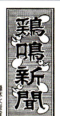

図3　業界紙によって伝えられた米国からのウズラ種卵（有精卵）の輸入解禁
研究者の執念がルールを変えることもできます．（鶏鳴新聞第1868号より転載，マーカーは筆者による）

ちが輸入に成功するまでは，日本へのウズラ輸入の前例はありませんでした．

　家畜衛生条件は，国内の産業動物を外来病原体から守るための大切な防波堤です．しかし，研究用のウズラは，動物飼育施設の微生物コントロール下で飼養されており，農場の家禽と同じ条件を課すことに合理性はほとんどありません．「このままでは，国際共同研究もままならない！」そう考えた私は，研究用鳥類の衛

コラム　なごみのひと時

　ウズラの行動はたいへん愛嬌があります．特に砂浴びの様子は，たいへんなごみます．ケージ交換後には，真新しい敷材（当研究室ではモルモット飼育用の細切りパルプを使用）のうえで砂浴び行動が活発化し，ウズラがきれい好きな動物であることを実感します．砂浴びにはお作法があり，嘴で足場をまさぐるところからはじまります．次に，足を後方へ蹴り上げる行動を数回くり返します．これらの動きは，敷材のフカフカ具合や飛び散り具合を確かめているかのよう．さらに腹這いになり，左右の翼と足を交互に高速で動かします．この動きによって敷材（本来は砂）が背側へ巻き上げられ，羽根の中深くに入り込んでいくことができるようです．最後，両足を地面に投げ出し，寝転がりながらまったりする時間がやってきます．このように隙だらけの行動を人間の目の前で堂々とやるのですから，警戒心がないにもほどがあります．この行動に加え，入念な羽繕いも行われている飼育室では，細かい埃（ほとんどはフケ）が大量発生します．今日も明日も明後日も，砂浴びでくつろぐウズラ達を横目に掃除に追われるわれわれです．

生条件制定に向けた協議をお願いしました．しかし残念ながら，研究用鳥類に特化した衛生条件の制定には至らず，もともとあった家畜衛生条件に「有精卵の輸入を可」とする改正を加えるに留まりました．当初の思惑通りには運ばなかったわけですが，この改訂はインパクトのある出来事だったようです（図3）．

この後も，輸入直前にカリフォルニア州で鳥インフルエンザウイルスの感染農場が発生し，数カ月にわたる輸入停止措置という試練が続きました．実際に輸入を実現できたのは，2014年11月でした．2009年6月の国際検疫願の提出から，実に5年半もの年月が経っていましたが，トランスジェニックウズラ胚のおかげで，胚発生現象における血管の新たな役割を明らかにすることができました[9]．

鳥類モデルシステムの未来

トランスジェニックウズラ系統を維持するためには，生体を継代し続けるしかありません．飼育スペースやスタッフが限られるなかで，今後，どのようにして貴重な研究用ウズラ資源を維持していくのかが重要な課題です．また，ウズラを用いた国際共同研究をマウスやショウジョウバエ並みに進めていくためには，研究者が自力で行うには負担が大きすぎる輸入検疫手続きを簡素化する必要があります．われわれは家畜衛生条件の改訂からの正面突破を試みました．これに加えて取り組むべきもう1つの道，それはウズラ精子または始原生殖細胞の凍結保存技術の確立とそれらを介した研究資源の共有化です．始原生殖細胞の培養凍結は，遺伝子改変ウズラ作製にも貢献する技術です．現在，精子の顕微注入によるウズラの人工授精が可能となっています[10]．この技術を用いて，今後，鳥類の受精や胚発生プログラム活性化のしくみがどんどん明らかになっていくことでしょう．鳥類モデルの技術的課題を克服する過程で，彼らが独自に進化させてきた生殖・発生システムの理解も同時に進むことが期待されます．

鳥類では分子遺伝学はできない．そんな固定概念がなくなる日が，ウズラを使って遠からずやってきます．

文献

1）「キメラ・クローン・遺伝子」（ニコル・ルドアラン/著，仲村春和，勝部憲一/監訳），西村書店，2012
2）Sato Y, et al：Morphological boundary forms by a novel inductive event mediated by Lunatic fringe and Notch during somitic segmentation. Development, 129：3633-3644, 2002
3）Kulesa PM, et al：Developmental imaging: the avian embryo hatches to the challenge. Birth Defects Res C Embryo Today, 99：121-133, 2013
4）江崎 僚，堀内浩幸：ニワトリでのゲノム編集，実験医学，34：3423-3426, 2016
5）Sato Y & Lansford R：Transgenesis and imaging in birds, and available transgenic reporter lines. Dev Growth Differ, 55：406-421, 2013
6）Sato Y, et al：Dynamic analysis of vascular morphogenesis using transgenic quail embryos. PLoS One, 5：e12674, 2010
7）Seidl AH, et al：Transgenic quail as a model for research in the avian nervous system: a comparative study of the auditory brainstem. J Comp Neurol, 521：5-23, 2013
8）Huss D, et al：A transgenic quail model that enables dynamic imaging of amniote embryogenesis. Development, 142：2850-2859, 2015
9）Sato Y, et al：Basal filopodia and vascular mechanical stress organize fibronectin into pillars bridging the mesoderm-endoderm gap. Development, 144：281-291, 2017
10）Mizushima S, et al：The birth of quail chicks after intracytoplasmic sperm injection. Development, 141：3799-3806, 2014

プロフィール

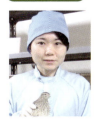

佐藤有紀
九州大学大学院医学研究院

長野県出身．北里大学理学部生物科学科卒業．奈良先端科学技術大学院大学にて学位取得後，理化学研究所基礎科学特別研究員，日本学術振興会海外特別研究員（カリフォルニア工科大学），熊本大学大学院先導機構特任助教，JSTさきがけ研究員を経て，現在，九州大学大学院医学研究院准教授．医学部内にトリ小屋を作った私こそが個性派かもしれません．

次世代シークエンスを始めたいあなたのためのオススメ書籍

腸内フローラも環境メタゲノムもこの1冊にお任せ！

実験医学別冊　NGSアプリケーション

今すぐ始める！
メタゲノム解析
実験プロトコール

ヒト常在細菌叢から環境メタゲノムまでサンプル調製と解析のコツ

編集／服部正平

シリーズ最新刊

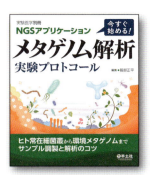

試料の採取・保存法は？　コンタミを防ぐコツは？　データ解析のポイントは？ 腸内，口腔，皮膚，環境など多様な微生物叢を対象に広がる「メタゲノム解析」．その実践に必要なすべてのノウハウを1冊に凝縮しました．

◆定価（本体 8,200 円＋税）
◆AB判　231頁
◆ISBN978-4-7581-0197-4

発現解析などRNAを使ったあらゆる解析を網羅！

実験医学別冊　NGSアプリケーション

RNA-Seq
実験ハンドブック

発現解析からncRNA、シングルセルまであらゆる局面を網羅！

編集／鈴木　穣

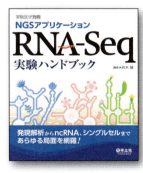

次世代シークエンサーの数ある用途のうち最も注目の「RNA-Seq」に特化した待望の実験書が登場！　遺伝子発現解析から発展的手法，各分野の応用例まで，RNA-Seqのすべてを1冊に凝縮しました．

◆定価（本体 7,900 円＋税）
◆AB判　282頁
◆ISBN978-4-7581-0194-3

こちらもオススメ

実験医学別冊

次世代シークエンス解析スタンダード

NGSのポテンシャルを活かしきるWET&DRY

編集／二階堂愛

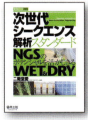

Exome-Seq, ChIP-Seqなど幅広い用途とそのノウハウを漏らさず紹介．データ解析の具体的なコマンド例もわかる"全部入り"の1冊！

◆定価（本体 5,500 円＋税）
◆B5判　404頁
◆ISBN978-4-7581-0191-2

発行　羊土社 YODOSHA
〒101-0052　東京都千代田区神田小川町2-5-1　TEL 03(5282)1211　FAX 03(5282)1212
E-mail：eigyo@yodosha.co.jp
URL：www.yodosha.co.jp/

ご注文は最寄りの書店，または小社営業部まで

eppendorf

年度末 Cell Culture 関連製品キャンペーン　　2018 年 1 月 5 日～ 3 月 30 日

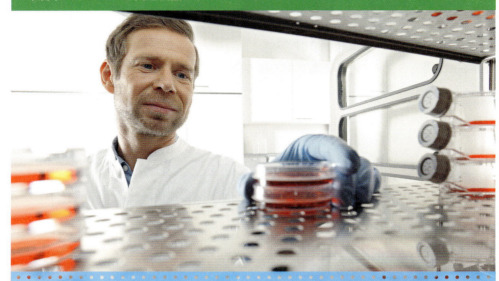

exCELLent!

年度末 Cell Culture 関連機器・消耗品キャンペーン

操作性の向上・コンタミネーションの低減を実現する細胞培養関連製品を
お得な内容でご提供します！

対象製品と概要

> New! CO_2 インキュベーター Galaxy 170 S / R
　￥500,000 ～ / 台 + 消耗品 3 か月分無償提供

> 細胞培養用消耗品　以下　25% OFF　10 箱ご購入の方にはもう 1 箱プレゼント
> セルイメージング用消耗品
> コニカルチューブ
> セロロジカルピペット

Contact: info@eppendorf.jp / www.eppendorf.com

エッペンドルフ株式会社　101-0031　東京都千代田区東神田 2-4-5　Tel: 03-5825-2361　Fax: 03-5825-2365
Eppendorf® and the Eppendorf logo are the registered trademarks of Eppendorf AG, Hamburg, Germany.
All rights reserved, including graphics and images. Copyright © 2018 by Eppendorf AG.

詳しくはこちら

クローズアップ実験法 series 295

ヒトフローラ化マウスを用いた腸内細菌―宿主免疫の相互作用の解析

中本伸宏，金井隆典

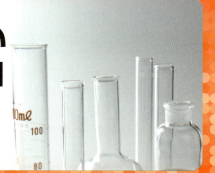

何ができるようになった？

さまざまな疾患において，腸内細菌叢の構成異常が報告されている．一方でこれらの変化が病態の原因であるのか結果であるのかを判断することは難しい．本稿で紹介するヒトフローラ化マウスを用いた手法は，患者由来腸内細菌の宿主免疫への影響，病態への直接的関与を解明する手がかりとなる．

必要な機器・試薬・テクニックは？

第一に無菌環境で動物を飼育するビニールアイソレーターが必要であり，このアイソレーター内での経口投与は多少の経験を必要とする．また腸内細菌は常温保存では短時間で雑菌が繁殖するため，回収後すみやかに液体窒素内での瞬間凍結後冷凍保存する必要がある．

はじめに

人体にはおよそ10^{15}個の常在菌が生息し，その生息部位は口腔，鼻腔，胃，腸，皮膚，膣など全身に及ぶ．消化管には約1,000種の細菌が，ダイナミックな平衡状態を保って共生しており，全体として腸内フローラを形成している．腸内細菌はビタミンやエネルギー源の供給，免疫細胞の成熟化，感染防御などを担い，宿主の恒常性や健康の維持に不可欠である．近年の目覚ましい技術革新の結果，腸内細菌叢の次世代シークエンサーを用いた遺伝子レベルでの網羅的解析により腸内細菌叢の構成や機能が以前より短時間かつ簡便に解析できるようになった．腸内フローラは，宿主の免疫系に深く影響を与えることが知られており，腸内細菌叢の菌種数や構成異常（dysbiosis）が，炎症性腸疾患（inflammatory bowel diseases：IBD）や過敏性腸症候群（irritable bowel syndrome：IBS）などの消化管疾患のみならず，肥満，糖尿病，自閉症などさまざまな疾患の病態形成に関与することが報告されている．さらに，近年クロストリジウム・ディフィシル（*Clostridium difficile*）感染症に対する，糞便微生物移植（fecal microbiota transplantation：FMT）の有用性が報告され[1]，ますます治療標的としての腸内細菌への関心が国内外で高まっている．

近年，マウスの無菌化技術の向上により，ノトバイオートマウス（gnotobiote：ある特定の微生物だけが

Analysis of interactions between the microbiota and host immune system using human microbiota-associated mice
Nobuhiro Nakamoto/Takanori Kanai：Department of Internal Medicine, Keio University School of Medicine〔慶應義塾大学医学部内科学（消化器）〕

存在するマウス）の作製により，個々の細菌の影響を個別に検討することが容易になってきた．すなわち，無菌的に飼育するアイソレーター内で共生関係をもたない無菌マウスに疾患患者や疾患モデルマウスの腸内細菌を投与し宿主との免疫応答や元の疾患の病態の再現性を検証することにより，疾患特異的腸内細菌の同定や免疫細胞との相互作用の解明が可能となる．実際本邦の本田賢也先生の研究室を中心に，制御性T細胞，Th17細胞，Th1細胞などさまざま免疫細胞の分化誘導に関与する腸内細菌叢がマウスモデルのみならず疾患患者から同定，報告されている[2,3]．今後前述の腸内細菌叢の移入を介して消化管の免疫細胞の数・機能を人為的に操作することにより，さまざまな疾患治療に応用できる可能性がある．本稿において，われわれの研究室で行っている疾患モデルマウスを用いた疾患患者由来糞便移植実験の方法について概説する．

準 備

1 便の回収，保存
- 15 mL ファルコンチューブ（Corning社）
- PBS
- 40％グリセオール
- 液体窒素

2 無菌マウスへの糞便微生物移植，飼育
- 70 μmセルストレイナー（Corning社）
- 滅菌済ステンレス湾曲針
- 無菌ビニールアイソレーター

3 免疫細胞の回収
- BSA
- PBS
- Histopaqiu-1077（Sigma-Aldrich社）
- 遠心機
- Fetal bovine serum：FBS
- RPMI（ナカライテスク社）

プロトコール

❶ 便の処理，保存
　回収した便はすみやかにポリプロピレン製15 mLファルコンチューブに移し，便1 gに対してPBS 1 mLを加えてvortexをかける．さらにオートクレーブで滅菌した40％ グリセオール2 mLを加え再度vortexをして懸濁し，液体窒素で瞬間凍結をさせて-80℃で保存する．

❷ 無菌マウスへの糞便微生物移植
　凍結保存した患者由来糞便微生物を融解後6倍量のPBSで希釈し，70 μmセルストレイナーで2回濾過する．ステンレス湾曲針を用いて，無菌アイソレーター内で無菌マウス1匹あたり糞便微生物溶解液200 μLを経口的に投与する（図1）．

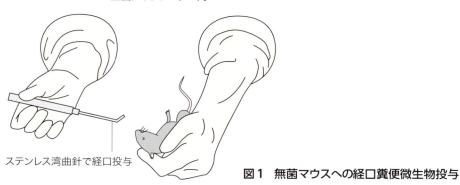

図1　無菌マウスへの経口糞便微生物投与

❸ 免疫細胞の回収

　前述のとおり作製したhuman microbiota-associated mice（HMAマウス）を無菌ビニールアイソレーターで3週間飼育した後，大腸，小腸，肝臓など各臓器より単核球を分離回収し，免疫細胞の解析，無菌マウス，SPFマウスとの比較を行う．以下に例として肝臓の免疫細胞の回収方法を示す．

　マウスより下大静脈からの灌流後摘出した肝臓を70μmセルストレイナー上ですりつぶし，2% BSA入りPBSで溶解，15mLファルコンチューブに回収する．1,700 rpmで4分間遠心し，上清を除き2% BSA入りPBSで懸濁する．700 rpmで1分間遠心後，沈殿物（肝細胞成分）を除去し上清を回収，さらに1,700 rpmで4分間遠心する．同様に上清を除き2% BSA入りPBS 5 mLで懸濁した後，ヒストパック5 mL上に慎重に充填し，2,500 rpm，25分間の遠心後中間層を回収する．2回の洗浄後10% FBS入りRPMI 2 mLに溶解し細胞数を計測し，細胞染色，フローサイトメトリーによる解析に用いる．

実施例

　われわれのグループはさまざまな肝疾患患者の，16SリボソームRNA遺伝子解析法を用いた腸内細菌組成の検討，およびHMAマウスを用いた腸内細菌─免疫細胞の相互作用の解析を行っている．過去の報告どおり，疾患に関係なくヒト由来腸内細菌の移植により，大腸におけるIL-17産生CD4$^+$T細胞（Th17），およびFoxp3$^+$CD4$^+$制御性T細胞（Treg）が増加する（図2）．このことからヒト由来腸内細菌にTh17，Treg誘導能を有する腸内細菌，またはその代謝産物が存在することを意味する．さらに興味深いことに，肝疾患患者由来腸内細菌を移植したHMAマウスの一部において腸管のみならず肝臓内Th17の誘導が観察された．今回紹介した患者由来腸内細菌を定着させたHMAマウスにさらに図3のように二次性の肝障害，肝線維化モデルを用いて，疾患特異的腸内細菌の同定，および腸内細菌と腸管外臓器である肝臓の腸肝相関を介した相互作用の機序の解明が可能となることが期待される．

おわりに

　近年の培養に依存しない腸内フローラの解析方法の進歩により腸疾患のみならず一部の腸管外疾患においても腸内細菌の病態への関与が報告されている．実際，臨床面においても偽膜性腸炎[1]や非代償性肝硬変（特に肝性脳症）における糞便微生物移植の有効性が報告

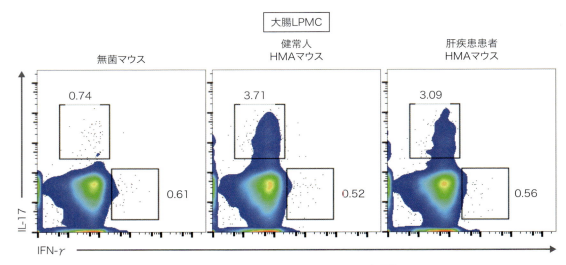

図2 ヒト腸内細菌の移植により大腸Th17が誘導される

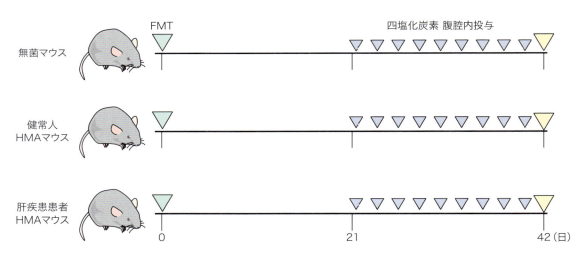

図3 肝線維化モデルに対する感受性の検討

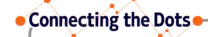 Connecting the Dots

　肝硬変患者に高率にbacterial translocationが認められるなど古くから腸内細菌が肝疾患の病態に関与することが知られていました．しかしさまざまな因子の影響を受ける患者さんの腸内細菌と腸管外臓器である肝臓の病態を直接結びつけることは容易ではないと考えられてきました．人とマウス間で腸内細菌の定着性に違いはあるものの，本手法が腸内細菌と腸管臓器のみならず腸管外臓器との相互作用を理解するブレークスルーとなり治療応用の一助となることを期待しています．

されている．一方で腸内細菌の解析のみでは，腸内細菌叢の変化が各疾患の原因であるのか結果であるかを判断することは難しい．この点において今回紹介したHMA技術は患者由来腸内細菌の免疫細胞との相互作用や病因としての疾患への寄与を解明する強力なツールとなることに疑いはない．一方で，①ヒトとマウス間では15％ほどしか腸内細菌の組成が一致しない[4]，②HMAマウスにおいて20％前後のヒト由来腸内細菌は定着しない[5]，③無菌マウスの免疫系機能はSPFマウスに比較して脆弱である[6]，などの事実からHMAマウスは腸内細菌と宿主免疫応答の点において必ずしもヒトの病態を再現していないという制約があり，この点もふまえて慎重に解釈する必要があることを付記する．

文献

1) van Nood E, et al：N Engl J Med, 368：407-415, 2013
2) Atarashi K, et al：Science, 331：337-341, 2011
3) Atarashi K, et al：Cell, 163：367-380, 2015
4) Ley RE, et al：Proc Natl Acad Sci U S A, 102：11070-11075, 2005
5) Turnbaugh PJ, et al：Sci Transl Med, 1：6ra14, 2009
6) Chung H, et al：Cell, 149：1578-1593, 2012

● 筆頭著者プロフィール ●

中本伸宏：1998年慶應義塾大学医学部卒業，2004年同大学院博士課程（内科学）修了．'06 〜 '08年米ペンシルバニア大学医学部に留学，Dr. Kyong-mi ChangのもとC型肝炎持続感染におけるT cell exhaustionの関与について研究．帰国後慶應義塾大学医学部消化器内科に帰室，'14年より同専任講師，現在は金井隆典教授のもと臨床，研究両面から腸内細菌の肝疾患病態への関与の検討を行っている．E-mail：nobuhiro@z2.keio.jp

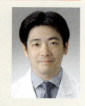

次回 ▶ 上皮細胞層における哺乳類細胞競合現象の観察方法（仮）

Book Information

基礎から学ぶ 遺伝子工学 第2版

好評発売中

著／田村隆明

- 座学で遺伝子工学のしくみ・考え方を身につける定番テキスト
- 改訂により，次世代シークエンサーやゲノム編集，エピゲノム解析，医療応用など近年の進展技術の解説を追加
- 理工系学部の授業用教科書としても好評．章末問題＆解答付き

遺伝子工学のスタンダード教科書が改訂！

◆定価（本体3,400円＋税）
◆フルカラー　B5判　270頁
◆ISBN978-4-7581-2083-8

発行 羊土社

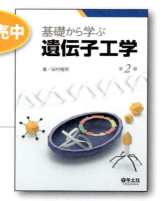

Update Review

新たな上皮完全性維持機構
―細胞膜結合型セリンプロテアーゼとインヒビター

片岡寛章

本コーナーでは，特集とは異なる視点から生命科学の最前線にフォーカスし，新たな生命現象の発見や方法論の誕生，臨床応用の動向まで，分野の先端に立つ先生方によるブロードな総説形式でお届けします．

　近年になり細胞外プロテアーゼの一員として，Ⅱ型膜貫通セリンプロテアーゼファミリーが急速に認知されてきた．生体での役割は不明なものが多いが，一部のものは生理機能や病態における意義が明らかになっている．一方，上皮細胞にはこれらのプロテアーゼを制御する膜結合インヒビターが存在し，この制御機構が上皮の完全性維持や発がん抑制などに重要であることがわかってきた．今後，上皮組織の生理と病理におけるこれらのプロテアーゼ・インヒビター相互作用の重要性が一層注目されるであろう．

はじめに

　多細胞生物の生命現象において細胞外プロテアーゼによるタンパク質プロセシングは重要な役割をもつ．適切な細胞外プロテアーゼ活性の発現と制御は発生，組織恒常性の維持，さらには傷害組織における炎症反応と組織修復にも必須で，その制御機構の破綻がさまざまな疾患で観察されるとともに，疾患ないし病態の原因そのものにもなりうる．

　セリンプロテアーゼは活性中心にセリン残基をもつプロテアーゼの総称である．細胞外セリンプロテアーゼの多くは分泌型タンパクであるが，近年になりⅡ型膜貫通型のもの（type Ⅱ transmembrane serine proteases：TTSP）が多数報告されるようになった．一方で，セリンプロテアーゼインヒビターにも膜結合型のものが存在する．いずれもⅠ型膜貫通クニッツ型インヒビターであり，2個のクニッツドメイン（KD）を有するhepatocyte growth factor（肝細胞増殖因子：HGF）activator inhibitor type 1（HAI-1）とHAI-2（図1）および1個のKDを有するアミロイド前駆体タンパクとその類縁分子が知られている．HAI-1とHAI-2は血中HGFA（HGF activator）の内因性インヒビターとして見出されたが，上皮細胞においてTTSPをはじめとする膜型セリンプロテアーゼを制御することで上皮機能を維持していることがわかってきた．本稿では膜結合型セリンプロテアーゼとHAIの生理機能と病態における意義について，最新の知見を含め紹介する．

細胞膜結合型セリンプロテアーゼ

　膜結合型セリンプロテアーゼ群には，Ⅰ型膜貫通型（トリプターゼγ1），GPIアンカー型（プロスタシン，テスティシン）そしてTTSPがあげられる（図1）．なかでもTTSPが最も多く，エンテロペプチダーゼのように古くから知られるものから，近年のゲノム解析によって存在が明らかになったものまでヒトでは17種類，マウスを含めると20種類が知られている[1]．その本来の生体内機能については未知のものが多いが，変異マウスや疾患遺伝子の解析の結果，重要な生理活性や病

Emerging guardians of epithelial integrity: membrane-anchored serine proteases and inhibitors
Hiroaki Kataoka：Section of Oncopathology and Regenerative Biology, Department of Pathology, Faculty of Medicine, University of Miyazaki（宮崎大学医学部病理学講座腫瘍・再生病態学分野）

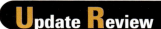

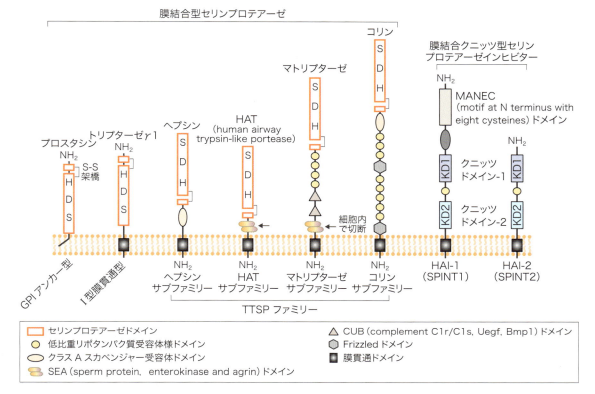

図1 細胞膜結合型セリンプロテアーゼと膜結合クニッツ型セリンプロテアーゼインヒビター（HAI-1およびHAI-2）の構造

態における意義が明らかになってきたものもいくつかある（表1）．例えばコリンは心房性Na利尿ホルモンの活性化酵素で，その遺伝子配列異常が高血圧症や妊娠高血圧症候群と関連する．TMPRSS6は肝細胞膜上でヘモジュベリンを切断することでBMPシグナルを介したヘプシジン転写を負に制御しており，*TMPRSS6*遺伝子の変異は血中ヘプシジン濃度を上げ，鉄剤不応性鉄欠乏性貧血の原因となる．マトリプターゼ遺伝子の変異は先天性魚鱗癬の原因に，またヘプシン，TMPRSS3，TMPRSS5の変異は先天性難聴の原因になる．気道上皮TMPRSS2はインフルエンザウイルスの活性化に必要である．マトリプターゼ，ヘプシン，TMPRSS2，TMPRSS4はがんとのかかわりも知られる[2]．なかでもマトリプターゼは広く上皮細胞に発現し，HAIの制御を受けて上皮細胞機能に深くかかわることがわかってきた．

HGF活性化機構の研究とHAIの発見

HGFは主に間質細胞から分泌され，チロシンキナーゼ型受容体METを介し，肝細胞のみならず全身の上皮細胞，内皮細胞，さらには組織幹細胞やがん細胞に対して細胞生存，遊走，増殖などにかかわる多様なシグナルを入れるパラクライン因子である．しかしHGFは非活性前駆体として分泌され，プロテアーゼによる活性化を必要とする[3]．当初はHGF前駆体とプラスミノーゲンの類似性から，活性化酵素はウロキナーゼ（uPA）であると報告されたが，uPAには明らかなHGF活性化能はない．一方で血中には凝固に伴う強いHGF活性化能が出現した．この血清中活性化因子がHGFAである．HGFAは第XII因子に類似し，主に肝細胞によって産生され血中に非活性前駆体として存在している[4]．トロンビンはHGFA前駆体を活性化し，これが血清のHGF活性化能の本体である．HGFAはまた一部の組織

表1 ヒトで報告されているTTSPとそれらの生体内意義[1)2)]

	プロテアーゼ	遺伝子（染色体）	主な発現組織（ヒト）	活性化する機能分子	生理機能	関連する疾患
ヘプシンサブファミリー	hepsin (TMPRSS1)	HPN (19q11-q13.2)	肝細胞，腎臓，内耳など	HGF, MSP, matriptase, PAR-2, uPA, prostasin		難聴，がん
	TMPRSS2	TMPRSS2 (21q22.3)	上皮細胞に広範に発現	hemagglutinin (HA), HGF, matriptase, PAR-2		インフルエンザ，前立腺がん
	TMPRSS3	TMPRSS3 (21q22.3)	内耳			難聴
	TMPRSS4	TMPRSS4 (11q23.3)	消化管，腎臓，膀胱など	uPA, ENaC, HA		常染色体劣性脳萎縮症，がん，インフルエンザ
	Spinesin	TMPRSS5 (11q23.2)	内耳，脊髄			難聴
	TMPRSS13	TMPRSS13 (11q23.3)	呼吸器，膵臓，前立腺など	HGF, HA		鳥インフルエンザ
	Enteropeptidase	TMPRSS15 (21q21.1)	十二指腸，小腸	trypsin	消化酵素活性化	難治性下痢症
HATサブファミリー	HAT	TMPRSS11D (4q13.2)	呼吸器，皮膚など	HGF, MSP, PAR-2, HA		
	TMPRSS11A (HAT-like 1)	TMPRSS11A (4q13.2)	食道			
	DESC-1 (HAT-like 2)	TMPRSS11E (4q13.2)	皮膚，前立腺，精巣			
	TMPRSS11B (HAT-like 5)	TMPRSS11B (4q13.2)				
	TMPRSS11F (HAT-like 4)	TMPRSS11F (4q13.2)				
マトリプターゼサブファミリー	Matriptase	ST14 (11q24-q25)	上皮細胞に広範に発現	HGF, MSP, PDGF-C&-D, PAR-2, uPA, prostasin, CDCP1	上皮完全性維持	常染色体劣性先天性魚鱗癬，がん
	Matriptase-2	TMPRSS6 (22q12.3)	肝臓		鉄代謝（ヘモジュベリン切断）	鉄剤不応性鉄欠乏性貧血
	Matriptase-3	TMPRSS7 (3q13.2)	脳，皮膚，生殖器など			
	Polyserase-1	TMPRSS9 (19p13.3)	肝臓，小腸，膵臓，精巣など	uPA		
コリンサブファミリー	Corin (TMPRSS10)	CORIN (4p13-p12)	心筋	ANP	ANP活性化	高血圧，子癇

空欄は明らかでないもの．TMPRSS：transmembrane protease, serine, HAT：human airway trypsin-like protease, DESC：differentially expressed in squamous cell carcinoma, ENaC：epithelial sodium channel, MSP：macrophage stimulating protein（ligand of RON receptor tyrosine kinase），CDCP1：CUB domain containing protein-1, ANP：atrial natriuretic peptide.

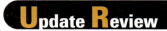

表2　HGF活性化プロテアーゼの比活性

血液由来アクチベーター		細胞性アクチベーター（TTSP）	
HGFA	1.0 (5.0)	マトリプターゼ	2.07
凝固因子XIIa	0.02 (0.7)	ヘプシン	0.074
凝固因子Xa	0.003	HAT	0.02～0.06
凝固因子XIa	0.015	TMPRSS13	0.009～0.02
		TMPRSS2	NA

値はHGFAのHGF活性化能に対する推定相対値．括弧の中は高分子量デキストラン硫酸存在下での活性相対値．NA：推定できるデータがないもの．

カリクレインによっても効率的に活性化される．すなわち，HGFAは組織傷害に伴い活性化され，傷害局所に強いHGF活性化をもたらすことで組織の修復・再生を誘導する血中プロテアーゼである[5)6)]．さらに組織傷害は循環血中の活性型HGFAも増加させ，傷害部位以外の組織幹細胞においてもHGFを介したMET活性化をもたらすことが最近マウスで示された[7)]．このMET活性化はmTORC1シグナルを介して幹細胞を通常のG0期からG1期移行待機状態（GAlert）に誘導し，分裂開始までの時間を短縮する[7)8)]．今後，ヒト組織での検証が待たれる．

HAI-1（*SPINT1*）とHAI-2（*SPINT2*）は組織局所におけるHGFA抑制因子の探索で見出された[9)10)]．なお血中ではprotein C inhibitorが抑制する．HAIは上皮組織に広範に発現し，膜貫通ドメインと2つのKD（KD1, KD2）をもつ（図1）．しかし細胞膜上で活性型HGFAに結合するのはHAI-1のみである．実際，HAI-1は上皮細胞表面に局在し，極性をもつ円柱上皮では細胞の側底部に認められるが[11)]，HAI-2の局在はもっぱら細胞質内である．HAI-1によるHGFA阻害はKD1による可逆的結合で，KD2よりC末側で切断された遊離HAI-1はHGFA親和性が低下した[12)]．この切断は炎症刺激などでメタロプロテアーゼ依存性に亢進し，HGFAとHAI-1の複合体が切り出されると一部のHGFAはHAI-1から遊離し，細胞周囲に強いHGF活性化能が再現される[12)]．これはHAI-1がHGFAのインヒビターであると同時にリザーバーとしても機能することを示唆し，概念的に新しい細胞周囲プロテアーゼ活性調節機構かもしれない．

さてHGFAの欠損マウスは傷害後の組織再生が有意に遅延するものの，発生や成長に異常はなかった[5)]．これに対しHGFの欠損マウスは胎生致死となることから，生体にはHGFAとは別の，より生理的なHGF活性化機構も存在することになる．現在，それはTTSPが担うと考えられている．すなわち，HGF活性化機構は組織傷害に連動する血液由来のものと，TTSPによる細胞性のものに大別される（表2）．なおHGF活性化TTSPもやはりHAIにより阻害される[3)]．

HAIによるマトリプターゼ制御

当初はHGFA制御分子と考えたHAIだが，研究が進むにつれ，上皮細胞におけるTTSP（特にマトリプターゼ）とGPIアンカー型プロテアーゼであるプロスタシンの制御がその主たる生理機能であることがわかってきた．HAI-1は全身の粘膜上皮細胞，表皮細胞，毛包細胞そして胎盤栄養膜細胞に発現しているが，この発現分布はマトリプターゼとほぼ一致する．*Spint1*（HAI-1）欠失マウスを作成したところ，胎盤形成不全で胎生致死となった[13)]．しかしマトリプターゼを共欠損させると胎盤は形成されたため，HAI-1によるマトリプターゼ活性抑制が胎盤形成に必須であることがわかった[14)]．ヒト乳汁中にはHAI-1・マトリプターゼ複合体が存在し，HAI-1が実際に体内でKD1を介してマトリプターゼと結合することも知られている[15)]．*Spint2*（HAI-2）欠失マウスもやはり胎生致死となるが，これにはHAI-2によるプロスタシン制御の破綻を介したマトリプターゼの過剰活性化が関与していた[14)]．加えて，HAI-1もしくはHAI-2が存在しないとマトリプターゼの細胞膜上への移行そのものが障害される[16)]．現在では，HAI-1とHAI-2はマトリプターゼの細胞内輸送に直接的もしくは間接的に関与しており，細胞膜上で「適切な活性」を発揮したマトリプターゼはHAI-1によってすぐに阻害され，エンドサイトーシスされると考えられている[16)]．

マトリプターゼは上皮細胞膜上のトリプシンといえる．膜貫通部直上のSEAドメインは細胞内輸送中にプロテアーゼ非依存性に切断されおそらく水素結合でつながった状態で（図1）[16)]，状況によっては膜上からの遊離も生じる[2)]．これまでにHGF前駆体以外にもさまざまな分子がマトリプターゼによる活性化を受けると

報告されてきた（**表1**）．なかでも protease-activated receptor 2（PAR-2）の活性化については繰り返し示されている[1,2,17,18]．生体内におけるマトリプターゼ自体の活性化機構についてはまだ不明な点が多いが，自己活性化能を有することからプロテアーゼカスケードの上位に立つ可能性は高い[19]．さらに上皮増殖因子受容体をはじめとする種々の受容体タンパクも切断することから[20]，マトリプターゼの厳密な活性制御が上皮細胞の正常性維持に必要であることは想像に難くない．

HAI-1とHAI-2：新たな「上皮完全性の保護者」たち

われわれはSpint1欠失マウスの胎盤レスキューによりSpint1欠失胎仔を出生に導いた．しかし変異マウスは，表皮の角化異常と透過性亢進，皮膚の炎症，毛小皮形成不全を呈して新生仔期致死となった[21]．この表現型もまたHAI-1機能不全に伴うマトリプターゼ活性異常によるものである[1]．ゼブラフィッシュにおいてもHAI-1欠損によりマトリプターゼ依存性に表皮細胞遊走と皮膚の炎症が生じる[22]．マウス表皮基底細胞における異所性マトリプターゼ発現はHGF/METシグナルとPAR-2/NF-κBシグナルを介して皮膚がんをもたらすが，HAI-1の共発現により発がんは抑制される[17,23]．腸上皮特異的HAI-1欠損マウスを作成したところ，明らかな形態異常は示さないものの，炎症刺激に対する感受性と粘膜透過性が亢進し[24]，これを用いた腸発がんモデルではHGF活性化とNF-κBシグナルの活性化を伴って腸腫瘍形成が亢進した[25,26]．すなわち上皮細胞HAI-1の機能不全は発がん微小環境の形成をもたらすのである．

一方でHAI-2もHAI-1としばしば共発現し阻害プロテアーゼも重複するが，欠損マウスはいずれも胎生致死であることから，お互いの機能を完全には代償できない．実際，上皮細胞においてHAI-2はむしろ小胞体に認められ，HAI-1とは局在が異なる．HAI-2の機能については不明な点が多いが，SPINT2遺伝子変異が症候性先天性ナトリウム下痢症の原因であることから，腸上皮における重要性は間違いない[27]．実際，腸上皮細胞においてHAI-2はプロスタシン制御を介してマトリプターゼの正常局在と活性化に関与していた[28]．

プロスタシンや一部のTTSPは上皮Naチャネル活性化酵素としても知られており[1]，この失調による下痢が生じている可能性もある．またSPINT2遺伝子変異で見られる腸粘膜組織像がEpCAM変異での病変と類似することから，HAI-2機能不全ではマトリプターゼなどの活性異常の結果，過剰なEpCAM切断が生じる可能性も高い[29]．しかしHAI-2が上皮細胞内のどこでどのように働いているのか，謎は多い．現在，条件付きSpint2欠失マウスを作成し，HAI-2の腸管上皮維持における機能を詳細に解析している．

これらのエビデンスは，HAI-1およびHAI-2の機能不全が上皮完全性の破綻とそれに伴う病態に結び付くことを示している（**図2**）．一方でマトリプターゼの完全欠失もまた上皮完全性破綻をもたらすことが知られており[1]，細胞周囲微小環境における適切なプロテアーゼ活性の維持とその厳密な制御が組織恒常性と機能に必須であることを示す好例であろう．

HAI-1機能不全とがん細胞浸潤および上皮間葉転換（EMT）

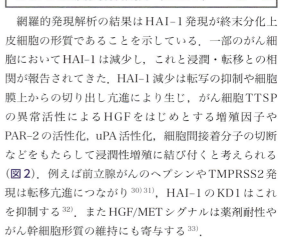

網羅的発現解析の結果はHAI-1発現が終末分化上皮細胞の形質であることを示している．一部のがん細胞においてHAI-1は減少し，これと浸潤・転移との相関が報告されてきた．HAI-1減少は転写の抑制や細胞膜上からの切り出し亢進により生じ，がん細胞TTSPの異常活性によるHGFをはじめとする増殖因子やPAR-2の活性化，uPA活性化，細胞間接着分子の切断などをもたらして浸潤性増殖に結び付くと考えられる（**図2**）．例えば前立腺がんのヘプシンやTMPRSS2発現は転移亢進につながり[30,31]，HAI-1のKD1はこれを抑制する[32]．またHGF/METシグナルは薬剤耐性やがん幹細胞形質の維持にも寄与する[33]．

HAI-1機能不全とがん細胞EMTの相関も報告されている．ヒト膵がん細胞SUIT2のHAI-1発現抑制は，TTSPの一種であるTMPRSS4を介してZEB2発現を亢進し，EMT様変化をもたらした[34]．一方，SUIT2由来高転移株ではHAI-1とE-cadherinの発現低下が生じており，HAI-1強制発現で上皮細胞形質を回復した[34]．TMPRSS4は膵がんやその他のがんで発現が亢進しており，ヒト大腸がん細胞株においてもZEB2を介し

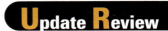

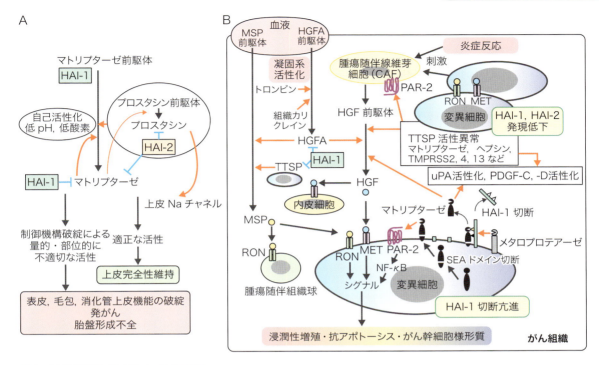

図2 HAI機能不全がもたらす病態
A）HAI-1, HAI-2によるマトリプターゼの制御とその破綻の影響. 上皮細胞におけるマトリプターゼの正常局在と適正活性には, HAI-1や, プロスタシンを介したHAI-2の役割が重要であり, 細胞膜上では活性化マトリプターゼは速やかにHAI-1によって阻害される. マトリプターゼの自己活性化は低pHなどにおいても観察される. B）がん組織におけるHAI機能不全の影響に関する模式図. HGFやMSPの活性化にはHGFAやTTSPが主として機能する. HAI機能不全は細胞周囲におけるさまざまな生理活性物質の異常活性化をもたらす可能性が高い.

たEMT誘導が報告されている[2]. TMPRSS2/ERG融合遺伝子は前立腺がんで高頻度に見られるが, HAI-1発現抑制を介してZEB2発現を亢進させ, EMTに寄与する[35]. また非小細胞肺がんでもHAI-1発現抑制と浸潤亢進やEMT形質が相関している[36)37]. 口腔がんではEMT現象を示す浸潤性領域においてがん細胞膜HAI-1が顕著に減弱し, それはリンパ節転移と相関した[38]. ヒト口腔がん細胞株でHAI-1発現を抑制するとマトリプターゼ活性は亢進し, 移植腫瘍はEMT様変化と腫瘍随伴線維芽細胞増加を示した[18)38].

HAI-2は, その遺伝子発現が一部のがんで過剰メチル化によって強く抑制され, その発現回復が浸潤性を抑制することから, HAI-1同様にがん抑制因子と考えられている[3]. しかしむしろ高発現するがんもあり, その意義はまだ十分にわかっておらず今後の検討が必要である.

おわりに

膜結合セリンプロテアーゼとインヒビターHAIについて紹介した. HGFA制御因子としてのHAIの研究は, 上皮細胞TTSPやプロスタシンの制御機構に展開した. 表皮や腸管上皮の完全性は生体恒常性維持に必須で, その破綻はさまざまな病気に結び付く. HAIによる上皮細胞プロテアーゼの制御は, 新たな上皮完全性維持機構として, 今後の研究の広がりが期待される. また, がんにおける過剰なTTSP活性やHGF活性化は治療標的となるかもしれない[39].

文献
1) Antalis TM, et al：Biochem J, 428：325-346, 2010
2) Tanabe LM & List K：FEBS J, 284：1421-1436, 2017
3) Kawaguchi M & Kataoka H：Cancers, 6：1890-1904, 2014
4) Miyazawa K, et al：J Biol Chem, 268：10024-10028, 1993

5) Itoh H, et al：Gastroenterology, 127：1423-1435, 2004.
6) Kataoka H & Kawaguchi M：FEBS J, 277：2230-2237, 2010
7) Rodgers JT, et al：Cell Rep, 19：479-486, 2017
8) Rodgers JT, et al：Nature, 510：393-396, 2014
9) Shimomura T, et al：J Biol Chem, 272：6370-6376, 1997
10) Kawaguchi T, et al：J Biol Chem, 272：27558-27564, 1997
11) Kataoka H, et al：J Histochem Cytochem, 47：673-682, 1999
12) Kataoka H, et al：J Biol Chem, 275：40453-40462, 2000
13) Tanaka H, et al：Mol Cell Biol, 25：5687-5698, 2005
14) Szabo R, et al：PLoS Genet, 8：e1002937, 2012
15) Lai CH, et al：PLoS One, 11：e0152904, 2016
16) Nonboe AW, et al：Traffic, 18：378-391, 2017
17) Sales KU, et al：Oncogene, 34：346-356, 2015
18) Kanemaru A, et al：Int J Cancer, 140：130-141, 2017
19) Kojima K & Inouye K：J Biochem, 150：123-125, 2011
20) Chen LM & Chai KX：Oncotarget, 8：56490-56505, 2017
21) Nagaike K, et al：Am J Pathol, 173：1464-1475, 2008
22) Carney TJ, et al：Development, 134：3461-3471, 2007
23) Szabo R, et al：Oncogene, 30：2003-2016, 2011
24) Kawaguchi, M, et al：Am J Pathol, 179：1815-1826, 2011
25) Hoshiko S, et al：Cancer Res, 73：2659-2670, 2013
26) Kawaguchi M, et al：Oncotarget, 7：68614-68622, 2016
27) Heinz-Erian P, et al：Am J Hum Genet, 84：188-196, 2009
28) Friis S, et al：J Biol Chem, 289：22319-22332, 2014
29) Wu CJ, et al：J Clin Invest, 127：623-634, 2017
30) Klezovitch O, et al：Cancer Cell, 6：185-195, 2004
31) Lucas JM, et al：Cancer Discov, 4：1310-1325, 2014
32) Li W, et al：Cancer Res, 69：8395-8402, 2009
33) Matsumoto K, et al：Cancer Sci, 108：296-307, 2017
34) Cheng H, et al：Cancer Res, 69：1828-1835, 2009
35) Leshem O, et al：PLoS One, 6：e21650, 2011
36) Lin SH, et al：BMC Genomics, 15：1079, 2014
37) Sechler M, et al：J Biol Chem, 290：15610-15620, 2015
38) Baba T, et al：J Pathol, 228：181-192, 2012
39) Owusu BY, et al：Oncotarget, 8：63014-63025, 2017

Profile 著者プロフィール

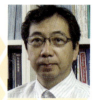

片岡寛章：1982年，（旧）宮崎医科大学を卒業後，大学院生として母校の病理学教室（河野正教授）に入り込み，実験と病理診断に明け暮れた．医学博士号取得後，ボストンのタフツ大学医学部解剖・細胞生物学講座（Chitra Biswas博士研究室）に留学した．帰国後から現在（宮崎大学医学部病理学講座腫瘍・再生病態学分野教授）まで一貫して，細胞周囲微小環境におけるプロテオリシスと増殖因子活性化に関する研究を，人体病理組織検体の解析，各種マウスモデルの作成および培養細胞を用いた解析によって行ってきた．

各研究分野を完全網羅した最新レビュー集

実験医学増刊号

年8冊発行 [B5判]
定価（本体5,400円＋税）

Vol.36 No.2（2018年1月発行）

がんの不均一性を理解し、治療抵抗性に挑む
がんはなぜ進化するのか？再発するのか？

編集／谷内田真一

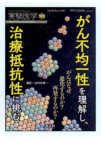

\<序\> 谷内田真一

概論 がんの不均一性の理解を深めることでがんを克服できるか？　谷内田真一

第1章 がんの不均一性の理解とがんの生存戦略

\<1\> 病理組織学的観点からみた，がんの不均一性
　　　　野島聡，森井英一
\<2\> 臨床現場で経験するがんの不均一性　松本慎吾
\<3\> 病理解剖からがんの不均一性に迫る—ARAP（Akita Rapid Autopsy Program）の取り組み　前田大地
\<4\> 骨髄異形成症候群の病態とクローン進化　小川誠司
\<5\> 固形がんのゲノム，エピゲノムにおける空間的・時間的多様性と治療戦略　齋藤衆子，三森功士
\<6\> シングルセル解析とがんの不均一性
　　　　鹿島幸恵，鈴木絢子，関真秀，鈴木穣
\<7\> がんの不均一性を解明するための組織取得技術（GCM）の開発
　　　　森本伸彦，船崎純，堀邦夫，髙井英里奈，谷内田真一
\<8\> 三次元培養細胞分離装置によるがん不均一性の解析
　　　　杉浦慎治，田村磨聖，渋田真結，加藤竜司，金森敏幸，柳沢真澄
\<9\> イメージング質量顕微鏡を用いたがんの不均一性の解析　新間秀一
\<10\> がん微小環境とがんの不均一性　押森直木

第2章 がんの不均一性に伴うがんゲノムの進化

\<1\> 発がん・進展に伴い不均一性を生み出すゲノム進化プログラム　柴田龍弘
\<2\> エピジェネティクスとがん進化　福世真樹，金田篤志
\<3\> 遺伝統計学における選択圧解析とがんゲノム進化解析　岡田随象
\<4\> 個人の一生におけるがんゲノムの進化　斎藤成也
\<5\> 進化遺伝学とがんゲノム解析　藤本明洋
\<6\> 数理モデル研究による腫瘍内不均一性と治療抵抗性への挑戦　新井田厚司，宮野悟
\<7\> がんにおける変異と進化のシミュレーション　土居洋文

第3章 がんの不均一性の克服に向けて

\<1\> 血漿遊離DNA解析によるがんゲノム解析　油谷浩幸
\<2\> 血中遊離核酸を用いたがん研究の最前線—CNAPS Xの最新情報　髙井英里奈
\<3\> 末梢血循環腫瘍細胞はがんの不均一性を俯瞰的に評価できるのか？　洪泰浩
\<4\> がんの分子標的薬耐性機構の不均一性とその克服　矢野聖二
\<5\> エストロゲン受容体陽性乳がんにおける治療耐性獲得メカニズムの新展開　藤原沙織，中尾光善
\<6\> 成熟リンパ系腫瘍の多様性に潜む共通の発症メカニズム　加藤光次，菊繁吉謙，赤司浩一
\<7\> ゲノム解析による骨軟部腫瘍の多様性の解明と治療標的・バイオマーカーの探索　平田真，松田浩一
\<8\> 神経膠腫の不均一性による治療抵抗性とその治療戦略　武笠晃丈
\<9\> リンパ球レパトアシークエンスによるがん免疫微小環境解析　石川俊平
\<10\> がんゲノムの進化と免疫チェックポイント阻害剤　吉村清

展望 がんの不均一性を標的にした新しい治療戦略を考える　佐谷秀行

発行　羊土社 YODOSHA
〒101-0052　東京都千代田区神田小川町2-5-1　TEL 03(5282)1211　FAX 03(5282)1212
E-mail：eigyo@yodosha.co.jp
URL：www.yodosha.co.jp/

ご注文は最寄りの書店、または小社営業部まで

創薬に懸ける
日本発シーズ、咲くや？咲かざるや？

企画／松島綱治（東京大学大学院医学系研究科）

第6話 革新的な血液凝固調節バイオ医薬品 トロンボモジュリン製剤

旭化成ファーマ株式会社　**青木喜和**

> **トロンボモジュリンとは…**
> トロンボモデュリン アルファ（遺伝子組換え）（リコモジュリン®）は汎発性血管内血液凝固症（DIC）治療薬として2008年に発売された世界初の遺伝子組換え型ヒトトロンボモジュリン製剤である．トロンボモジュリン（TM）は血管内皮細胞膜に存在する抗血液凝固因子であり，このTMの細胞外ドメインを遺伝子組換え技術を用いて製剤化したものがリコモジュリン®である．日本発のバイオ医薬品として1985年より研究開発が開始され，現在ではDIC治療に広く用いられている．

はじめに

❶ 創薬のきっかけ―きっかけは一人の研究者

革新的新薬の開発において現在主流となっているバイオ医薬品は，海外のシーズをもとに開発されているものがほとんどである．その中でリコモジュリン®は，日本発の数少ない成功事例である．本剤の創薬に着手した1980年代はバイオ医薬研究の黎明期であった．今や創薬のターゲットは抗体医薬品が主流であるが，当時は生体内の生理活性タンパク質そのものが主なターゲットであった．当社でも生理活性タンパク質の研究開発テーマを模索するなか，当時の研究員の山本修司博士は血管内皮細胞に発現する，あるタンパク質に注目した．それが，抗血液凝固因子であるTMであった．

TMは1982年，オクラホマ大学のEsmon博士らにより世界ではじめてウサギ肺より精製された[1]．その2年後，ワシントン大学の丸山征郎博士（現 鹿児島大学特任教授）らはヒト胎盤からの精製に成功した[2]．本邦では同年，三重大学の鈴木宏治博士（現 鈴鹿医療科学大学薬学部特任教授）らがウシ肺からの精製を学会報告した．山本博士はこの学会発表に注目し，鈴木博士にヒトTM遺伝子クローニングの共同研究を持ちかけ，ここに創薬がスタートした．きっかけはたった一人の研究者の着想と大胆な行動力であった．

❷ TM遺伝子クローニング　―競争に打ち勝つ，とにかく一番のりに

1985年には丸山博士も帰国され，共同研究に参画したことで研究はさらに加速した．当時，世界の名だたる研究グループがヒトTM遺伝子クローニングに挑戦しており，熾烈な競争が繰り広げられた．結果的に，数週間という際どい差で他グループに先んじてわれわれのグループがヒトTM遺伝子クローニングに成功した（**写真**）[3]．速やかに特許出願し世界的に強い権利を取得・独占するに至った．遺伝子単離が本剤の開発の最も重要なポイントであった．

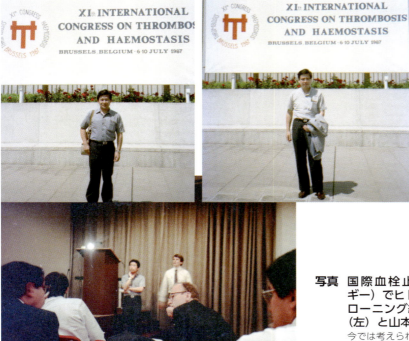

写真 国際血栓止血学会（1987年7月 ベルギー）でヒトトロンボモジュリン遺伝子クローニング結果を発表する鈴木宏治博士（左）と山本修司博士（右）
今では考えられないが，クローニング結果をこの学会で発表するため，抄録登録など一切していなかったにもかかわらず，飛び入り参加して成果を発表した（下段）．

TMをいかに医薬品にするか？

❶ TMからリコモジュリン®へ―活性部位はどこにある？

われわれは，クローニングしたTM遺伝子を動物細胞に組み込んでTMタンパク質を発現させた．しかしながら，TM分子は膜タンパク質で難溶性であったため，そのままでは医薬品に応用できないという技術的障壁に突き当たった．

われわれは，TMのドメイン構造の研究を精力的に推し進めた．その結果，TMの活性部位は細胞外で血液と接するドメインに存在すること，さらに膜貫通ドメインと細胞内ドメインは膜への局在化の機能を担っているだけであることを突き止めた（図1）[4]．これは，TMの機能を発現させるためには細胞外ドメインのみで十分であることを意味していた．そこでわれわれは遺伝子組換え技術を用いて，TMの細胞外ドメインのみを動物細胞で発現させた．この細胞外ドメインのみのTMは，膜貫通ドメイン以下を欠いているため疎水性が低減され水に極めて溶けやすく，かつ全長TMと同程度の活性を保持していた[5]．これが製品化されているリコモジュリン®である．この研究によりTMの医薬品応用への道が開けた．

TMドメインの機能解析においては，当社が変異体構築を行い，三重大学がその詳細な機能解析を行うという緊密な産学連携が功を奏した．因みに，この一連の研究では次々に新知見を見出すことができ，月次報告がそのまま一流学術誌の投稿データになったといっても過言ではない．

❷ TMの大量生産―先行開発品がもたらしたアドバンテージ

TMは糖タンパク質であるため，大腸菌は宿主として使用できず動物細胞培養技術を用いて生産する必要があった．当時は，動物細胞を用いて遺伝子組換えタンパク質を大量に生産する技術は発展途上であり，生産技術の確立は手探りであった．結果的にチャイニーズハムスター卵巣細胞を用いることが最も安定的かつ効率的であったため，これを宿主とした．当時，旭化成

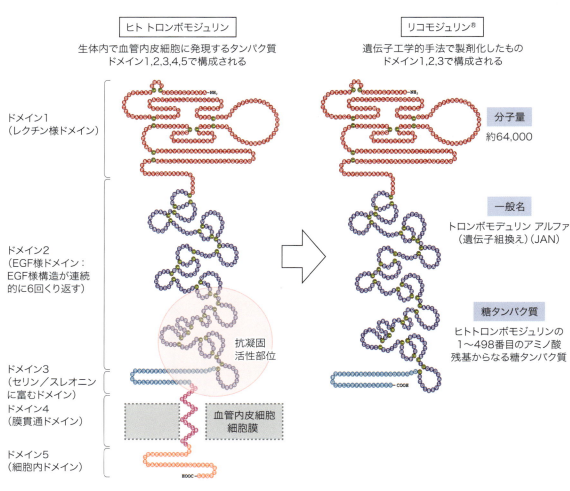

図1 トロンボモジュリンとリコモジュリン®の構造の模式図

では細胞培養技術を駆使し組織プラスミノゲン活性化因子を先行開発しており，ここで得られたノウハウをフルに活用できたことが大きなアドバンテージになった．

リコモジュリン®の開発

❶ 前臨床試験─立ちはだかった種差の壁

前臨床試験においても再び大きな障壁が立ちはだかった．それはリコモジュリン®の作用における動物種差であった．本剤は，トロンビンと結合し，トロンビンの基質特異性を変化させプロテインCを活性化し，活性化プロテインCを生じさせる（図2）．すなわち，本剤は，血液凝固が活性化しトロンビンが過度に生じた際，それに応じて凝固系にネガティブフィードバッ

クをかけるという，いわば，血液凝固の自動調節のような機能を有している．これが既存薬にない本剤の最大の特長である．ところが，齧歯類（ラット）では，本剤はトロンビンと結合しトロンビン阻害作用を発揮するものの，プロテインC活性化作用が非常に弱く，最大の特長が発揮されないことがわかった[6]．一方，霊長類（ヒト，サル）の血液では，プロテインC活性化作用が強力に発揮された．このため，本剤では主としてサルを用いて前臨床試験を実施する必要に迫られた．

当時，DICの病態モデルとして確立されていたのはラットのみであった．ラットは本剤の臨床効果を外挿する実験系として必ずしも妥当ではなかった．そこでわれわれはサルの病態モデル作製に挑戦した．サルは使用できる個体数も限られているため実験系の確立に

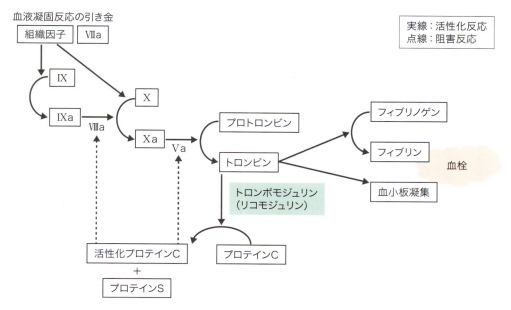

図2 トロンボモジュリン（リコモジュリン®）の作用機序
トロンボモジュリン（リコモジュリン®）はトロンビンの基質特異性を変化させ，血液凝固系の活性化にネガティブフィードバックをかける．①トロンビンは，単独で存在すると血液を凝固させる．②トロンビンとトロンボモジュリン（リコモジュリン®）が複合体を形成すると，基質特異性が変化しプロテインCの活性化を促進する．③活性化されたプロテインCは，プロテインSを補酵素とし，トロンビンの生成を阻害して凝固系にネガティブフィードバックをかける

は大変苦労したが，最終的にサルに安定してDICを誘発する実験系の確立に成功した[7]．この結果，サルでの有効投与量および無毒性量はラットに比べてそれぞれ約1/10および1/30であることが明らかになった．サルを用いたことで開発期間・費用ともに要したが，ヒトでの薬効用量や安全域の正確な予測が可能となり，その後の治験計画（第1相臨床試験，第2相臨床試験）を適切に策定できた．

❷ リコモジュリン®の適応症
—汎発性血管内血液凝固症（DIC）

DICは造血器悪性腫瘍，重症感染症，固形がんなどの基礎疾患に合併する重篤な疾患である．DICそのものが易出血性という性質をもちながら，全身性の凝固亢進により臓器障害を惹起し，最終的には死に至る場合も多い．"出血"と"凝固"という相反する2つの反応が生体内に起きる非常に複雑で治療が難しい疾患である．しかしながら，当時，治療薬としては従来から使われてきた抗凝固薬しか存在せず，出血リスクが低くかつ強力な抗凝固作用を発揮できるリコモジュリン®は，正にピンポイントで課題を解決しうる可能性をもっ

ていた．前臨床試験の結果もこの可能性を支持していた．重篤疾患であるため開発には難渋するであろうことが予想されたが，本剤の特長を最大限に生かせる疾患として敢えてDICを選択した．ただし，臨床試験実施の困難さの現実を，この時点では予想できなかった．

❸ 第3相臨床試験計画
—世界に通用する治験デザインを

第3相臨床試験の計画は，治験相談を行い規制当局との合意のもと策定した．当時，DIC患者を対象とした臨床試験は海外学術誌には採択され難い状況にあった．この原因は主に，DICのさまざまな基礎疾患の患者をまとめて評価しているため，評価の精度に欠けるというものであった．日本発の薬を何としても世界に通用する治験で発信したいという齋藤英彦博士（現 名古屋医療センター名誉院長）の指導のもと，治験調整医師らと以下のデザインの試験を計画した．対象は，DICの代表的な基礎疾患である造血器悪性腫瘍と感染症のみに敢えて絞り込んだ．さらに，薬剤も基礎疾患ごとに割り付け，それぞれの基礎疾患の中で有効性・安全性を評価できるデザインとした．対照薬は海外で

も使用されているヘパリンとした．主要評価項目は生存率の代替評価指標であり，かつ客観的評価指標でもあるDIC離脱率とした．

❹ 第3相臨床試験結果—困難を極めた症例集積

第3相臨床試験は，全国101医療機関の協力のもと，2000年より開始した．DICという重篤疾患が対象であったこと，DICの基礎疾患を絞り込んだことなどの理由により，症例集積は困難を極め，目標症例数220例を達成するために足掛け6年もの期間を要した．ひとつの治験に6年間もかかることは異例であり，社内的にもこの間，開発パイプラインの優先度づけの荒波に何度も晒された．

結果はわれわれの期待どおり，DIC離脱率において本剤群はヘパリン群に対して16.2%（95%信頼区間3.3%〜29.1%）高く，非劣性が検証されたばかりでなく，優越性も示唆された．抗凝固薬で問題となる出血に関連する有害事象の発現率は，ヘパリン群に比べ統計学的に有意に本剤群で低かった．この結果は当初の目標どおり，国際血栓止血学会誌であるJ Thromb Haemost誌に掲載された[8]．本成果を丸山博士が2006年の日本血栓止血学会で初めて口頭発表した際は，聴衆が会場に入り切れないほどであった．筆者自身，この時の独特の緊迫感と高揚感を今なお忘れることができない．

リコモジュリン®の発売から現在まで

❶ 全例調査—市販後の適正使用のために

リコモジュリン®は2008年に日本で承認された．発売当初には医療現場における使用実態下での安全性を確保するため，全例調査を実施した．全国の医療機関および日本血栓止血学会の協力により，約2年間で4,260例もの本剤投与例の治療実態を調査することができた[9]．DICの領域では初の大規模な全例対象の網羅的調査であり，貴重な疫学的データを取得でき，本剤の適正使用に貢献できた[10]．

❷ グローバル開発—世界の医療へ貢献するために

リコモジュリン®は日本ではDICの標準治療薬になった．さらに，世界の医療にも貢献すべく，現在，「凝固異常を伴う重症敗血症」を適応症としてグローバル開発中である．重症敗血症は死亡率が高いうえ治療薬がなく，世界的にアンメットメディカルニーズが非常に高い疾患である．これまでにさまざまな薬剤の開発が試みられてきたが，その多くが開発に失敗し，上市された薬剤も有効性が再現されず市場撤退を余儀なくされた．正に新たな治療薬が渇望されるなか，グローバルに実施した後期第2相臨床試験[11]において，重症敗血症のうち凝固異常を伴う患者群で，死亡率低減効果が特に高いことが示唆された．この結果を受け，第3相臨床試験を現在実施中である．

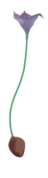

運命の分かれ道—血管内皮細胞は薬の宝庫

創薬の道のりは険しく，候補化合物が本当に薬になるかどうかを見極めるには長い時間が必要となる．開発者にはさまざまな障壁や苦難が襲う．そのようなとき開発者の支えとなるのが，ある種の思い込みに近い信念である．本開発の場合は，「血管内皮細胞が産生する生理活性物質なら薬になるに違いない」という信念であったと思う．血管内皮細胞は薬のターゲット分子の宝庫である．血管内皮細胞由来で直接薬になったものとしては，本剤を含め，プロスタサイクリン，ヘパラン硫酸，組織プラスミノゲン活性化因子などがある．創薬ターゲットになったものに至ってはNO，エンドセリン，VEGFなど枚挙に暇がない．

最初は思い込みに近かったものが，前臨床試験，臨床試験と進み「データ」が積み重なっていくうちに確信に変わっていく．不安な時期は長く苦しいが，その分，サイエンスに機軸を置いて薬の像が顕になっていくのを目の当たりにする喜びは何ものにも代え難い．敢えて言えば「運命の分かれ道」は，折れない心を支える杖としての信念を持てるかどうかであると筆者は考える．

おわりに

リコモジュリン®が抗凝固作用だけでなく抗炎症作用など他の生理活性を有することが開発途中および市販後に報告されている[12]。血管内のホメオスタシス維持において中心的な役割を担うことが示唆されており、単なる抗凝固薬ではない臨床応用の可能性も期待されている。

昨今、創薬環境はますます厳しくなり、単独企業のみの力で新薬を生み出すことは困難になってきている。それを打破するため、オープンイノベーションが提唱されて久しい。本剤の開発当初にはこのようなワードはなかったが、こうして開発経過を振り返ってみると、強い産学連携なしに成功はあり得なかった。この強固な連携を可能にしたのは、TMという物質のもつ生体調節機構の巧妙さに魅せられ、このTMを何としても薬にして医療に貢献したいという関係者の熱い思いとバイタリティーであった。オープンイノベーションというと創薬がシステマティックに進行するような錯覚についとらわれる。しかし、これらは単なる必要条件でしかない。現在でも創薬を可能にするのは、研究・開発者の熱い思いとバイタリティーだと筆者は信じる。

謝辞

リコモジュリン®の研究・開発に携わられた全ての関係者の方々に深く感謝申し上げます。

文献

1) Esmon NL, et al：J Biol Chem, 257：859-864, 1982
2) Salem HH, et al：J Biol Chem, 259：12246-12251, 1984
3) Suzuki K, et al：EMBO J, 6：1891-1897, 1987
4) Suzuki K, et al：J Biol Chem, 103：281-285, 1988
5) Gomi K, et al：Blood, 75：1396-1399, 1990
6) Mohri M：Cardiovasc Drug Rev, 18：312-325, 2000
7) Mohri M：Blood Coagul Fibrinolysis, 8：274-83, 1997
8) Saito H, et al：J Thromb Haemost, 5：31-41, 2007
9) 二橋克仁ら：臨床薬理, 44：61-69, 2013
10) Mimuro J, et al：Thromb Res, 131：436-43, 2013
11) Vincent JL, et al：Crit Care Med, 41：2069-2079, 2013
12) 丸山征郎, 鈴木宏治：最新医学, 64：106-130, 2009

profile

青木喜和：1987年東京大学大学院農学生命研究科修了、旭化成工業（株）入社、新薬開発研究部に配属。京都府立医科大学派遣研究員などを経て'96年 臨床開発部門に異動。'97年博士（農学）号取得。薬事部、医薬営業本部などを経て2013年より臨床開発センター長。'16年より現職（取締役 兼 常務執行役員）。リコモジュリン®の基礎研究、臨床開発、上市に約20年間、従事した。本剤の製品化を通じ、創薬の川上から川下までの業務を実地で経験できたことが財産になっていると実感する。

掲載予定一覧　創薬に懸ける〜日本発シーズ、咲くや？咲かざるや？

誰もがよく知るあの薬の秘話を毎号お届けいたします。ご期待ください。

＜掲載テーマと執筆者の予定（順不同・敬称略）＞

- 抗CCR4抗体　　　　▶松島綱治（東京大学大学院医学系研究科）
- 抗IL-6R抗体　　　　▶大杉義征（大杉バイオファーマ・コンサルテイング株式会社）
- FTY720　　　　　　▶千葉健治（田辺三菱製薬株式会社研究本部）
- Epo/G-CSF/Thrombopoietin (TPO)　▶宮崎 洋〔日本医療研究開発機構（AMED）創薬支援戦略部〕
- G-CSF　　　　　　　▶浅野茂隆（東京大学名誉教授）
- トロンボモジュリン 本稿　▶青木喜和（旭化成ファーマ株式会社）
- 抗ODF/RANKL抗体　▶須田立雄（埼玉医科大学ゲノム医学研究センター）
- HDAC阻害剤　　　　▶上田博嗣（筑波大学産学連携企画課）
- クラリスロマイシン　▶森本繁夫（元 大正製薬株式会社）
- トラメチニブ　▶酒井敏行（京都府立医科大学大学院医学研究科）・日本たばこ産業株式会社医薬総合研究所ご担当者

…等々、全15回予定

「統計」でお困り
～いまぶつかっている悩み,

実験を進めて研究内容をまとめていく過程で,"統計"は切っても切り離せない重要なステップでありながら,苦手意識を持っている方も多くいらっしゃるかと思います.
本ページでは,羊土社で発行した統計関連書籍を,各書籍の特徴・切り口を整理してご紹介いたします.こんな困りごとにピンときた1冊がありましたら,ぜひ一度ご覧ください.

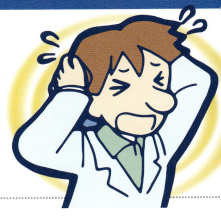

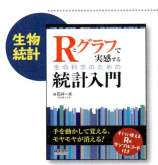

生物統計
Rとグラフで実感する生命科学のための統計入門

石井一夫／著

- 定価（本体 3,900円＋税）
- B5判　212頁
- ISBN 978-4-7581-2079-1

難易度 ★★★★★

手を動かしながら、実感を持ちながら、身につけたい

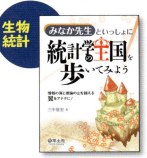

生物統計
みなか先生といっしょに統計学の王国を歩いてみよう
情報の海と推論の山を越える翼をアナタに！

三中信宏／著

- 定価（本体 2,300円＋税）
- A5判　191頁
- ISBN 978-4-7581-2058-6

難易度 ★★★★★

挫折した統計をやり直したい

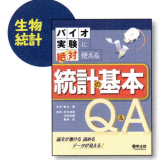

生物統計
バイオ実験に絶対使える統計の基本Q&A
論文が書ける 読める データが見える！

秋山 徹／監
井元清哉，河府和義，藤渕 航／編

- 定価（本体 4,200円＋税）
- B5判　254頁
- ISBN 978-4-7581-2034-0

難易度 ★★★★★

研究現場で感じる疑問を解決したい

ではありませんか？
解決できる1冊が見つかります

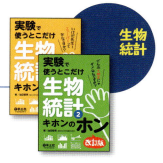

羊土社 統計関連書のご案内

難易度 ★★★★★
実験で本当に必要な部分だけ、やさしく学びたい

池田郁男／著
実験で使うとこだけ生物統計

1　キホンのキ　改訂版
- 定価（本体 2,200円＋税）
- A5判
- 110頁
- ISBN 978-4-7581-2076-0

2　キホンのホン　改訂版
- 定価（本体 2,700円＋税）
- A5判
- 173頁
- ISBN 978-4-7581-2077-7

生物統計

難易度 ★★★★★
統計嫌いを克服したい

ぜんぶ絵で見る医療統計
身につく！　研究手法と分析力

比江島欣慎／著
- 定価（本体 2,600円＋税）
- A5判
- 178頁
- ISBN 978-4-7581-1807-1

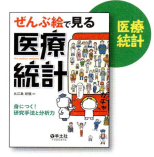

医療統計

難易度 ★★★★★
論文のエビデンスを正しく読み取れるようになりたい

短期集中！オオサンショウウオ先生の
医療統計セミナー 論文読解レベルアップ30

田中司朗，田中佐智子／著
- 定価（本体 3,800円＋税）
- B5判
- 198頁
- ISBN 978-4-7581-1797-5

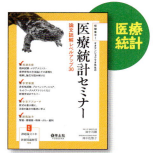

医療統計

難易度 ★★★★★
そもそも生物統計を体系的に学びたい

パソコンで簡単！すぐできる生物統計
統計学の考え方から統計ソフトSPSSの使い方まで

打波　守，野地澄晴／訳
- 定価（本体 3,200円＋税）
- B5判
- 263頁
- ISBN 978-4-7581-0716-7

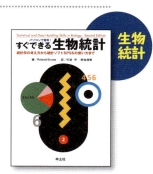

生物統計

予言するシミュレーション

▶ あなたも使える in silico 実験ツールで 独自の仮説を創ろう！ ◀

著／市川一寿（株式会社 True Cell Simulations）ICや抵抗をはんだ付けして作ったコンピュータを使った視細胞のシミュレーションが，私にとって最初の経験でした．いまやCPUの性能は当時の100万倍以上，研究対象も細胞シミュレーション全体へと広がりましたが，まだゴールは見えません．

はじめに

「予言するシミュレーション」では第1回から第6回にわたって，シミュレーション（in silico）による予言と実験による検証の事例を紹介すると同時に，予言のコツを述べてきた．しかし各回のなかでは，普遍的な予言の「コツ」を十分に述べることができなかった．そこで最終回ではそれを補い，予言をするためにはどうすればよいのか，何が一番重要なのか，また予言の意義について述べる．一方，これまでの事例では，分子細胞生物学の基礎的研究に焦点を当てていた．in silico の予言は，より切実な目的，すなわち薬剤開発にも活用できる．この試みについても紹介する．

最終回 Lv.7 予言を生むために：まとめと薬剤ターゲット同定への活用例

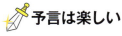

シミュレーションが予言に結び付くきっかけは，予想とは異なる，あるいは予想を超えた結果が得られたときである．予想外の結果になったときに最初にやるべきことは，シミュレーションが「間違っていないか」を検証することである．次にモデルの正しさ，妥当性，さらには前提の検討がそれに続く．場合によっては実験報告に対する再検討が必要になるかもしれない．こうしてモデルを修正し，シミュレーションをやり直す．これによってシミュレーション結果が観測と合致すれば，修正部分が予言の卵であり，ここから「こうなるはず」という予言が生まれる可能性がある．これが実験で検証できれば，立派な予言である※1．しかし検証には困難が伴い，必ず検証できるわけではないし，すぐには検証できないこともある．

このように，予言や検証に至るまでには数々の困難がある．しかしこの困難を乗り越えて実験で検証されたときの喜びは，何ものにも代えがたい．さらに全く別の研究グループによって別の手段で予言が検証されれば，天にも昇る気持ちである．この楽しさと喜びを一度味わえば，病みつきになること間違いない．

※1 予言に至るこのような過程は，何も細胞シミュレーションに限ったことではないであろう．

細胞シミュレーションで予言をするコツとは？

　連載の各回では，紹介した事例に関連が深いものを列挙した．ここではそれらを改めてまとめると同時に，十分に述べることができなかった点についても示す[※2]．

1) 予断を排したモデル構築

　目的志向になりすぎない，と言い換えてもよい．これまでに発表されたシミュレーション論文を見ていると，まず再現したい現象があって，シミュレーション結果がそうなるようにモデルを構築しているように見受けられるものがかなり存在する．もちろん，シミュレーションで再現することによって実験結果を強化するということはある．しかしこのようなシミュレーションから予言が生まれることは，あまり期待できない[※3]．なぜなら，目的志向が強すぎると，モデルが不自然に単純化されたりするからである．たとえ，見た目には再現に成功し，予言めいたことが生まれても，実験的検証に耐え得るかは疑問である．このようにならないために，気を付けるべき点を以下に列挙した．

- 各タンパク質が受ける修飾を広範に調べ，丁寧に反応式としてモデル化し，それを組合わせて全体のモデルとする
- 注目現象の1階層あるいは2階層下のメカニズムでモデル化する
- 実験論文のまとめの図として描かれるパスウェイに頼りすぎない
- 先行モデル論文のパスウェイを鵜呑みにしない
- 速度定数や濃度は先行論文を徹底的に調べる

一見矛盾するように感じられるが，上記を十分に意識しつつ，最小モデルから出発することが有効な場合もある．

2) 予言に近づくシミュレーションの実行

　シミュレーションの大きな特徴の一つは，濃度や速度定数を含むあらゆるパラメータを簡単に変更できることである．この特徴を最大限に生かして，パラメータを変更したシミュレーションを行うことで，細胞にとっての異常状態（がん化や低酸素などの細胞ストレス）におけるふるまいやメカニズムを予言ができる可能性がある．

3) 4Dシミュレーション

　これまでのシミュレーション論文のほとんどが，パスウェイシミュレーションである．そこには三次元空間の要素が入っておらず，すべての反応が一点で進行する，あるいは局所的な変化が体積全体に瞬時に広がることを仮定していた（意識しているかいないかは別にして）．もちろん細胞は点ではないし，局所的変化が細胞全体に瞬時に広がることもない．本連載でも紹介したように，4Dシミュレーションは予想外の結果を得る可能性が高い．拡散や輸送のシミュレーションは，反応シミュレーションに比べるとハードルが高いうえに，4Dシミュレーション結果の解析は難しい（妥当性の検討も含めて）．しかしこれらを乗り越えれば，予言が生まれる可能性が高い[※4]．

[※2] ここで述べるコツはあくまで著者の経験則に過ぎず，網羅的でも体系的でもないことをお断りしておきたい．
[※3] モデルの非線形性が強ければ，予言めいた結果を得ることはありうる．
[※4] 本連載の第3回（文献1）にも述べたが，ハードルが高い理由の一つは4Dシミュレーションを行うソフトウェアが少ないことである．A-Cellは4Dシミュレーションを簡単に行うことができる数少ないソフトウェアである（文献2）．

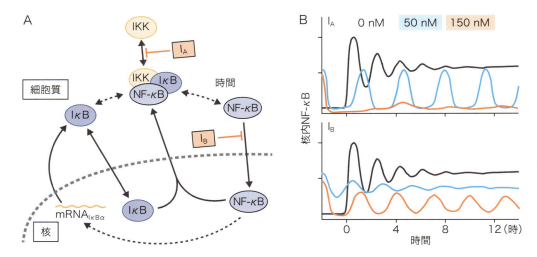

図 核内NF-κBの活性を制御する薬剤の開発をめざしたシミュレーションの例
A）NF-κBのパスウェイに仮想的なIKKの阻害剤I_Aと, 仮想的なNF-κB核移行の阻害剤I_Bが導入された. B) 阻害剤I_A, I_Bが存在しない場合（コントロール）に比べ, 阻害剤を低濃度で投与するとI_Aに対しては核内NF-κBの振動が増強し, I_Bに対しては減弱する. 逆に阻害剤を高濃度で投与するとI_Aに対しては核内NF-κBの振動が減弱し, I_Bに対しては増強する.（文献4をもとに作成）

4）実験との緊密なコミュニケーション

　予言は検証（可能ならば証明）されなければならない. そのためにはウェット実験とのコラボレーションが不可欠である. そうでない場合は, 検証をしてくれる実験グループを見つけるか, 論文が実験グループの目に留まるのを待つしかない[※5]. 同じグループ内にシミュレーションと実験研究者が共存している, あるいはシミュレーショングループと実験グループがテーマを決めてコラボレーションする体制があるとスムースである. 究極の姿は, 実験研究者がPCRやウエスタンブロットを使うような感覚でシミュレーションを行うことであろう.

　このようにまとめると, 予言を行うための手間と, 検証を実現するためのハードルの高さに立ちすくむかもしれない. しかしこれが分子細胞生物学を発展させる, 重要な手段の一つであると著者は考えている. しかも前述したとおり, 大きな喜びが得られる.

予言による薬剤開発の可能性

　本連載の最後に, 薬剤開発にシミュレーションの予言を活用する試みを紹介しよう[3]. 効果的で安全な薬剤を実現したり, 薬剤投与プロトコールを決定したりするときには, シミュレーションによる予言が大いに有効であると考えられる. これまで, シミュレーションに仮想的な薬剤を導入してNF-κBの活性制御を試みた例[4], 抗マラリア薬として効果的なターゲットを探索した例[5], 低血糖のリスクがない膵β細胞でのターゲット探索を行った例[3)6)], 神経成長因子パスウェイにおける薬剤標的を探索した例[7], アラキドン酸カスケードにおける効果的な抗炎症ターゲットを探索してCOX-2と5-LOXの同時阻害の有効性を見出した例[8], p38 MAPK経路における薬剤探索を試みた例[9], 心筋での再灌流傷害に対する薬剤ターゲットであったNa-

---

※5　著者が論文で行った予言を, 米国のグループが11年後に検証報告をした例はあるが, これはまれなケースで, 一般的にはシミュレーションの予言を誰かが実験で検証してくれることを望むのは, 期待過剰である.

プロトン交換輸送体が期待通りの結果を生まない理由を明らかにした例[10]などが報告されている．ここではNF-κBの活性制御を試みた例を紹介しよう[4]．

本連載で紹介したものと基本的に同じモデルに[1)11)]，仮想的薬剤I_AとI_Bを導入している（**図A**）．薬剤I_Aは細胞質のNF-κB・IκB複合体と競合的にIKKに結合し，薬剤I_Bは細胞質のNF-κBに結合すると核移行が阻害されるようなものである．結果は興味深く，薬剤I_Aを低濃度で与えると，あるいは薬剤I_Bを高濃度で与えると，核内NF-κBの振動がむしろ増強されたが，薬剤I_Aを高濃度で与えると，あるいは薬剤I_Bを低濃度で与えると，振動は抑制された（**図B**）※6．このシミュレーションにより，核内NF-κBの振動を抑えるためには適切な濃度で薬剤を与える必要があることが予言された．

論文では解析が行われておらず，**図B**のような結果になった原因は不明である．しかし本連載の第3回，あるいは第4回で紹介したような解析を行えば原因がはっきりするであろう．

ここで紹介したのは一例に過ぎない．細胞シミュレーションのモデルさえあれば，さまざまなK_D値をもった仮想的抑制剤を投与することができ，強力な薬剤開発のツールとなるのではないだろうか．この手法はターゲットタンパク質の活性上昇が必要な場合にも使えるであろう．薬剤開発にはますます莫大なコストがかかるようになっているが，シミュレーションによる予言は，この現状を打破する有望な手段となるに違いない．

連載を結ぶにあたって：
なぜシミュレーションによる予言が必要なのか？

一つの細胞には非常に多種のタンパク質が共存するうえに，他のタンパク質，脂質，糖，核酸，イオンなどが結合し，さまざまな修飾を受けている．このように書くと化学反応が細胞機能を生み出すすべてであると思いがちであるが，そうでないことはご存じの通りで，物理的プロセス（拡散や輸送），電気的プロセス（ミトコンドリアや神経細胞での膜電位とその伝搬）や機械的プロセス（変形，接着，遊走，力感知）も細胞内で進行することを考えれば，もはやクレイジーな複雑さである．

細胞はこのクレイジーな複雑さのなかで，さまざまな外部環境（人為的に薬剤を与えることも含めて）に対して自身を変化させる．このメカニズムを理解しなければ，生命とは何かという疑問に答えられないだけでなく，疾患の治療法を開発することもおぼつかない．そのためにはこれらすべてを明らかにし，記述しなければならない※7．これを実験だけで行うことの困難さは容易に想像がつく．本連載を通じて，シミュレーションによる予言が実験研究遂行の強力なサポートツールであることをご理解いただけたに違いない．積極的に，日々の研究にシミュレーションを採り入れてはいかがだろうか．

文献

1) 市川一寿：実験医学，35：2778-2784，2017
2) Ichikawa K：Bioinformatics, 17：483-484, 2001
   A-Cellは株式会社 True Cell Simulationsから入手できる（http://tc-simulations.com/homepage/）
3) Schneider H-C, et al：Bioorg Med Chem, 23：1168-1176, 2013

※6　この結果は本連載の第3,4回で紹介した4Dシミュレーションとは異なる部分がある．これはここで紹介するシミュレーションが4Dシミュレーションではなく，パスウェイシミュレーションのためと考えられる．

※7　記述の仕方については，今後の研究の進展が必要である．

4) Sung M-H, et al：Mol Pharmacol, 66：70-75, 2004
5) Singh VK, et al：FEBS Lett, 587：2806-2817, 2013
6) Riz M, et al：Am J Physiol Endocrinol Metab, 306：E627-E634, 2014
7) Benson N, et al：Interface Focus, 3：20120071, 2013
8) Yang K, et al：PLoS Comp Biol, 3：e55, 2007
9) Hendriks BS, et al：Biotechnol Prog, 24：96-109, 2008
10) Roberts BN, et al：PLoS Comp Biol, 7：e1002241, 2011
11) 市川一寿：実験医学, 35：3157-3162, 2017

既刊掲載一覧　予言するシミュレーション

2016年（8月号～12月号）

- Lv.1　4Dシミュレーションでがん浸潤阻止の新しい方法を予言する
- Lv.2　神経細胞間の信号伝達効率：どのように制御されるのか？
- Lv.3　転写因子NF-κBのオルガネラによる制御を4Dシミュレーションで予言する
- Lv.4　転写因子NF-κBの核膜輸送による制御を4Dシミュレーションで予言する
- Lv.5　細胞応答の柔軟性をパスウェイシミュレーションで予言する：MAPK経路の例

2017年（1月号，2月号）

- Lv.6　粒子シミュレーションで細胞のストレス応答を予言する
- ▶ Lv.7　予言を生むために：まとめと薬剤ターゲット同定への活用例

「教科書・サブテキスト」ガイド

豊富な図表やイラストでわかりやすい　3号連続掲載

第3回　薬学，栄養，リハビリテーション 編

特典　本コーナーでは羊土社が強く推薦する「**教科書・サブテキスト**」を3号連続でご紹介いたします．教科書をお探しの方はぜひ本コーナーをご覧ください．

このマークのある書籍を教科書として採用いただけますと PowerPoint などを使った授業に便利な書籍掲載の**図表データ**が **WEB から無料ダウンロードできます！**
※採用お申込み後に小社よりご案内をお送りいたします．

改訂薬学教育モデル・コアカリキュラムに対応した最新版！

新ビジュアル薬剤師実務シリーズ　＜B5判＞　オールカラー

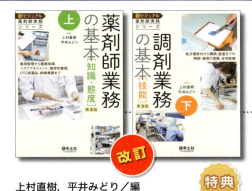

上村直樹，平井みどり／編
〈改訂のポイント！〉
過去の薬剤師国家試験出題箇所を緑のマーカーで表示．国家試験対策本としてもより使いやすくなりました！

上　薬剤師業務の基本
[知識・態度] 第3版
薬局管理から服薬指導、リスクマネジメント、薬学的管理、OTC医薬品、病棟業務まで
■ 定価（本体 3,800 円＋税）　■ 324 頁　■ ISBN 978-4-7581-0937-6

下　調剤業務の基本
[技能] 第3版
処方箋受付から調剤、監査までの病院・薬局の実務、在宅医療
■ 定価（本体 3,700 円＋税）　■ 279 頁　■ ISBN 978-4-7581-0938-3

よくわかるゲノム医学　改訂第2版
ヒトゲノムの基本から個別化医療まで

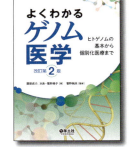

菅野純夫／監　服部成介，水島-菅野純子／著
■ 定価（本体 3,700 円＋税）　■ B5 判　■ 230 頁　■ ISBN 978-4-7581-2066-1

ゲノム創薬や遺伝子検査など，
注目のゲノム医学の知識が身につく

ライフステージや疾患背景から学ぶ
臨床薬理学
テーラーメイド薬物治療の基本知識と処方の実際

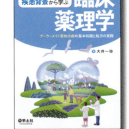

大井一弥／著
■ 定価（本体 3,700 円＋税）　■ B5 判　■ 190 頁　■ ISBN 978-4-7581-0936-9

コアカリキュラムに対応！「テーラーメイド薬物治療」を網羅
薬剤師国家試験の対策にも役立つ！

管理栄養士国家試験ガイドラインに準拠！

栄養科学イラストレイテッドシリーズ

特典　オールカラー　B5判

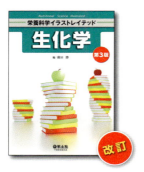

生化学 第3版

薗田　勝／編
- 定価（本体 2,800 円＋税）
- 256 頁
- ISBN 978-4-7581-1354-0

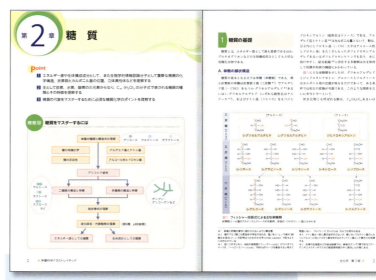

大好評教科書が待望のオールカラー！

基礎化学

土居純子／著
- 定価（本体 2,400 円＋税）
- 176 頁
- ISBN 978-4-7581-1353-3

栄養学に必須の「化学」を，基礎の基礎からわかりやすく解説

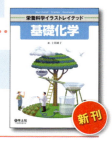

新刊

シリーズ既刊

食品学Ⅰ　食べ物と健康―食品の成分と機能を学ぶ
水品善之，菊﨑泰枝，小西洋太郎／編
- 定価（本体 2,600 円＋税）
- 208 頁
- ISBN 978-4-7581-0879-9

食品学Ⅱ　食べ物と健康―食品の分類と特性，加工を学ぶ
栢野新市，水品善之，小西洋太郎／編
- 定価（本体 2,700 円＋税）
- 216 頁
- ISBN 978-4-7581-0880-5

食品衛生学
田﨑達明／編
- 定価（本体 2,800 円＋税）
- 224 頁
- ISBN 978-4-7581-1352-6

解剖生理学　人体の構造と機能　改訂第2版
志村二三夫，岡　純，山田和彦／編
- 定価（本体 2,900 円＋税）
- 239 頁
- ISBN 978-4-7581-0876-8

臨床医学　疾病の成り立ち　改訂第2版
田中　明，宮坂京子，藤岡由夫／編
- 定価（本体 2,800 円＋税）
- 288 頁
- ISBN 978-4-7581-0881-2

基礎栄養学 第3版
田地陽一／編
- 定価（本体 2,800 円＋税）
- 208 頁
- ISBN 978-4-7581-1350-2

応用栄養学
栢下　淳，上西一弘／編
- 定価（本体 2,800 円＋税）
- 223 頁
- ISBN 978-4-7581-0877-5

分子栄養学　遺伝子の基礎からわかる
加藤久典，藤原葉子／編　［2色刷］
- 定価（本体 2,700 円＋税）
- 231 頁
- ISBN 978-4-7581-0875-1

臨床栄養学 基礎編 改訂第2版
本田佳子，土江節子，曽根博仁／編
- 定価（本体 2,700 円＋税）
- 184 頁
- ISBN 978-4-7581-0882-9

臨床栄養学 疾患別編 改訂第2版
本田佳子，土江節子，曽根博仁／編
- 定価（本体 2,800 円＋税）
- 312 頁
- ISBN 978-4-7581-0883-6

理学療法士・作業療法士を目指す学生のための**定番教科書シリーズ!!**

PT・OTビジュアルテキスト

B5判　オールカラー

シリーズの特徴
- 臨床とのつながりを重視した解説で、座学～実習はもちろん現場でも役立つ新スタンダード
- イラスト・写真を多用した、目で見てわかるオールカラーの教科書です
- 国試の出題範囲を意識しつつ、PT・OTに必要な知識を厳選。基本から丁寧に解説しました

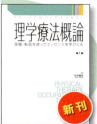

理学療法概論
課題・動画を使ってエッセンスを学びとる
【新刊】
庄本康治／編
- 定価（本体 3,200 円＋税）
- 222頁　ISBN 978-4-7581-0224-7

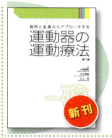

局所と全身からアプローチする 運動器の運動療法
【新刊】
小柳磨毅，中江徳彦，井上 悟／編
- 定価（本体 5,000 円＋税）
- 342頁　ISBN 978-4-7581-0222-3

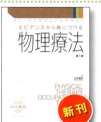

エビデンスから身につける 物理療法
【新刊】
庄本康治／編
- 定価（本体 5,200 円＋税）
- 301頁　ISBN 978-4-7581-0221-6

義肢・装具学
異常とその対応がわかる動画付き
高田治実／監，
豊田 輝，石垣栄司／編
- 定価（本体 6,800 円＋税）
- 413頁　ISBN 978-4-7581-0799-0

リハビリテーション 基礎評価学
潮見泰藏，下田信明／編
- 本体（定価 5,900 円＋税）
- 390頁　ISBN 978-4-7581-0793-8

ADL
柴 喜崇，下田信明／編
- 定価（本体 5,200 円＋税）
- 351頁　ISBN 978-4-7581-0795-2

内部障害理学療法学
松尾善美／編
- 本体（定価 5,000 円＋税）
- 335頁　ISBN 978-4-7581-0217-9

姿勢・動作・歩行分析
臨床歩行分析研究会／監
畠中泰彦／編
- 本体（定価 5,000 円＋税）
- 230頁　ISBN 978-4-7581-0796-9

国際リハビリテーション学
国境を越えるPT・OT・ST
河野 眞／編
- 定価（本体 6,800 円＋税）
- 357頁　ISBN 978-4-7581-0215-5

地域理学療法学
重森健太／編
- 本体（定価 4,500 円＋税）
- 310頁　ISBN 978-4-7581-0797-6

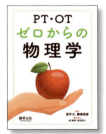

PT・OT ゼロからの物理学
望月 久，棚橋信雄／編著
谷 浩明，古田常人／編集協力
- 定価（本体 2,700 円＋税）　B5 判　253頁
- ISBN978-4-7581-0798-3

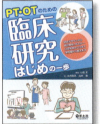

PT・OTのための 臨床研究 はじめの一歩
研究デザインから統計解析、ポスター・口述発表のコツまで実体験から教えます

山田 実／編著　土井剛彦，浅井 剛／著
- 定価（本体 3,200 円＋税）　B5 判　156頁
- ISBN978-4-7581-0216-2

教科書webページ www.yodosha.co.jp/textbook/

詳しい内容見本や目次，採用者の声など教科書選定の参考になる情報をご覧いただけます

40にして惑わず！不惑で魅惑のスプライシング研究

"40 years of mRNA splicing: From Discovery to Therapeutics" in CSHL

片岡直行

2017年10月下旬、ニューヨーク市郊外のロングアイランドにあるコールドスプリングハーバー研究所では木々の葉が色づきはじめ、植え込みにはハロウィン用にカボチャが多く置かれていた。筆者はここを訪れるのはもう10回目くらいとなるが、いつも自然にあふれた風光明媚な場所である（写真1）。

2017年10月22～25日に、"40 years of mRNA splicing：From Discovery to Therapeutics"と銘打たれたミーティングが開かれた。今回のミーティングは通常のミーティングとは異なり、スプライシングの発見から現在の研究までを紹介するものである。スプライシング発見前夜から、スプライシング異常疾患に対する治療に至るまで、多彩な演題をノーベル賞受賞の大御所から現在の第一線の研究者まで幅広い発表者が講演した。

真核細胞mRNAの発見からイントロンの発見へ

現在の分子生物学は、大腸菌やファージといった研究材料を用いて飛躍的に発展した。その後、真核細胞に興味は移るが、まずは真核細胞にmRNAがあるのか、という非常に基本的な問いかけからはじまった。その後HeLa細胞の画分を密度勾配遠心法で分画する実験から、真核細胞にもRNAが存在し、いくつかの沈降係数のピークに分かれることが明らかにされた。また、ウサギ網状赤血球細胞破砕液やラット肝臓抽出液を用いた解析からpolyribosomeが発見され、そこに含まれるRNAがmRNAと考えられた。これらの話は、James Darnell博士によって話されたが、御歳87歳の博士は、NovaやCLIP法で有名なRobert Darnell博士の父である。RNA processingを含めた分子生物学に多大な貢献をしてこられた生き字引からのお話はたいへんおもしろかった。データも50年ほど昔の論文からで、現在のようなソフトウエアを用いたきれいな図ではなく、機械が引いたグラフが出されており、当時の研究と論文の雰囲気がよく出ていた。James Darnell博士にお会いするのははじめてで、筆者の恩師である

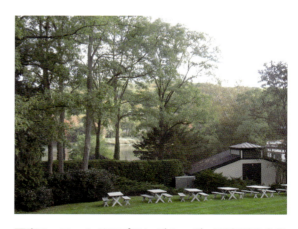

写真1　コールドスプリングハーバー研究所の食堂から望む風景

京都大学名誉教授の志村令郎先生と同世代の研究者のお話は感慨深かった．

　大腸菌におけるファージのように，真核細胞でのRNA研究には，真核細胞に存在する機構を用いてウイルスRNAをつくるDNAウイルスがよく使われた．なかでもアデノウイルスはRNA研究によく用いられており，その解析には，当時の最先端技術の1つである電子顕微鏡観察が用いられた．アデノウイルスのゲノムDNAと，アデノウイルス由来のmRNAとのヘテロ二重鎖を電子顕微鏡で観察すると，DNAがループのように飛び出しているのが観察された．つまりゲノムDNAには，mRNAにならない部分があった，ということが見つかったのである．これが介在配列（intervening sequence）の発見であり，分断化された遺伝子の発見であった．このことは1977年のコールドスプリングハーバーミーティングで，Phillip Sharp博士，Richard Roberts博士のグループによって発表されるとともに，論文として公表された．そして1993年，両博士は「分断化された遺伝子構造の発見」でノーベル生理学・医学賞を受賞している．どの時代でも，解きたいと思った謎に対して，その時代に使える最も有効な方法を使うことは重要であるということを示している好例であると思う．

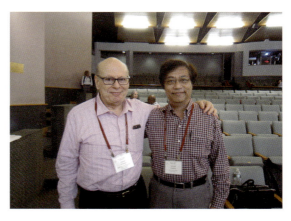

写真2　発表後のDreyfuss博士（左）と筆者（右）
会場の様子も見える．

スプライシングメカニズム解析からスプライシング異常疾患の治療へ

　発見された介在配列はイントロン（intron），その他のmRNAになる部分はエクソン（exon）と，Wally Gilbert博士らによりNature誌のreview中で名付けられた．exonはゲノムDNA上のExpressed Regionから，intronは，遺伝子（cistron）のなかに存在する，ということでIntra Cistronからそれぞれ命名された．その後，mRNA前駆体上に存在するスプライス部位配列，ブランチ部位配列の発見や，それらのシグナルを認識する核内低分子RNAタンパク質複合体（UsnRNP）の発見について，本ミーティングのオーガナイザーの一人であるJoan Steitz博士やMichael Green博士，Michael Rosbash博士によって紹介された．Rosbash博士は概日リズムを制御する分子メカニズムの発見により，2017年のノーベル生理学・医学賞を受賞している．もともとは酵母を用いてmRNAのプロセシングや輸送，代謝を研究されていたが，その後共同研究でPeriod遺伝子と出会っている．自分が興味をもったテーマの研究を続けていくことが，自分のバックグラウンドを生かした大きな発見にもつながることを学ばせてもらえると思う．

　試験管内で行うスプライシング反応から，スプライシング反応はスプライソソーム（spliceosome）とよばれる複合体で起きることが明らかになった．スプライソソームはいくつかの段階を経て形成されるが，各段階のスプライソソームを精製し，その構造を低温電子顕微鏡法（cryo-electron microscopy：cryo-EM）で解析できるようになっている．現在では解像度が飛躍的に上がり，Reinhard Luehrmann博士や，Kiyoshi Nagai博士，Yigong Shi博士によって見事な構造が示され，どの因子がどこに位置するのかも明らかになってきている．1988年Cell誌にはじめて報告された，形がなんとかわかるスプライソソームの電子顕微鏡像からすると隔世の感がある．

　本ミーティングでの最後のセッションは，スプライシング異常に起因する疾患とそれに対する治療アプローチであった．筆者のアメリカ時代のボスであるGideon Dreyfuss博士は真核生物の一群のRNA結合タンパク質の発見から脊髄性筋萎縮症（spinal muscular atrophy：SMA）の原因遺伝子産物SMN（survival of motor neuron）やU1 snRNPの新規機能について

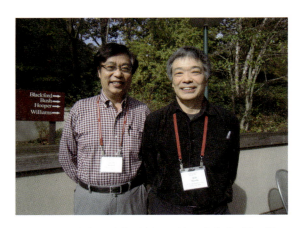

写真3 休憩中の筆者（左）と前田明先生（右，藤田保健衛生大学）
これからもともにスプライシングの魅力を伝えていきたい．

紹介した（**写真2**）．SMA患者では，2つのSMN遺伝子コピーのうちSMN1が欠失している場合が多く，SMN2からはエクソン7の排除が起き，全長のmRNAがほとんどできない．Adrian Krainer博士はこのSMN2の異常スプライシング機構を解析から，エクソン7の排除に働く配列にハイブリダイズするアンチセンスオリゴヌクレオチドを開発し，エクソン7の排除を阻害することで，全長のmRNAとタンパク質を発現するようにした．試験管内の反応から細胞レベル，そしてマウスでの効果確認を経て臨床試験へと進み，nusinersenと名付けられたオリゴヌクレオチドは2016年末に米国FDAに承認された．そして，SPINRAZAという名前でバイオジェン社から売り出され，患者さんに投与されて効果を上げている様子が報告された．SPINRAZAはEUや日本でも2017年に認可されており，世界的に患者さんのもとに届けられる予定である．

おわりに

今回のミーティングでは，スプライシング発見から疾患の薬剤まで，まさに"from bench to bedside"を示したミーティングであった．サイエンス的には，未発表データは通常のミーティングよりは少なかったが，さまざまな知識を得ることができる魅力満載のものとなった．本稿では紹介しきれなかったが，第一線で活躍されている研究者も多く来られていた．実験医学2016年12月号「coding RNAルネッサンス」特集を共企画した前田 明先生（**写真3**右，藤田保健衛生大学）ともお会いした．今後もスプライシング研究の魅力とワクワク感を日本の若い方々に伝えていきたいと思う．

片岡直行（Naoyuki Kataoka）
私立ヴィアトール学園洛星高校を卒業後，京都大学理学部に入学．京都大学大学院理学研究科生物物理学専攻博士課程修了．ペンシルバニア大学でのポスドク生活を経て京都大学ウイルス研究所 助手，東京医科歯科大学 難治疾患研究所 特任講師，京都大学メディカルイノベーションセンター 特定准教授を経て2016年より現職．イントロンの発見時，筆者は中学受験を控えて勉強中の少年だった．大学時代にスプライシングのおもしろさに惹かれ，不惑を越え，天命を知る歳を越えてもさらにRNA研究に魅惑されている．

各研究分野を完全網羅した最新レビュー集

実験医学増刊号

年8冊発行[B5判]
定価（本体5,400円＋税）

Vol.35 No.20（2017年12月発行）

総力戦で挑む
老化・寿命研究
Productive Agingを目指した基礎研究と社会実装

編集／今井眞一郎，吉野　純，鍋島陽一

好評発売中

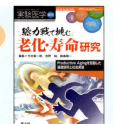

〈序〉総力戦のなかの老化・寿命研究の役割
　　　　　　　　吉野　純，今井眞一郎，鍋島陽一

[概論] 老化・寿命研究元年を迎えて
　　　　　　　　今井眞一郎，吉野　純，鍋島陽一

第1章　老化・寿命研究の最先端

〈1〉外的環境シグナルによる老化・寿命の制御
　　─親世代で獲得した生存優位性は子孫へ継承される
　　　　　　　　岸本沙耶，宇野雅晴，西田栄介
〈2〉臓器連関による個体レベルの代謝制御と老化　片桐秀樹
〈3〉視床下部における睡眠および体温調節のメカニズムと
　　哺乳類の老化・寿命制御の関係　　　佐藤亜希子
〈4〉臓器老化におけるステムセルエイジングの役割　西村栄美
〈5〉腸内細菌と細胞老化による発がん促進機構
　　　　　　　　河本新平，大谷直子，原　英二
〈6〉KEAP1-NRF2制御系による酸化ストレス応答と抗老化
　　作用　　　　　　　　　　　　　　本橋ほづみ
〈7〉α-Klothoの発見とその分子機能の解析を基盤とした
　　恒常性維持機構の研究　　　安部千秋，鍋島陽一
〈8〉老化の比較生物学─長寿齧歯類ハダカデバネズミを例に
　　　　　　　　　　　　　　　　　　三浦恭子

第2章　世界における老化・寿命研究と医療の現在

〈1〉健康寿命を延ばすための臨床試験の展開とその世界的影響
　　Jamie N. Justice, Nir Barzilai, Jill Crandall,
　　Mark A. Espeland, Stephen B. Kritchevsky
〈2〉老化研究におけるドイツのマックス・プランク研究所の役割
　　　　　　　　Dario R. Valenzano, Adam Antebi
〈3〉細胞老化研究と英国における動向　　　成田匡志
〈4〉フレイル，サルコペニアにみる日本の老年医療の現在
　　　　　　　　　　　　　　　杉本　研，樂木宏実
〈5〉日本における百寿者研究の最先端　新井康通，広瀬信義

第3章　エビデンスに立脚した抗老化方法論を求めて

〈1〉老化・代謝制御における腸内細菌叢
　　　　　　　　宮本潤基，中谷明穂，木村郁夫

〈2〉NAD$^+$生物学研究の最前線
　　─NMNとNRの重要性と可能性　　　吉野　純
〈3〉システム論とデータ駆動分析から可能となる老化研究
　　　　　　　　　　　　　　　　　　北野宏明
〈4〉アスピリンの大腸がん予防効果　牟礼佳苗，石川秀樹

第4章　キーパーソンインタビュー
　　　　─次世代の老化・寿命研究に向けて

〈1〉Dog Aging Project 市民とともに進める新しい形の老化研究
　　　　　　　　　　　　　　　　　Matt Kaeberlein
〈2〉抗老化方法論の標的としてのサーチュイン "Sirtuin Guy"
　　が語る老化研究の未来　　　Leonard P. Guarente
〈3〉老化細胞除去による健康長寿 ブレイクスルーを生むのに
　　大切なこと　　　　　　　　　Jan M. van Deursen
〈4〉老化研究の道筋を示す旗印 Geroscience Initiative
　　Japanの設立　　　　　　　　　　　　鍋島陽一
〈5〉ベンチから世界へNADワールドが描く老化研究のBig Picture
　　　　　　　　　　　　　　　　　　今井眞一郎

第5章　Productive Agingを目指して
　　　　─社会実装の試み

〈1〉運動の抗老化作用とその実践　　　　　樋口　満
〈2〉時間軸を踏まえたアルツハイマー病発症予防　柳澤勝彦
〈3〉高齢者を活かす福祉工学のアプローチ─JSTプロジェクト
　　「高齢社会を豊かにする科学・技術・システムの創成」を例に
　　　　　　　　　　　　　　　　　　伊福部　達
〈4〉認知トレーニングによる高齢者の認知機能の向上効果の
　　検証　　　　　　　　　　　野内　類，川島隆太

第6章　老化・寿命研究の社会的重要性

〈1〉米国でみた老化研究　　　　　　　　瀬川茂子
〈2〉わが国における老化研究の方向性について─老化メカニズム
　　の解明・制御プロジェクトの推進　村松哲行，永井雅規
〈3〉生涯現役社会の実現のために
　　─医学・生命科学研究への期待　　　　清家　篤
〈4〉増え続ける貧困高齢者とその対策　　　唐鎌直義

発行　羊土社 YODOSHA
〒101-0052　東京都千代田区神田小川町2-5-1　TEL 03(5282)1211　FAX 03(5282)1212
E-mail : eigyo@yodosha.co.jp
URL : www.yodosha.co.jp/

ご注文は最寄りの書店，または小社営業部まで

Lab Report ラボレポート

海外ラボ 留学編

コラボが身を助ける？〜世界に通ずるアカデミックコミュニケーション

Weill Institute for Neurosciences, Brain and Spinal Injury Center (BASIC) / Department of Neurological Surgery, University of California, San Francisco (UCSF)

森岡和仁（Kazuhito Morioka）

本コーナーでは，海外への留学経験をもたれた研究者により，留学先の生活環境や研究環境，また味わった苦労，楽しさなどを紹介していただきます．

　私は2012年春から博士研究員として中枢神経外傷の研究でUCSFの脳神経外科へ留学しています．当初は3年程度を想定していたにもかかわらず，気づけば博士研究員の最終年度を迎えて独立か帰国かの分岐点に差し掛かりつつある状況にいます．留学生活を回顧すると悪戦苦闘の留学先探しからはじまり，決して順風満帆とは言えない研究生活に至るのですが，想定外も異国ならではの醍醐味として前向きに捉え充実した日々を過ごせていると思います．現在進行形でサバイバルに励んでいる留学生の皆様の参考になればと思い，僭越ながら自らの経験をご紹介します．

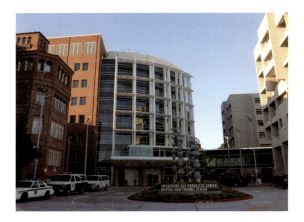

写真1　Zuckerberg San Francisco General Hospital and Trauma Center（ZSFG）
研究室があるUCSFの関連施設．レベル1外傷センターと研究所が併設され，FacebookのマークザッカーバーグCEO夫妻の冠が付いた市立病院．

茨の道を行く

　慈恵医科大学を卒業して東京大学医学部附属病院整形外科へ入局後，整形外科医として6年間の臨床生活を経てSurgery Scientistをめざし東京大学大学院へ進学しました．東京大学医科学研究所ヒトゲノムセンターの中村祐輔先生の研究室へ国内留学することになり，基礎研究の初心者としてがん研究と骨研究を一からはじめ，なんとか在学中に筆頭著者の論文発表と学位取得を成し遂げました．中村先生の研究室では多くの外国人留学生と交流するだけでなく，創薬をめざしたがん研究の最前線に触れる機会にも恵まれ，国際学会での発表を機に研究留学に憧れを抱くようになりました．

　卒後，国立障害者リハビリテーションセンター研究所で脊髄損傷の基礎および臨床研究の立ち上げに携わることになり，領域を変えて神経科学を一からはじめることになりました．幸いにも脊髄損傷研究の第一人者であるチューリッヒ大学のMartin E. Schwab先生が主催する動物実験のワークショップにアジア代表として参加する機会に恵まれ，研鑽を積むとともに研究留学への漠然とした憧れが明確な希望へと変わりました．自分のメインテーマである中枢神経外傷後の神経可塑性研究を発展できるような留学先を選定し，見様見真似でジョブオファーのメールを送ってみましたが，断りの連絡どころか返事さえもらえませんでした．薄い履歴書・コネクション不足・採用のしくみに関する知識不足など，明らかな準備不足を痛感して方針を改

め，千里の道も一歩からの気概をもって国際学会へ足繁く参加して情報収集をしつつポスター発表での自己紹介も欠かさず，下手な英語に臆することなく積極的にコミュニケーションを図るように努めました．その結果，2010年の北米神経科学学会にて神経可塑性研究領域では新進気鋭の若手研究者でありファカルティになりたてのAdam R. Ferguson先生と運命的な出逢いを果たし，コミュニケーションを重ね続けました．そして再会を約束した2011年の米国神経外傷シンポジウムにてポスター発表直後に彼のメンターかつ脊髄損傷研究のレジェンドであるJacqueline C. Bresnahan先生とMichael S. Beattie先生を交えてジョブインタビューを受け，足掛け2年の格闘の末2012年春に晴れて希望の研究室へ留学できることになりました．

研究施設＆研究室データ

University of California, San Francisco（UCSF）

アメリカ合衆国
カリフォルニア州サンフランシスコ

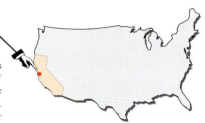

- **代表的な付属施設**
  ①UCSF Medical Center & Parnassus Campus／②Benioff Children's Hospital, J. Gladstone Institutes & UCSF Mission Bay Campus／③Helen Diller Family Comprehensive Cancer Center & UCSF Mount Zion Campus／④UCSF Laurel Heights Campus／⑤Zuckerberg San Francisco General Hospital and Trauma Center（ZSFG）／⑥San Francisco VA Medical Center（SFVAMC）
- **施設の規模**
  学生の数：約5,000人，職員数：約24,000人，ラボの数：約580（Principal Investigator数）
- **最近話題になった研究者**
  Dr. Joe DeRisi（Professor at DeRisi Lab, Co-President at Chan Zuckerberg BioHub）
- **研究施設の著名な研究者**
  Dr. J. Michael Bishop & Dr. Harold Varmus, Dr. Stanley Prusiner, Dr. Elizabeth Blackburn, 山中伸弥博士
- **ホームページ** http://www.ucsf.edu/ ※2017年5月号同コーナー（磯辺紀子先生）の稿参照

Ferguson Lab

- **研究指導者名**
  Dr. Adam R. Ferguson
- **研究分野**
  中枢神経外傷（脊髄損傷，脳挫傷）の基礎および臨床研究，メタ可塑性，バイオインフォマティクス
- **構成人員**
  博士研究員：4人（うち日本人1人），テクニシャンなどスタッフ：6人（うち日本人0人）
- **最近の研究成果**
  1) Haefeli J, et al：A data-driven approach for evaluating multi-modal therapy in traumatic brain injury. Sci Rep, 7：42474, 2017
  2) Nielson JL, et al：Topological data analysis for discovery in preclinical spinal cord injury and traumatic brain injury. Nat Commun, 6：8581, 2015
  3) Huie JR, et al：AMPA Receptor Phosphorylation and Synaptic Colocalization on Motor Neurons Drive Maladaptive Plasticity below Complete Spinal Cord Injury. eNeuro, 2：pii：ENEURO.0091-15.2015, 2015
- **ホームページ** http://www.brainandspinalinjury.org/index.php

著者経歴
著者経歴：東京大学大学院医学系研究科整形外科学（中村耕三先生），東京大学医科学研究所ヒトゲノム解析センター（中村祐輔先生）
国内のポスドク先：国立障害者リハビリテーションセンター研究所（緒方徹先生）

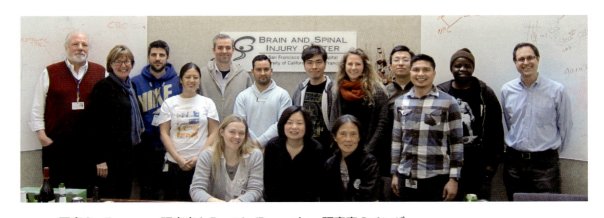

写真2　Ferguson 研究室と Beattie/Bresnahan 研究室のメンバー
後列右端が Adam Ferguson, 後列左端が Michael Beattie と Jacqueline Bresnahan, 後列中央が筆者.

窮すれば通ず

　留学を果たしたところから想定外の闘いがはじまりました．PI（Principal Investigator）の Adam 先生から最初に与えられた研究テーマは，NIH（National Institutes of Health）の R01 研究費にサポートされた脊髄損傷後の神経可塑性研究と日本で遂行していた脊髄損傷研究の継続であり，いずれも夏に研究費が更新されてから開始することになりました．採用条件はまず無給の客員研究員として諸々のセットアップを進め，更新後に有給の博士研究員として雇用される予定でした．ところがこの年は NIH 研究費の採択率が過去5年間で最低となり不運にも更新ならず，留学3カ月目にして研究プランは白紙となり想定外の無給継続となってしまいました．再申請にはリバイス実験が必要となり，PI のメンターも経済的な余裕がなかったため他に当てがなく，日本の海外助成金はすでに申請条件を満たせず帰国を考えました．しかし，これまでの道程と PI の親身な説得により，1年間は自分の研究を度外視して研究費獲得だけに挑戦すると決断し，日本での予備実験データとこちらでの研究プランを発展させて米国や欧州の研究費に複数申請しました．PI の R01 研究費の再申請も手伝いながら絶望的な1年を過ごした末，飲料水メーカー Red Bull の NPO 団体である Wings for Life Spinal Cord Research Foundation から2年間の研究費を獲得することができ，ようやく博士研究員としてまともな留学生活がはじまりました．

　研究費申請に勤しむ傍ら UCSF 内のアカデミックコミュニケーションにも励み，自分の専門である筋骨格系領域の研究テーマで共同研究費を申請してくれる研究者を独自に探し続けました．その結果，同じ動物実験モデルを使っていたよしみで UCSF・UCSD 整形外科の脊椎研究グループの共同研究に加わることになり，NASA の研究費を獲得して新たな研究プロジェクトがはじまりました．その後も親交のあった UCSF 整形外科の外傷研究グループと申請した共同研究は NIH の R21 研究費を獲得し，他複数の共同研究にも携わりながら研究テーマとネットワークを広げることができました．

　その後，PI が R01 研究費を再獲得して新たな神経可塑性研究がはじまり，彼のメンターが NIH と Veterans Administration の共同研究費を獲得したため新たな脊髄損傷研究にも加わり，自らも UCSF の筋骨格系研究コンソーシアムから研究費を獲得して新たなプロジェクトに着手しはじめ現在に至ります．結果的には絶望的な境地から自ら研究費を獲得することによって留学生活を再びスタートラインに戻し，地道なコミュニケーションの積み重ねによって獲得した複数の共同研究のおかげで経済的な不安からしばし解放され，研究テーマに事欠かない充実した環境を構築することができました．国際学会が身近になったおかげで知り合いが増え業界のトレンドを把握できるようになり，ワークショップでお世話になった Martin 先生にも再会でき，学会賞の受賞やシンポジウムの招待講演など貴重な経験ができました．筆頭著者の論文は苦戦中で共著論文

が先行する苦しい状況ではありますが，この原稿が掲載される頃には発表できていることを祈りつつ，日々研鑽を積んでいます．

想定外を楽しむマインドセット

　回顧すると，順調に進んでいればすでに論文を発表して帰国していたはずですし，研究費が更新されることを確認してから留学すべきであったかもしれないと反省は尽きませんが，自己責任で留学したので辛かった日々に後悔はありません．むしろアクシデントを通じて研究費ありきの米国研究業界の慣例に染まって揉まれつつ，想定外を楽しみながら博士研究員生活を全うすることになり，得がたい経験ができました．懲りずにこれからビザを2年間更新するのですが，長く所属しているのは興味のある研究に挑戦させてもらえるからだけでなく，アカデミックコミュニケーションと長期的な視野に長けたPIと信頼関係が築け，彼から学ぶものがまだあるからだと思います．PIのAdam先生は複数の研究費を獲得しながら中枢神経外傷研究のウェットラボとドライラボを並行して運営しており，independent PIを早く育てるという意向に従って所属する博士研究員4人全員が常に研究費の申請をしながら複数の共同研究を進めている状況です．留学前には想定していなかった環境でしたが違和感なく働けており，留学は巡り合わせとタイミングが重要だとつくづく感じています．共同研究はPIの方針と多様性を尊重する西海岸の環境のおかげでいろいろと獲得できました．老婆心ながら，共同研究は身を助ける手段になりますが，度を過ごすと身を削ることにもなります．どれだけ研究費を獲得してもNIHの基準に従った博士研究員の給料しかもらえず，ファカルティではないので自分の実績にならないこともあります．それでも留学前の希望の研究ができなかった場合，留学後に共同研究で実現するという方法はあると思います．

　英語でのコミュニケーションには苦労しましたが，ツールとしていかにして効果的に伝えるかだけに注力し，熱意と積み重ねでアカデミックコミュニケーションを成立させてきました．給料は生活のため以外にも仕事へのモチベーションに重要であり，無給状態はPIの責任がないので放置されやすく，自らの存在意義を見失いがちになるので，躊躇せずPIと相談すべきです．海外の研究費獲得はそれなりの論文数が必要と言われていますが，私見ながらフェローシップレベルであればしっかりとしたPIの指導下で独自性があって目的が明確かつ実現可能性が高い研究内容であれば論文数を問わずとれる可能性があります．どこの研究室でも不公平なことは多少なりともあると思いますが，結果至上主義ですから結果で見返し，他人の芝が青く見えても自分が求めているものだけを得ていけばよいのだと思います．

贈る言葉

　留学経験談は人それぞれであるとおり，非日常的な人生経験は留学ならではのものですから，興味がある人は臆せず飛び出し，現在サバイバルに努めている人は後悔しないために果敢に挑戦していくことが大事だと思います．

　日本では当たり前に使われる「留学」という言葉には，しっくりする英訳がありません．思えば多くの外国人留学生は日本人と異なり，「学び」というよりも「働き」に来ていると認識しており，PIから給料を貰って然るべきと考えています．日本人留学生は助成金を持参してくると考えているPIも少なくないので，後輩たちのためにも積極的に交渉してください．

　最後に，私が絶望的な1年を乗り越えられたのは，友人や研究室のスタッフだけではなく，日本人留学生とのコミュニケーションに依るところも大きかったです．同じような苦しい経験を他の人がする必要はないという思いから，UCSFにいる日本人留学生がSNSで情報交換できるコミュニティを立ち上げ，さらにサンフランシスコ・ベイエリアの複数の日本人研究者コミュニティの幹事を務めてつなげ，日本人留学生のためのアカデミックコミュニケーションを築きました．さらなる発展のため海外日本人研究者ネットワーク（UJA）の運営にもかかわっております．Louis Pasteur先生の「科学には国境はないが，科学者には祖国がある」という言葉の通り，日本人留学生がストレス少なく他国に負けない活躍を異国で成し遂げてくれればと願うばかりです．

　（kazuhito.morioka@ucsf.edu）

ベストな留学へ, 経験者がノウハウを伝授！

研究留学のすゝめ！
渡航前の準備から留学後のキャリアまで

好評発売中

編集／UJA（海外日本人研究者ネットワーク）
編集協力／カガクシャ・ネット

◆定価（本体 3,500 円＋税）　◆1色刷り　◆A5 判　◆302 頁
◆ISBN978-4-7581-2074-6

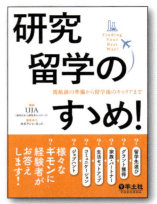

目次

？？ 留学のギモン, 経験者がお答えします！！

《イントロダクション》
第0章　あなたにとって必要な留学情報は何でしょうか？

《留学準備 編》
第1章　メリットとデメリットを知り目標を定める　【留学する？しない？ はココ！】
第2章　留学の壁と向き合い, 決断をする
第3章　自分と向き合い, 留学先を選ぶ
第4章　留学助成金を獲得する　【グラントの獲得？ はココ！】
第5章　オファーを勝ち取る①　～留学希望ラボへのコンタクト, アプリケーションレター
第6章　オファーを勝ち取る②　～CV, 推薦書, インタビュー

《留学開始～留学中 編》
第7章　生活をセットアップする　【生活のセットアップ？ はココ！】

第8章　人間関係を構築する①　～ラボでの人間関係　【コミュニケーション？ はココ！】
第9章　人間関係を構築する②　～日常生活における人間関係
第10章　2-Body Problem を乗り越える

《留学後期～終了 編》
第11章　留学後のキャリアを考える
第12章　留学後のジョブハント①　～アカデミアポジション獲得術＜国内編＞　【ジョブハント？ はココ！】
第13章　留学後のジョブハント②　～アカデミアポジション獲得術＜海外編＞
第14章　留学後のジョブハント③　～企業就職術

《外伝》
第15章　大学院留学のすゝめ　【留学先のコミュニティをチェック】

《付録》
世界各地の日本人研究者コミュニティ

山中伸弥先生 (京都大学iPS細胞研究所 所長) をはじめ, 留学を経験された先輩方の体験記も収録！

本書を持って世界に飛び立ち, 研究者として大きく羽ばたこう！

発行　羊土社 YODOSHA
〒101-0052　東京都千代田区神田小川町2-5-1　TEL 03(5282)1211　FAX 03(5282)1212
E-mail : eigyo@yodosha.co.jp
URL : www.yodosha.co.jp/

ご注文は最寄りの書店, または小社営業部まで

Opinion 研究の現場から

本コーナーでは，研究生活と社会に関する意見や問題提起を，現在の研究現場からの生の声としてお届けします．過去掲載分は右のQRコードからウェブでご覧いただけます→

第92回
若手の会，参加するだけではもったいない

　若手，特に学生の時期に研究室を出て普段会えない人々と交流することは得るものが大きい．過去の本コーナー記事でも紹介されているように，各種の若手の会はまさにそのような機会を提供するものである．しかし，当然のことながら若手の会は無償で成り立っているわけでなく，有志たちによって時間とお金をかけて運営されている．そして，その手間は決して小さいものではない．筆者も，過去に「臨海・臨湖若手の会」と「Evo-Devo 青年の会」という若手の会の運営に携わり，年に1度泊まり込みの集会を開催していた．必要な準備は多岐に渡った．年会テーマを複数回の綿密なミーティングを行ったうえで決定し，助成金の申請書を執筆し，招待講演者との連絡を取り，会場と宿泊場所の確保を行い，懇親会の段取りを考え…毎年会が終わった後には疲労困憊であった．もちろん若手の会の規模や性質により，かける労力も変わってくるだろうが，どのような会だろうと若手時代の研究に専念できる貴重な時間とエネルギーを費やさなければならない点は一緒だろう．

　では，若手の会運営は研究分野の発展のためのやむない犠牲なのかというと，それはそうではない（もしくはそうであってはならない）と筆者は考えている．実際には運営側に参画することで，先に挙げたデメリットを上回りうるさまざまなメリットを得るチャンスがある．まずなにより，集会を自分（達）の好きなようにオーガナイズできるという点である．これにより，自分が勉強したいトピックや，解き明かしたい疑問に対して，第一線の研究者の方とテーマに興味をもつ参加者と共に徹底的に議論できる機会を能動的に作り出すことができる．例えば，マリンゲノミクスのエキスパートを招待した第21回臨海・臨湖若手の会や形態学と大進化をテーマに掲げた第9回 Evo-Devo 青年の会は，海産無脊椎動物のゲノム比較から発生／形態の進化を理解することを目指す筆者にとって，最新の知見を吸収しディスカッションするまたとない好機となった．もう一つの大きなメリットは人とのつながりである．一参加者として出席しても人とのつながりは増えるが，運営に参画した場合は得られるつながりの太さが段違いであったように思う．特に，一線級の研究を行う招待講演者の方々と個人的に親しくなれる点は大きい．また，運営活動を通じて構築される幹事同士のつながりも筆者には大変ありがたかった．学術的な悩みからごくごく個人的なことまで，気軽に相談できる相手ができたことは，研究活動そのものだけでなく，精神的な面でも筆者の研究人生に確実にプラスであった．その他にも，シニアの方に名前を覚えてもらいやすくなったり，研究集会に参加者を集めるコツや助成金獲得のノウハウを得られたりと多くの利点が存在した．

　以上のように，若手の会運営は研究人生にいくつものメリットをもたらすポテンシャルがある．しかし，繰り返しになるが，若手の会運営は貴重な研究のための時間とのトレードオフであることを忘れてはならない．それゆえに，今もしくはこれから若手の会の運営をする方は，義務感等に囚われずに，はばかることなく自分のメリットを追求して構わないと思う．運営にもメリットがある形をつくることが，若手の会のサステイナブルなデザイン，ひいてはその分野の振興につながるのではないだろうか．

守野孔明
（筑波大学生命環境系／
Evo-Devo 青年の会OB）

バイオでパズる！

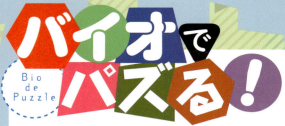

第7問 誰が何の生物を？

Profile 山田力志（アソビディア）

2006年、京都大学大学院理学研究科修了（博士）、'09年、名古屋大学大学院理学研究科助教、'12年、同特任助教、'14年に研究の道を離れ、パズル・トリックアートを中心にしたデザイン集団"ASOBIDEA（アソビディア）"を設立。「面白いをカタチに。」を合言葉に、イベントの実施や広告の制作などを行っている。三重県在住。
ウェブサイト：lixy.jp（個人）、asobidea.co.jp（アソビディア）

本コーナーでは、バイオにからめた頭を柔らかくするパズルを毎回一題、出題します。実験の待ち時間などスキマ時間にチャレンジ！　解けたらプレゼントにもぜひ応募してみてください。

問題にチャレンジ！

実果、験治、医知郎、学の4人が集まって、それぞれが扱っている実験生物について話をしています。彼らの会話から、めいめいの実験動物と苗字を推理してください。

> 酵母を使っている人の苗字は、西山だね

> 学も、南原験治もシロイヌナズナは使っていないね

> マウスを使っている医知郎の苗字は北川ではないね

> ショウジョウバエを使っている人の苗字は東村ではないね

酵母を使っている研究者のフルネームを答えてください。
なお、4人はそれぞれ異なる苗字で、違う実験生物を扱っています。

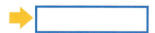

今回は「推理パズル」からの出題です。これまでの「数字パズル」「文字パズル」「図形パズル」とは違う、新しいジャンルのパズルになっています。うまく表を作りながら、研究にも重要な推理力を存分に発揮して、答えを探してみてください。

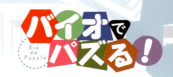

前回のこたえ

先月のチャレンジ問題「割れたゲル」の答えはこちら．ピースをすべて埋めて，バンドに従って配列を解読すると，不明部分の配列は『ACGCTTG』となります．「実際にゲルが割れても，バンドが見えないから復元は不可能」，「現像したフィルムが割れることなんてない」などという声も聞こえてきそうな設定でしたが，パズルの世界ということで，そこはご容赦ください．10月号の「割れたゲル」に引き続き，割れたシリーズのパズルとなりました．今後も，研究現場で「割れる」ものを探して，図形パズルにしていきたいと思っていますので，お楽しみに．

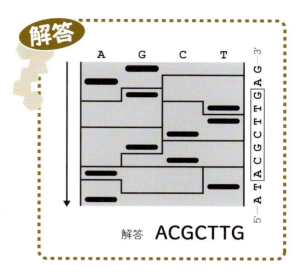

解答 ACGCTTG

ちなみに，シークエンス技術について個人的に振り返ってみると，僕が学部4年生で研究室に配属された2000年当時は，スラブ型ゲルを用いているものの，検出は蛍光を用いて行うABI377 DNAシークエンサーがメインでした．したがって，放射線標識によるシークエンスを現場で行った経験はなく，ラボの先輩方が保存しているものを見るくらいでした．その後，キャピラリー電気泳動から次世代シークエンサーへと進化したあたりで研究現場を離れたので，先月号の特集で改めて最新のシークエンス技術を学びました．昔からシークエンス技術そのものにパズル的なにおいを感じて興味深く眺めてきた僕としては，目まぐるしく進化する技術から今後も目が離せないです．

では，また来月．次回は文字パズルでお会いしましょう．

パズルに解答してプレゼントをもらおう

◆ **正解者プレゼント**
正解された方の中から抽選で，単行本『**やさしく学べる がん免疫療法のしくみ**』と小社オリジナルマスコット**ひつじ社員（仮）**をセットで**1名様**にお送りします．

◆ **応募方法**
下記のいずれかの方法でご応募ください．ご応募期限は次号の発行までとなります．

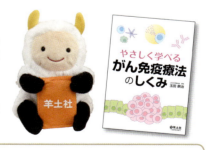

① **実験医学online**からご応募
小誌ウェブサイト**実験医学**online（www.yodosha.co.jp/jikkenigaku/）にある「**バイオでパズる**」のページからご回答いただけます．
※ご応募には羊土社会員への登録が必要となります．

② **Twitter**または **Facebook**からご応募
Twitterは「@Yodosha_EM」，Facebookは「@jikkenigaku」よりご応募いただけます．
詳しくは，いずれかの実験医学アカウントをご覧ください．

※プレゼント当選者の発表はプレゼントの発送をもって代えさせていただきます．

実験医学 編集日誌

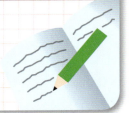

「実験医学」を編集していると，科学のことや本のことなど興味深い話題に数多く接します．本コーナーでは，編集部員が日々の活動のなかで感じたこと，面白かったことをご紹介いたします．ぜひお付き合いいただけましたら幸いです．

編集部より

📖 行きつけのエイジングコーヒーを出す喫茶店が閉店し，軽い"ロス"状態に陥っています．"ロス"と言えば昨年末，『「現場の会」ロスなあなたに！』と銘打たれたイベント「Kobe NGS Day」に参加してきました．NGS（次世代シークエンサー）の技術情報交流会です．

"ロス"が生じるほどの存在「現場の会」とは何かと言いますと，2010年に発足し，2017年に惜しまれつつ発展的解消を遂げた「NGS現場の会」というコミュニティです．私が同会を知ったのは2011年．情報の新鮮さと参加者の熱意に感動し，以降の関連イベントには積極的に伺っておりました．10名の有志から始まったという同会は（上下のないフラットな運営スタイルもクールでした），2017年5月には第5回研究会として868名の参加者を集める一大コミュニティに．しかしNGSがもはや次世代と呼びがたいほど一般化した状況などをふまえ，今後の大規模集会はひとまず終了との宣言．その冷めやらぬ熱気の名残が「現場の会ロス」の正体という訳です．

皆さまの周りにも，それ無しの毎日など考えられない熱い「現場」があると思います．1つでも多くの「現場」を目撃すべく，2018年もフットワーク軽くまいりたいと考えています．（間）

📖 凸版印刷の印刷博物館で行われている「世界のブックデザイン」入選図書の展示（〜3/4）を見に行きました．これまで私にとって「本」とは，書かれた情報が主体であり，「モノとしての側面」に注目していませんでした．出版社勤務でこれでは，という少し後ろめたい気持ちと，場所が近所でもあったので，散歩の延長で訪問した次第です．

入ってみると展示室は見渡せる程度ながら，各国の本が狭しと並んでおり壮観です．フォントや文字組み，紙の種類が入念に選ばれていることは当然，製本においても最新の技術を用いた辞典から，敢えて紙を束ねただけのアートブックまで多彩でした．どれもが，書かれた情報をいかに表現するか，物理的側面から挑戦しているように見受けられ興味深く閲覧しました．特に印象的だったのは，日本のマンガで完結した全13巻が1冊に綴じられた約2,400ページの愛蔵版です．ほとんど立方体ですが意外に開いて読みやすく，印刷・製本技術の発達を実感しました．

モノとしての側面は，電子書籍にはなく，表紙しか見えないネット通販でも伝わりにくい部分です．しかし，書店で手にとってみると，本には確かに厚みがあり，そこからは紙が積み重なっている様子が伺えます．こういった本の横顔に注目してみるのもおもしろいと思いました．（実験医学の横顔は，最近，紙を薄くして少しスリムになりました）（本）

📖 昨年12月6〜9日に神戸で行われたConBio（生命科学系学会合同年次大会）2017にて，高校生のポスター発表を聞く機会がありました．地元の特産品や，近隣の河川の水生生物，環境汚染など研究内容はさまざまでしたが，ポスターの前に足を運ぶと皆さん実験の背景から詳細な実験条件まで，終始わくわくした表情で丁寧に説明していただきました．

例えば組織の免疫蛍光染色一つにしても，組織切片の技術習得，抗体の選択や濃度条件，蛍光顕微鏡での撮影条件など高校生にとっては何もかもが初めてで，さらに高額な試薬や機器は近隣の大学に使わせてもらっているので何度も失敗できないといったプレッシャーのなかで，一生懸命調べ物をして研究に挑んでいる様子に，私自身が大学4年の時に「初めて研究を行ったときに感じたこと」をありありと思い出しました．

編集者は読者目線に立つことがもっとも大切だと言われます．研究経験があるので，初めて研究をする時のリアルな心情ははっきりと頭にあるつもりでいましたが，いつの間にか忘れかけていたのではと，はっとさせられました．

実験医学は，最先端を走る研究者はもちろん，はじめて実験を行う方，異分野に飛び込もうとする方などさまざまな分野・立場の方に読んでいただきたい雑誌です．それらの方々の目線に少しでも近づくために，2018年はもっと多くの研究者の方々とお話ししなくてはと感じました．本稿を読んでいただいている皆さまにも，学会や懇親会でお話を伺うことがあるかもしれません．その際は温かくご指導いただけますと幸いです．（山）

本誌へのご意見をお寄せください

編集部では，読者の方からの「実験医学」へのご意見・ご感想をお待ちしております．件名を「編集部まで」として，em_reader@yodosha.co.jp 宛にEメールにてお送りください．いただきましたご意見・ご感想は今後の誌面の参考とさせていただきます．

INFORMATION

〜人材募集，大学院生募集・説明会，
　学会・シンポジウムや研究助成などのご案内〜

INFORMATIONコーナーの最新情報は
ホームページでもご覧になれます　随時更新中!

新着情報・バックナンバーを下記URLで公開中

www.yodosha.co.jp/jikkenigaku/info/

● 新着情報をお手元にお知らせ!　月4回配信の羊土社ニュースで 随時，新着情報をお知らせします

掲載ご希望の方は本コーナー478ページをご覧下さい

INDEX

○：1/2ページ広告　　■：1/3ページ広告

人材募集

- ■ 国立研究開発法人日本医療研究開発機構(AMED)
  戦略推進部再生医療研究課
  『再生医療分野　技術担当　の任期制職員を募集します（若干名）』…… 477

- ■ 大阪大学大学院薬学研究科（常勤・任期なし・生命薬学，医療薬学，
  あるいは衛生薬学分野における研究分野）
  『教授（1名）募集』……………………………………………………… 477

- ■ 北海道大学・遺伝子病制御研究所・分子腫瘍分野 …………………… 477
  『助教（1名）募集』

共同機器利用・共同研究・技術講習会

- ○ 2018年 第43回組織細胞化学講習会のお知らせ
  『組織細胞化学技法の基礎から最先端まで：形を観て、機能を識る』… 476

- **羊土社 社員募集**（2019年4月入社社員）……………………………… 476

★本コーナーに情報をお寄せ下さい！お申込方法は本コーナー478ページ参照★

2018年
第43回組織細胞化学講習会のお知らせ
「組織細胞化学技法の基礎から最先端まで：形を観て、機能を識る」

講習会：なら100年会館
2018年8月2日（木）：9:30~18:15（9:00開場）
　　　　3日（金）：9:10~17:00（8:50開場）

技術講習会（Wet Lab）：奈良県立医科大学
2018年8月4日（土）：9:30~16:00

【講習会内容】
免疫組織化学法の原理、組織の固定、標本作製の基本、酵素抗体法、蛍光抗体法、光学顕微鏡の使い方、免疫電子顕微鏡法の実践、画像解析の基礎、抗体作成法、*in situ* hybridization法、Western blotting法、リアルタイムRT-PCR法まで、ライブイメージング、透明化技術、レーザーマイクロダイセクション法など17講演

【全14コース技術講習会（Wet Lab）内容】
A:実験動物（ラット・マウス）の基本的な取り扱い、**B**: Free Floating法による免疫組織化学の基礎、基本、**C**:免疫組織染色の基本と染色実習、**D**:凍結切片作製・免疫染色の基礎、**E**: 組織切片の多重蛍光抗体染色法：同一動物由来の一次抗体を複数用いた多重染色、**F**:免疫組織化学染色の基礎と原理：ティッシュアレイヤー装置を用いたアレイブロック作製とマイクロウェーブ装置を使用した免疫染色の実際、**G**: *In situ* ハイブリダイゼーション法 ― 実践編 ―、**H**:パラフィン切片における高感度 *In situ* hybridization法、**I**: ウエスタンブロッティング法の基本操作を知る、**J**:ウエスタンブロッティングの最先端技術紹介、**K**:レーザーマイクロダイセクションにおけるサンプル調製のコツとアプリケーションの紹介、**L**:リアルタイムPCRによる遺伝子発現解析のポイント、**M**:共焦点レーザー顕微鏡観察の基礎知識の習得、**N**:蛍光顕微鏡観察の基礎知識 ～正しい使い方の習得

お問い合わせ　第43回組織細胞化学講習会実行委員会事務局
奈良県立医科大学　第一解剖学講座　実行委員長　西　真弓
〒634-8521 奈良県橿原市四条町840 TEL:0744-22-3051(内線2229) FAX:0744-29-7199
E-mail: info_43kjshc@nacos.com　　URL: http://kjshc.nacos.com/
講習会の詳細、最新情報、受講のお申し込みは、講習会ホームページをご覧下さい。

 株式会社 羊土社　2019年4月入社 社員募集

理系で培った知識と経験と粘り強さを活かして、新しい挑戦をしてみませんか？
羊土社は、出版という立場から日本の生命科学研究と医療現場の発展に貢献していただける方のご応募をお待ちしています。
※採用の詳細は、羊土社HPの採用情報（http://www.yodosha.co.jp/recruit/）もご覧下さい

【採用対象】 2019年春に理系大学院(修士・博士)を修了予定の方
　　　　　　　生命科学や医療の書籍の出版や情報メディアに興味をおもちの方
【業務内容】 羊土社の雑誌・書籍の企画や編集制作／ホームページやSNSを介した
　　　　　　　情報発信学会参加、研究室・病院等への訪問・取材
【応募方法】 応募をご希望の方は、以下の書類を一括して「採用係」宛にご郵送下さい
　　　　　　　①エントリーシート(写真貼付)【必須】
　　　　　　　　＊当社HPより規定のエントリーシートをダウンロードし、適宜ご提出下さい
　　　　　　　②大学学部および大学院の成績証明書
　　　　　　　　＊学部と大学院の両方の書類（発行可能なもの）をお送り下さい
【応募締切】 2018年3月末日
【連絡先】 株式会社 羊土社　採用係　※お問い合わせはE-mailにてお願いします
　　　　　　〒101-0052　東京都千代田区神田小川町2-5-1
　　　　　　E-mail：boshu@yodosha.co.jp

INFORMATION

【募集】国立研究開発法人日本医療研究開発機構（AMED）　戦略推進部再生医療研究課
再生医療分野　技術担当　の任期制職員を募集します（若干名）

■ URL：https://www.amed.go.jp/

日本医療研究開発機構（以下，AMED）再生医療研究課において以下の業務を行う技術担当者を募集します．
【職務内容】①再生医療分野における研究開発支援事業の企画立案，調査　②研究課題の公募，選考，進捗管理・評価　③研究費の契約・執行　④会議等の企画，資料準備，組織内外との連絡調整　⑤シンポジウムやパンフレット作成等広報　⑥事業間，研究課題間の連携促進　⑦その他，AMEDが必要と考える業務　【資格・要件】①医歯薬理工系大学卒業以上の学歴のある方，又は同等の資格　②民間企業又は公的機関や大学等で3年以上実務経験（大学院等での研究開発経験も含む）　③一般的なOA操作　④コミュニケーション能力，協調性，対人折衝能力　⑤再生医療等の医療・健康分野の研究開発，プロジェクトマネジメント，規制・倫理対応等の経験がある方尚可　⑥英語力尚可　【雇用期間】2018年4月1日（日）～2019年3月31日（日）※ただし，勤務実績等を勘案し4回を上限に更新可（1事業年度更新）　【勤務地】AMED本部（東京都千代田区大手町1-7-1 読売新聞ビル）　【待遇】AMEDの規程により決定．基本給（25万円～34万円程度）のほか，通勤手当，地域手当，超過勤務手当，期末手当．基本給は学歴及び業務経験等を考慮して決定（参考年収：440万～700万円）　【応募方法】郵送のみ　【選考方法】書類選考，面接選考　【提出書類】履歴書（顔写真貼付）・職務経歴書＜AMED指定の様式を利用．https://www.amed.go.jp/saiyou/ よりダウンロード願います＞ ※共にA4サイズ片面に印刷　※連絡先にE-mailアドレスを記載　※西暦で記載　【応募締切】適任者が決まり次第，応募を締め切り　【書類送付先】〒100-0004 東京都千代田区大手町1-7-1 読売新聞ビル24階　国立研究開発法人日本医療研究開発機構　総務部人事課　※封筒に「任期制職員（再生医療研究課　技術担当）応募書類在中」と朱書記載　【問合先】総務部人事課　下村，TEL：03-6870-2202

【募集】大阪大学大学院薬学研究科（常勤・任期なし・生命薬学，医療薬学，あるいは衛生薬学分野における研究分野）
教授（1名）募集

■ URL：http://www.phs.osaka-u.ac.jp/index.cgi

【職務内容】①薬学及び薬剤師教育に情熱を持ち，専門領域（薬学教育モデル・コアカリキュラム－平成25年度改訂版 文部科学省）に関する学部，並びに大学院教育を分担する．②生命薬学，医療薬学，あるいは衛生薬学分野における研究
【応募資格】①博士又はPh.D.の学位を有すること若しくはそれと同等の研究業績を有すること　②研究と学生の教育に十分な熱意があり，生命薬学，医療薬学，あるいは衛生薬学領域に関連する分野で優れた研究実績を有すること
【採用日】2018年6月1日以降のできるだけ早い時期
【応募書類】①履歴書（A4版，6部（5部コピー可））　②研究業績または論文の目録リスト（A4版，6部）＊過去10年間に受領された公的研究助成費の取得状況（研究課題，代表・分担の別，助成金額）についても記述　③論文別刷（主なもの10編以内，各6部，コピー可）　④研究業績の概要と研究に関する将来の展望（A4版，6部）＊4000字以内　⑤教育に関する抱負（A4版，6部）＊2000字以内　⑥推薦書（様式任意，自薦の場合不要，6部）＊自薦の場合には，応募者についての所見を求めうる方2名の氏名及び連絡先，e-mailアドレス（②～⑤に関してはpdfファイルをCDもしくはDVD 1枚に保存して送付のこと）
【応募期限】日本時間にて2018年2月28日（水）必着　【選考方法】書類審査を行ったのち，面接審査を行います．
【送付・問合先】〒565-0871　大阪府吹田市山田丘1-6　大阪大学大学院薬学研究科教授　選考委員会　※封筒に「大阪大学大学院薬学研究科教授応募書類在中」と朱書し，書留郵便とすること．
（問合先）大阪大学薬学研究科庶務係　TEL：06-6879-8143，E-mail：yakugaku-syomu@office.osaka-u.ac.jp

【募集】北海道大学・遺伝子病制御研究所・分子腫瘍分野
助教（1名）募集

■ URL：http://www.igm.hokudai.ac.jp/oncology/index.html

【研究内容】「正常上皮細胞と変異細胞の間に生じる」細胞競合について研究を行っています．最近の我々の研究によって，がんの超初期段階では正常上皮細胞が隣接する変異細胞を駆逐する能力があることが分かってきました．哺乳類培養細胞系と細胞競合マウスモデルを用いて，この現象の分子メカニズムと生理的・病理的意義について研究を進めています．
【応募資格】博士号取得者．一流国際科学雑誌に少なくとも一報筆頭著者論文．細胞生物学，マウス遺伝学の経験が望ましい．
【勤務地】北海道札幌市北15条西7丁目
【待遇】北海道大学職員雇用基準に準ずる．交通費支給．健康保険など：社会保険，厚生保険に加入．労災保険，雇用保険を適用．
【着任時期】2018年4月1日（日）（相談応ず）
【選考方法】選考の上で最も重視する点は「将来PIになるポテンシャル」です．自分のアイデアのもと細胞競合に関連するプロジェクトを推進していく能力と情熱がある人を求めています．書類選考を通過した候補者とは面接を行い，採否を決定します．
【提出書類】①履歴書　②これまでの研究内容，publication list　③「着任後どのような研究に取り組みたいか」　④推薦人（2人）の連絡先．以上4つの書類を「助教応募書類在中」と朱書きの上，御送付下さい．
【応募締切】適任者の採用が決まるまで
【書類送付先】〒060-0815 札幌市北区北15条西7丁目 北海道大学　遺伝子病制御研究所　分子腫瘍分野
【問合先】藤田恭之　E-mail：yasu@igm.hokudai.ac.jp, TEL：011-706-5527

月刊 実験医学 INFORMATIONコーナーに
あなたの情報をご掲載ください

「実験医学INFORMATION」では，人材募集，大学院生募集・説明会のご案内，学会やシンポジウム・研究助成などの研究に関わるご案内の掲載を随時募集しています．

読者の注目度や反響の大きい本コーナーを情報発信の場としてぜひご活用ください!

本コーナーに掲載をお申込いただくと，2つの異なる媒体に掲載されます

媒体1 **『実験医学』本誌** 毎月20日発行

媒体2 **『実験医学ホームページ』に誌面掲載に先がけて，全文掲載!**

★実験医学ホームページのみの掲載も承ります．お急ぎのご案内の際にご利用下さい!

さらに，次の2つの特典があります

特典1 **メールマガジン「羊土社ニュース」**（登録者数27,000人）の
実験医学INFORMATION新着情報コーナーへ**タイトルを掲載!**

特典2 **「羊土社ニュース」の 広告掲載料10%割引** ※35文字×7～8行 ¥60,000→¥54,000（税別）に割引
誌面と合わせて「羊土社ニュース」に広告を掲載いただくと，効果も倍増! 料金もお得です．

お申込について

掲載申込みはホームページの掲載申込フォームにて24時間受付中!
文字数・行数計算機能付き! 便利な下書テンプレートもダウンロードできます．

お申込はコチラから ➡ **www.yodosha.co.jp/jikkenigaku/info/**

■ 申込要項 ■

[掲載料金（税別）]

① **1ページ広告** 掲載料金：4色1ページ 150,000円，1色1ページ 90,000円

② **1/2ページ広告** 掲載料金：1色1/2ページ 55,000円

※広告原稿をお持ちでない場合は，1色広告に限り弊社が用意するひな形を使った簡単な版下制作を承ります．
制作費［1色1P：10,000円，1色1/2P：6,000円］（制作期間を2週間程度いただきます）

③ **1/3ページ広告** ※掲載可能文字数は全角800字以内（本文 1行57字 × 最大14行 まで）

- 人材などの募集のご案内 掲載料金：40,000円
- 大学院生募集・大学院説明会のご案内 掲載料金：20,000円
- シンポジウムや学会，研究助成などのご案内 掲載料金：20,000円
- 共同機器利用･共同研究・技術講習会のご案内 掲載料金：20,000円

得 **複数月連続** でお申し込みいただきますと，**掲載料が割引**となります．詳細は，下記担当者までお問い合わせください．

[申込締切] 毎月 15日（翌月20日発行号掲載）
※お申込いただける最も早い掲載号は上記お申込ページでご確認いただけます．

[問合せ先] 羊土社「実験医学」INFORMATION係
TEL：03-5282-1211，FAX：03-5282-1212，E-mail：eminfo@yodosha.co.jp

「実験医学」取扱店一覧 ❶

■ 北海道
- 札幌
  - 紀伊國屋書店　札幌店　011-231-2131
  - コーチャンフォー　美しが丘店　011-889-2000
  - コーチャンフォー　札幌ミュンヘン大橋店　011-817-4000
  - コーチャンフォー　新川通り店　011-769-4000
  - 札幌医科大学　大学書房　丸善キャンパスショップ　011-616-0057
  - 三省堂書店　札幌店　011-209-5600
  - 東京堂書店　北24条店　011-756-2570
  - 北海道大学生協　書籍部クラーク店　011-736-0916
  - 北海道大学生協　書籍部北部店　011-747-2182
  - MARUZEN＆ジュンク堂書店　札幌店　011-223-1911
- 石狩
  - 酪農学園大学生協　011-386-7281
- 小樽
  - 喜久屋書店　小樽店　0134-31-7077
- 函館
  - 昭和書房　0138-54-3316
  - 北海道大学生協　書籍部水産店　0138-41-3109
- 旭川
  - コーチャンフォー　旭川店　0166-76-4000
  - 三省堂書店　旭川医大売店　0166-68-2773
  - ジュンク堂書店　旭川店　0166-26-1120
- 北見
  - コーチャンフォー　北見店　0157-26-1122
- 帯広
  - 帯広畜産大学生協　0155-48-2284
- 釧路
  - コーチャンフォー　釧路店　0154-46-7777
  - 蔦屋書店　運動公園通り店　0154-37-6112

■ 青森
- 紀伊國屋書店　弘前店　0172-36-4511
- ジュンク堂書店　弘前中三店　0172-34-3131
- 弘前大学生協　書籍店舗店　0172-35-3275
- 弘前大学生協　文京店書籍部　0172-33-3742
- 宮脇書店　青森本店　017-721-1080

■ 岩手
- 岩手大学生協　0196-52-2028
- エムズエクスポ　盛岡店　019-648-7100
- ジュンク堂書店　盛岡店　019-601-6161
- 東山堂　北日本医学書センター　019-637-3831
- 丸善　岩手医科大学売店　0196-51-7452
- 丸善　岩手医科大学矢巾売店　019-697-1651

■ 宮城
- アイエ医書センター　022-738-8670
- アイエ書店　薬大売店　022-234-4181
- 東北学院大学生協　泉店　022-375-1146
- 東北大学生協　片平店書籍部　022-264-0706
- 東北大学生協　工学部店　022-261-4190
- 東北大学生協　星陵店書籍部　022-275-1093
- 東北大学生協　農学部店　022-275-7331
- 東北大学生協　理薬店　022-263-0126
- 丸善　仙台アエル店　022-264-0151
- ヤマト屋書店　仙台三越店　022-393-8541

■ 秋田
- 秋田大学生協　本道店　018-831-5806
- ジュンク堂書店　秋田店　018-884-1370
- 西村書店　秋田MB　018-835-9611

■ 山形
- 高陽堂書店　0236-31-6001
- 戸田書店　三川店　0235-68-0015
- 山形大学生協　飯田店書籍部　0236-42-4590
- 山形大学生協　小白川店書籍部　023-641-4365
- 山形大学生協　鶴岡店　0235-25-6993
- 山形大学生協　米沢店　0238-21-2713

■ 福島
- 岩瀬書店　中合店　024-521-3022
- 紀伊國屋書店　福島県立医大学ブックセンター　0245-48-2533
- ジュンク堂書店　郡山店　024-927-0440

■ 茨城
- ACADEMIA　イーアスつくば店　029-868-7407
- 茨城大学生協　阿見店　029-887-4312
- 志学書店　茨城医療大店　029-887-6317
- 丸善　筑波大学医学群売店　029-858-0424
- 丸善　筑波大学第二学群売店　029-585-0421

■ 栃木
- うさぎや　自治医大店　0285-44-7637
- 宇都宮大学生協　峰店　028-636-5723
- 落合書店　宝木店　028-650-2211
- 大学書房　自治医大店　0285-44-8061
- 大学書房　獨協医大店　0282-86-2850
- 廣川書店　獨協医大店　0282-86-2960

■ 群馬
- 紀伊國屋書店　前橋店　027-220-1830
- 群馬大学生協　昭和店　027-233-9558
- ケヅカ書店　0276-72-4646
- 戸田書店　高崎店　027-363-5110
- 廣川書店　高崎本店　0273-22-4804
- 廣川書店　前橋店　027-231-3077

■ 埼玉
- 紀伊國屋書店　さいたま新都心店　048-600-0830
- 紀伊國屋書店　理研BIC　048-450-1000
- 埼玉大学生協書籍部　048-854-9342
- 三省堂ブックポート大宮　048-646-2600
- 大学書房　大宮店　048-648-5643
- 戸田書店　熊谷店　048-599-3232
- Book Depot 書楽　048-859-4946
- 文光堂書店　埼玉医科大学店　0492-95-2170

■ 千葉
- 紀伊國屋書店　流山おおたかの森店　04-7156-6111
- くまざわ書店　ペリエ千葉店　043-202-2900
- 三省堂書店　千葉そごうブックセンター　043-245-8331
- 志学書店　043-224-7111
- 志学書店　日本医科大店　0476-99-1170
- ジュンク堂書店　南船橋店　047-401-0330
- 千葉大学生協　亥鼻店　043-222-4912
- 千葉大学生協　ブックセンター　043-254-1825
- 東京大学生協　柏店　0471-35-8117
- 東京理科大学生協　野田店　04-7122-9316
- 東邦大学生協　習志野店　0474-70-2092
- 丸善　津田沼店　0474-70-8313
- 宮脇書店　印西牧の原店　0476-40-6325

■ 東京
- ◯千代田区
  - 三省堂書店　本店メディカルブックセンター　03-3233-3312
  - 三省堂書店　有楽町店　03-3292-7653
  - 日本歯科大学売店河合　03-3261-4375
  - 丸善　お茶の水店　03-3295-5581
  - 丸善　丸の内本店　03-5288-8881
- ◯中央区
  - 丸善　日本橋店　03-6214-2001
  - 八重洲ブックセンター　03-3281-1811
- ◯港区
  - 慶應義塾大学生協　芝共立店　03-6432-4207
  - 東京海洋大学生協　03-3471-2163
  - 東京大学生協　医科研店　03-3449-8946
  - 文永堂書店（慈恵医大内）　03-3431-5805
  - 明文館（慈恵医大内）　03-3431-6671
- ◯新宿区
  - 紀伊國屋書店　03-3354-0131
  - 慶應義塾大学生協　信濃町店　03-3341-6355
  - 三省堂書店　女子医大店　03-3203-8346
  - ブックファースト　新宿店　03-5339-7611
  - 早稲田大学生協　理工店　03-3200-6083
- ◯文京区
  - お茶の水女子大学生協　03-3947-9449
  - 東京医科歯科大学生協　03-3818-5232
  - 東京大学生協　農学部店　03-3812-0577
  - 東京大学生協　本郷書籍部　03-3811-5481
  - 文光堂書店　本郷店　03-3815-3521
  - 文光堂書店　日医大店　03-3824-3322
  - 鳳文社　03-3811-7700
- ◯品川区
  - 医学堂書店　03-3783-9774
  - 昭和大学生協　書籍店　03-3788-2322
- ◯目黒区
  - 東京大学生協　駒場書籍部　03-3469-7145
  - 東京大学生協　先端研店　03-5452-6700
- ◯大田区
  - 東邦稲垣書店　03-3766-0068
  - 丸善　東邦大学売店　03-5753-1466
- ◯世田谷区
  - 紀伊国屋書店　玉川高島屋店　03-3709-2091
  - 東京農業大学生協　03-3427-5713
- ◯渋谷区
  - MARUZEN＆ジュンク堂書店　渋谷店　03-5456-2111
- ◯豊島区
  - ジュンク堂書店　池袋店　03-5956-6111
  - 三省堂書店　池袋本店　03-6864-8700
- ◯板橋区
  - 帝京ブックセンター　03-6912-4081
  - 文光堂書店　板橋日大店　03-3958-5224
- ◯八王子市
  - くまざわ書店　八王子店　0426-25-1201
  - 首都大学東京生協　0426-77-1413
  - 東京薬科大学生協　0426-76-6368
  - 有隣堂　八王子購買部（東京工科大学）　0426-35-5060
- ◯多摩
  - オリオン書房　ノルテ店　042-527-1231
  - 木内書店　042-345-7616
  - コーチャンフォー　若葉台店　042-350-2800
  - ジュンク堂書店　吉祥寺店　0422-28-5333
  - ジュンク堂書店　立川高島屋店　042-512-9910
  - 東京学芸大学生協　042-324-6225
  - 東京農工大学生協　工学部店　042-381-7223
  - 東京農工大学生協　農学部店　042-362-2108
  - 文光堂書店　杏林大学部店　0422-48-0335
  - 法政大学生協　小金井購買書籍部　042-381-9140
  - MARUZEN　多摩センター店　042-355-3220
  - 明治薬科大学生協　0424-95-8443

■ 神奈川
- ACADEMIA　港北店　045-914-3320
- 麻布大学生協　042-754-1380
- 紀伊國屋書店　聖マリアンナ医大店　044-977-8721
- 紀伊國屋書店　横浜店　045-450-5901
- 慶應義塾大学生協　矢上店　045-563-0941
- 三省堂書店　新横浜店　045-478-5520
- ジュンク堂書店　藤沢店　0466-52-1211
- 立野商店　0466-82-8065
- 田中歯科器械店（神奈川歯科大内）　046-826-1441
- 東京工業大学生協　大岡山店　03-5922-0743
- 阪急ブックファースト　青葉台店　045-989-1781
- 丸善　東海大学伊勢原売店　0463-91-0460
- 丸善　明治大学ブックセンター　044-920-6251
- 丸善　ラゾーナ川崎店　044-520-1869
- 有隣堂　本店医学書センター　045-261-1231
- 有隣堂　北里大学売店　0427-78-5201
- 有隣堂　横浜駅西口医学書センター　045-311-6265
- 横浜市立大学生協　医学部福浦店　045-785-0601
- 横浜市立大学生協　本店　045-783-6649

■ 山梨
- ジュンク堂書店　岡島甲府店　055-231-0606
- 丸善　山梨大学医学部購買部　055-220-4079
- 明倫堂書店　甲府店　055-274-4331
- 山梨大学生協　055-252-4757

■ 長野
- 信州大学生協　工学部店　0262-26-3588
- 信州大学生協　繊維学部店　0268-27-4978
- 信州大学生協　農学部店　0265-78-9403
- 信州大学生協　松本書籍部　0263-37-2983
- 平安堂　長野店　026-224-4545
- 丸善　松本店　0263-31-8171
- 宮脇書店　松本店　0263-24-2435
- 明倫堂書店　0263-35-4312

■ 新潟
- 紀伊國屋書店　新潟店　025-241-5281
- 考古堂書店　025-229-4050
- 考古堂書店　新潟大学医学部店　025-223-6185
- ジュンク堂書店　新潟店　025-374-4411
- 新潟大学生協　025-262-6095
- 新潟大学生協　池原店　025-223-2565
- 西村書店　025-223-2388
- 文信堂書店　技大店　0258-46-6437
- 宮脇書店　長岡店　0258-31-3700

■ 富山
- 紀伊國屋書店　富山店　076-491-7031
- 富山大学生協　工学部店　0764-31-6383
- 富山大学生協　五福店　0764-33-3080
- 中田図書販売　大泉本社　0764-21-0100
- 中田図書販売　富山大学杉谷キャンパス売店　0764-34-0929
- Books なかだ本店　専門館　0764-92-1197

■ 石川
- 金沢大学生協　医学部店　076-264-0583
- 金沢大学生協　医学部保健学科店　0762-62-0425
- 金沢大学生協　角間店　076-224-0905
- 金沢大学生協　自然研店　076-231-7461
- 金沢ビーンズ明文堂書店　金沢県庁前本店　076-239-4400
- 紀伊國屋書店　金沢医大ブックセンター　076-286-1874
- 前田書店　076-261-0055

■ 福井
- 勝木書店　新二の宮店　0776-27-4678
- 勝木書店　福井大学医学部店　0776-61-3300

「実験医学」取扱店一覧 ❷

| 紀伊國屋書店　福井店 | 0776-28-9851 |
| 福井大学生協 | 0776-21-2956 |

■ 岐阜
岐阜大学生協　医学部店	058-230-1164
岐阜大学生協　中央店	058-230-1166
自由書房　新高島屋店	058-262-5661
丸善　朝日大学売店	058-327-7506
丸善　岐阜店	058-297-7008

■ 静岡
ガリバー　浜松店	053-433-6632
静岡大学生協　静岡店	054-237-1427
戸田書店　静岡本店	054-205-6111
マルサン書店　仲見世店	0559-63-0350
谷島屋　浜松本店	053-457-4165
谷島屋　浜松医大売店	053-433-7837
MARUZEN＆ジュンク堂書店　新静岡店	054-275-2777

■ 愛知
大竹書店	052-262-3828
岡崎国立共同研究機構生協ショップ	0564-59-8210
三省堂書店　名古屋高島屋店	052-566-8877
三省堂書店　名古屋本店	052-566-6801
ジュンク堂書店　名古屋店	052-589-6321
ジュンク堂書店　ロフト名古屋店	052-249-5592
精文館書店　技科大店	0532-47-0624
ちくさ正文館　名城大学内ブックショップ	052-833-8215
名古屋工業大学生協	052-731-1600
名古屋市立大学生協　医学部店	052-852-7346
名古屋市立大学生協　薬学部店	052-835-6864
名古屋大学生協　理系書籍店	052-731-6815
名古屋大学生協　Booksフロンテ	052-781-9819
丸善　愛知医大売店	052-264-4811
MARUZEN　名古屋店	052-238-0320
丸善　藤田保健衛生大学売店	0562-93-2582

■ 三重
三重大学生協　翠陵会館第一書籍店	0592-32-5007
三重大学生協　BⅡ店	0592-32-9531
ワニコ書店	0592-31-3000

■ 滋賀
大垣書店　フォレオ大津一里山店	077-547-1020
紀伊國屋書店　大津店	0775-27-7191
滋賀医科大学生協	077-548-2134
滋賀県立大学生協	0749-25-4830
立命館大学生協びわこ・くさつ店	077-561-3921

■ 京都
大垣書店　イオンモールKYOTO店	075-692-3331
ガリバー大学病院店	075-761-0651
ガリバー京都店	075-751-7151
京都工芸繊維大学生協	075-702-1133
京都大学生協　宇治店	0774-38-4388
京都大学生協　南部ショップ	075-752-1686
京都大学生協　吉田生協会館	075-753-7632
京都大学生協　ルネ	075-771-7336
京都府立医科大学生協　医学部店	075-251-5964
京都府立大学生協	075-723-7263
ジュンク堂書店　京都店	075-252-0101
神陵文庫　京都営業所	075-761-2181
辻井書院	075-791-3863
同志社大学生協　書籍部京田辺店	0774-65-8372
丸善　京都本店	075-253-1599

■ 大阪
アゴラブックセンター	072-621-3727
大阪市立大学生協　医学部店	06-6645-3641
大阪大学生協　医学部店	06-6878-7062
大阪大学生協　豊中店	06-6841-4949
大阪府立大学生協	0722-59-1736
紀伊國屋書店　梅田本店	06-6372-5824
紀伊國屋書店　大阪薬科大学ブックセンター	072-690-1097
紀伊國屋書店　近畿大学医学部ブックセンター	072-368-6190
紀伊國屋書店　グランフロント大阪店	06-7730-8451
近畿大学生協	06-6725-3311
ジュンク堂書店　大阪本店	06-4799-1090

ジュンク堂書店　近鉄あべのハルカス店	06-6626-2151
ジュンク堂書店　高槻店	072-686-5300
ジュンク堂書店　難波店	06-4396-4771
神陵文庫　大阪支店	06-6223-5511
神陵文庫　大阪医科大学店	0726-83-1161
神陵文庫　大阪大学医学部病院店	06-6879-6581
摂南大学　薬学部売店	072-866-3287
MARUZEN＆ジュンク堂書店　梅田店	06-6292-7383
ワニコ書店　枚方店	072-841-5444

■ 兵庫
関西学院大学生協　神戸三田キャンパス店	079-565-7676
紀伊國屋書店　姫路獨協大学BIC	0792-22-0852
紀伊國屋書店　兵庫医科大学売店	0798-45-6446
紀伊國屋書店　兵庫医療大学BC	078-304-3116
好文社	078-974-1734
神戸大学生協　医学部メディコ・アトリウム店	078-371-1435
神戸大学生協　学生会館店	078-881-8847
神戸大学生協　ランス店	078-881-8484
ジュンク堂書店　三宮店	078-392-1001
ジュンク堂書店　姫路店	079-221-8280
神陵文庫　本社	078-511-5551
神陵文庫　西宮店	0798-45-2427
兵庫県立大学生協　播磨理学キャンパス店	07915-8-0007

■ 奈良
| 奈良栗田書店 | 0744-22-8657 |
| 奈良女子大学生協 | 0742-26-2036 |

■ 和歌山
神陵文庫　和歌山店	073-444-7766
和歌山県立医科大学生協	0734-48-1161
和歌山大学生協	0734-52-8497

■ 鳥取
| 鳥取大学生協 | 0857-28-2565 |
| 鳥取大学生協　医学部ショップ | 0859-31-6030 |

■ 島根
島根井上書店	0853-22-6577
島根大学生協　医学部店	0853-31-6322
島根大学生協　ショップ書籍部	0852-32-6242

■ 岡山
岡山大学生協	086-256-4100
岡山大学生協　コジカショップ	086-256-7047
喜久屋書店　倉敷店	086-430-5450
紀伊國屋書店　クレド岡山店	086-212-2551
神陵文庫　岡山営業所	086-223-8387
泰山堂大学生協　川崎医大売店	086-462-2822
泰山堂書店　鹿田本店	086-226-3211
津山ブックセンター	0868-26-4047
丸善　岡山シンフォニービル店	086-233-4640

■ 広島
井上書店	082-254-5252
紀伊國屋書店　広島店	082-225-3232
紀伊國屋書店　ゆめタウン広島店	082-250-6100
ジュンク堂書店　広島駅前店	082-568-3000
神陵文庫　広島営業所	082-232-6007
広島大学生協　霞コープショップ	082-257-5943
広島大学生協　北1コープショップ	082-423-8285
広島大学生協　西2コープショップ	082-424-0920
フタバ図書　TERA広島府中店	082-561-0771
MARUZEN　広島店	082-504-6210

■ 山口
井上書店　宇部店	0836-34-3424
山口大学生協　医心館ショップ	0836-22-5067
山口大学工学部ショップ	0836-35-4433

■ 徳島
紀伊國屋書店　徳島店	088-602-1611
久米書店	088-623-1334
久米書店　徳島大前店	088-632-2663
徳島大学生協　蔵本店	088-633-0691
徳島大学生協　常三島ショップ	088-652-3248

■ 香川
| 香川大学生協　農学部店 | 087-898-9023 |
| 紀伊國屋書店　高松店 | 087-811-6622 |

ジュンク堂書店　高松店	087-832-0170
宮脇書店　本店	087-851-3733
宮脇書店　香川大学医学部店	087-898-4654
宮脇書店　総本店	087-823-3152

■ 愛媛
愛媛大学生協　城北店	089-925-5801
愛媛大学生協　農学部店	089-933-1525
紀伊國屋書店　いよてつ高島屋店	089-932-0005
ジュンク堂書店　松山店	089-915-0075
新丸三書店	089-955-7381
新丸三書店　愛媛大医学店	089-964-1652
宮脇書店　新居浜本店	0897-31-0586

■ 高知
金高堂本店	088-822-0161
金高堂　高知大学医学部店	088-866-1461
高知大学生協　朝倉書籍店	0888-40-1661

■ 福岡
井上書店　小倉店	093-533-5005
喜久屋書店　小倉店	093-514-1400
紀伊國屋書店　久留米店	0942-45-7170
紀伊國屋書店　福岡本店	092-434-3100
紀伊國屋書店　ゆめタウン博多店	092-643-6721
九州工業大学生協　飯塚店	0948-24-8424
九州工業大学生協　戸畑店	093-883-0498
九州大学生協　本社	092-641-5555
九州神陵文庫　九州歯科大店	093-571-5453
九州神陵文庫　久留米大学医学部店	0942-34-8660
九州神陵文庫　福岡大学医学部店	092-801-1011
九州大学生協　医系書籍部	092-651-7134
九州大学生協　蛟蛟書店	092-805-7700
九州大学生協　理農店	092-642-1755
ジュンク堂書店　福岡店	092-738-3322
白石書店　産業医科大学売店	093-693-8300
ブックセンタークエスト　小倉本店	093-522-3912
MARUZEN　博多店	092-413-5401

■ 佐賀
紀伊國屋書店　佐賀大学医学部ブックセンター	0952-30-0652
紀伊國屋書店　佐賀店	0952-36-8171
九州神陵文庫　佐賀店	0952-32-1122
佐賀大学生協　大学会館店	0952-25-4451

■ 長崎
紀伊國屋書店　長崎店	095-811-4919
長崎大学生協　医学部店	095-849-7159
長崎大学生協　文教店	095-845-5887

■ 熊本
九州神陵文庫　熊本大学医学部病院店	096-356-4733
金龍堂書店　まるぶん店	096-366-7123
熊本大学生協　医学店	096-373-5433
熊本大学生協　薬学店	096-362-0990
熊本大学生協　理工地区書籍店	096-344-2174

■ 大分
紀伊國屋書店　大分店	097-552-6100
九州神陵文庫　大分営業所	097-549-3133
九州神陵文庫　大分大学医学部店	097-549-4881
ジュンク堂書店　大分店	097-536-8181
明林堂書店　大分本店	097-573-3400

■ 宮崎
南九州大学生協	0983-22-0061
宮崎大学生協	0985-58-0692
メディカル田中	0985-85-2976

■ 鹿児島
鹿児島大学生協　桜ヶ丘店	099-265-4339
鹿児島大学生協　中央店	099-257-6710
九州神陵文庫　鹿児島営業所	099-225-6668
紀伊国屋書店　鹿児島店	099-812-7000
ジュンク堂書店　鹿児島店	099-216-8838
ブックスミスミオプシア	099-813-7012

■ 沖縄
考文堂メディカルブックセンター	098-945-5050
ジュンク堂書店　那覇店	098-860-7175
戸田書店　豊見城店	098-852-2511
琉球大学生協　中央店	098-895-6085

■ 上記の取扱店へご注文いただければ通常より早くお届けできます。
■ 羊土社の出版情報はホームページで…
URL：http://www.yodosha.co.jp/

【営業部連絡先】
TEL 03-5282-1211　FAX 03-5282-1212
E-mail：eigyo@yodosha.co.jp

実験医学 online

公開中コンテンツのご案内

実験医学特集企画者インタビュー

企画の先生方に，特集の「見どころ」を紹介するメッセージをいただいています！

- 荒川和晴先生（2018年1月号 ナノポアシークエンサー）
- 武部貴則先生（2017年10月号 オルガノイド4.0時代）

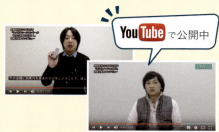

www.youtube.com/user/YodoshaEM

新ポータルサイトのご案内

研究費や英語，統計学習など，研究生活を応援する情報をお届けするポータルサイト「Smart Lab Life」もぜひごらんください．

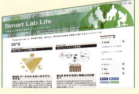

www.yodosha.co.jp/smart-lab-life/

 www.yodosha.co.jp/jikkenigaku/　　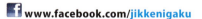 twitter.com/Yodosha_EM　　www.facebook.com/jikkenigaku

---

「実験医学2月号」広告 INDEX

〈ア行〉
㈱医学書院 .... 後付 6
岩井化学薬品㈱ .... 後付 12
エッペンドルフ㈱ .... 記事中 432

〈カ行〉
KN インターナショナル .... 記事中 406
㈱高研 .... 表 3
コスモ・バイオ㈱ .... 前付 10

〈サ行〉
（一財）材料科学技術振興財団 .... 前付 1
ザルトリウス・ステディム・ジャパン㈱ ... 表 4
㈱ゼネティックス .... 後付 5

〈タ行〉
㈱ダイナコム .... 後付 4
㈱東京化学同人 .... 後付 1

〈ナ行〉
㈱ニッピ .... 後付 2
ニュー・イングランド・バイオラボ・ジャパン㈱
.... 表 2

〈マ行〉
㈱マトリクソーム .... 後付 3

実験医学 online の「本号詳細ページ（www.yodosha.co.jp/es/9784578125048/）」→「掲載広告・資料請求」タブより，掲載広告を閲覧および資料請求いただけます．

FAX 03(3230)2479　　**MAIL** adinfo@aeplan.co.jp　　**WEB** http://www.aeplan.co.jp/

広告取扱　エー・イー企画

実験医学 バックナンバーのご案内

月刊ラインナップ

●毎月1日発行 ●B5判 ●定価（本体2,000円＋税）

最先端トピックを取り上げ，第一線の研究者たちが，それぞれの視点から研究を紹介！

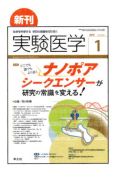
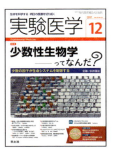
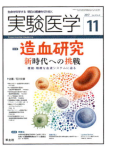
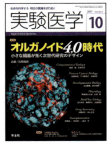
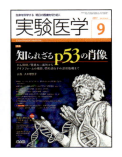
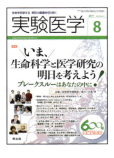
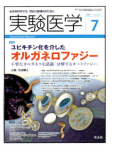
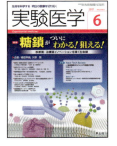
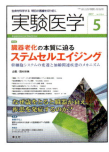
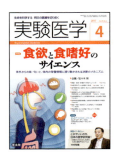
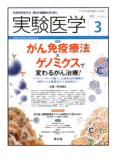
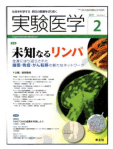
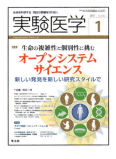
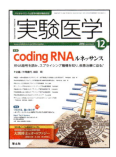
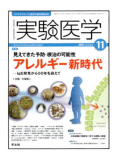
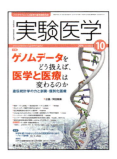
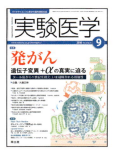
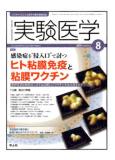
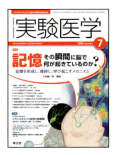
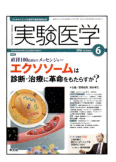

増刊号ラインナップ

●年8冊発行　●B5判　●定価（本体5,400円＋税）

各研究分野のいまを完全網羅した約30本の最新レビュー集！

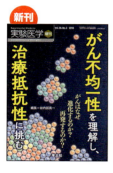
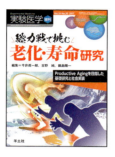
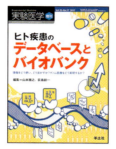
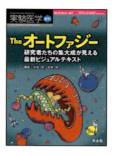
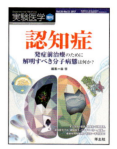

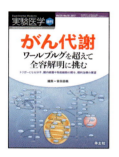
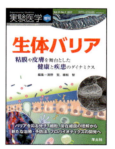
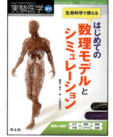
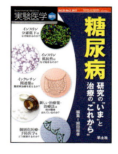
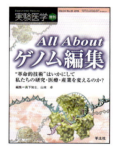

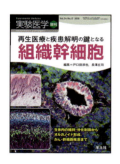
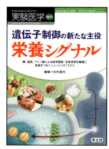
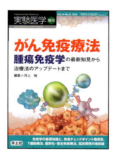
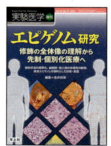
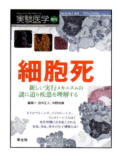

定期購読をご活用ください

冊子のみ	通常号のみ	本体 24,000円＋税
	通常号＋増刊号	本体 67,200円＋税
冊子＋WEB版（通常号のみ）	通常号	本体 28,800円＋税
	通常号＋増刊号	本体 72,000円＋税

※WEB版の閲覧期間は、冊子発行から2年間となります
※「実験医学 定期購読WEB版」は個人向けのサービスです。図書館からの申込は対象外となります

バックナンバーのお申し込みは最寄りの書店，または弊社営業部まで

羊土社　http://www.yodosha.co.jp/

〒101-0052　東京都千代田区神田小川町2-5-1
TEL：03(5282)1211　FAX：03(5282)1212
E-mail：eigyo@yodosha.co.jp

実験医学　Vol. 36　No. 3（2月号）2018　　483

次号・3月号（Vol.36 No.4）予告
2018年3月1日発行

特集／Mycの多機能性はどこまで解ったか
―古典的がん遺伝子の再発見がもたらす
生命の新しい理解（仮題）

企画／奥田晶彦

■ 概論（最近のMyc研究の世界の動向をふまえて）
　　奥田晶彦
■ B細胞性急性リンパ性白血病・リンパ腫におけるMyc
　　杉原英志，佐谷秀行
■ メタボローム（ワールブルグ効果）とMyc
　　曽我朋義
■ がん幹細胞におけるMycに対するユビキチンライゲース
　　中山敬一
■ 神経系腫瘍におけるMyc
　　末永雄介，中川原章，横井左奈
■ 精子幹細胞におけるc-Mycの機能
　　田中　敬，篠原隆司
■ iPS細胞誘導におけるc-MycとL-Mycの違い
　　中川誠人
■ ES細胞におけるc-Myc
　　奥田晶彦

―連載その他―　　※予告内容は変更されることがあります
● Trend Review　　● Next Tech Review
● クローズアップ実験法　● 私の実験動物、やっぱり個性派です！
● 創薬に懸ける　　● 探訪記　ほか

実験医学増刊号 最新刊
Vol.36 No.2（2018年2月発行）
がん不均一性を理解し、治療抵抗性に挑む
編集／谷内田真一
詳しくは本誌445ページへ

◆編集後記◆

鍼灸を体験したことは無いのですが，局所を刺激して体全体の免疫を賦活するコンセプトには，なんとなく東洋医学の「神秘」を感じていました．本特集『「病は気から」の謎に迫るNeuroimmunology』を読んで，感覚刺激が免疫を調節する事実は，まさに鍼灸に通じるメカニズムを感じ，これまで経験的に知られていたことに科学的な説明が付されてゆく最前線を感じました．

本号では，多くのみなさまに待望され新連載として再開した「個性派動物」，最終回を迎えた「予言するシミュレーション」もお楽しみください．
（本多正徳）

多くのがんで，抗がん剤治療を行って一度は奏効しても，再発する場合があることが知られています．それはがん細胞が増殖する際に"進化"し，不均一な集団を形成することに起因するようです．がんの克服を叶えるには，この不均一性の打破が鍵を握る可能性があります．そこでこの度，不均一性の形成メカニズム・治療戦略に関する最新知見を集めた実験医学増刊『がん不均一性を理解し，治療抵抗性に挑む』を発行いたしました．
不均一で頑強さを発揮するがんを迎え撃つべく，研究分野もさまざまで"不均一性のある"研究者集団が，いま何を考え，どんな治療法を目指しているかをぜひご覧ください．
（藤田貴志）

本誌前付4ページにてご紹介いたしました「栄養科学イラストレイテッド」シリーズは，立ち上げから10年が経過しました．おかげさまでこれまでに12テーマを発行し，多くの大学等にて教科書としてご採用いただいています．この度，本シリーズ立ち上げの最初のテーマであった『生化学』が改訂し，第3版として発行になりました．オールカラー化に加え，イラストを大幅に追加し，栄養素の特徴から代謝のしくみまでが分子レベルで理解できる内容となっております．書き込み式学習ノートの姉妹版『生化学ノート 第3版』と合わせてぜひご覧ください．
（田頭みなみ）

実験医学

Vol. 36 No. 3　2018〔通巻611号〕
2018年2月1日発行　第36巻　第3号
ISBN978-4-7581-2504-8

定価　本体2,000円＋税（送料実費別途）

年間購読料
　24,000円（通常号12冊，送料弊社負担）
　67,200円（通常号12冊，増刊8冊，送料弊社負担）
郵便振替　00130-3-38674

© YODOSHA CO., LTD. 2018
Printed in Japan

発行人	一戸裕子
編集人	一戸敦子
副編集人	蜂須賀修司
編集スタッフ	本多正徳，山口恭平，間馬彬大，早河輝幸，藤田貴志
広告営業・販売	永山雄大，丸山　晃，近藤栄太郎，安藤禎康
発行所	株式会社　羊　土　社 〒101-0052　東京都千代田区神田小川町2-5-1 TEL　03（5282）1211／FAX　03（5282）1212 E-mail　eigyo@yodosha.co.jp URL　www.yodosha.co.jp/
印刷所	昭和情報プロセス株式会社
広告取扱	株式会社　エー・イー企画 TEL　03（3230）2744（代） URL　http://www.aeplan.co.jp/

本誌に掲載する著作物の複製権・上映権・譲渡権・公衆送信権（送信可能化権を含む）は（株）羊土社が保有します．
本誌を無断で複製する行為（コピー，スキャン，デジタルデータ化など）は，著作権法上での限られた例外（「私的使用のための複製」など）を除き禁じられています．研究活動，診療を含む業務上使用する目的で上記の行為を行うことは大学，病院，企業などにおける内部的な利用であっても，私的使用には該当せず，違法です．また私的使用のためであっても，代行業者等の第三者に依頼して上記の行為を行うことは違法となります．

JCOPY ＜（社）出版者著作権管理機構　委託出版物＞本誌の無断複写は著作権法上での例外を除き禁じられています．複写される場合は，そのつど事前に，（社）出版者著作権管理機構（TEL 03-3513-6969，FAX 03-3513-6979，e-mail：info@jcopy.or.jp）の許諾を得てください．

ヴォート基礎生化学 第5版

D. Voet, J. Voet, C. Pratt 著
田宮信雄・八木達彦・遠藤斗志也・吉久 徹 訳
A4変型判　カラー　792ページ　本体7600円

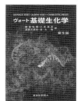

生体物質の化学，代謝，遺伝子発現という，化学を基礎とする標準的な構成をとりながら，現代生化学の全貌が理解できるように配慮された最新版．基礎的な重要事項はしっかり押さえながらも最新の研究成果・新実験手段も取入れ改訂．
＊練習問題大幅増・全問解答付(HP掲載)

感染と免疫 第4版

J. Playfair, G. Bancroft 著
入村達郎・伝田香里 監訳
加藤健太郎・佐藤佳代子・築地 信 訳
B5判　カラー　264ページ　本体3700円

感染症と免疫系の関係に関する基礎知識を得るための入門書．読み手のレベルを問わず，感染症の複雑な世界を事実に基づき理解できる．疾患の感染に関わる寄生体側(感染性生物)と生体側(免疫系)について述べ両者の闘い(均衡)を解説する．

遺伝子発現制御機構
クロマチン，転写制御，エピジェネティクス

田村隆明・浦 聖恵 編著
A5判　2色刷　264ページ　本体3400円

分子生物学の中心的課題である遺伝子発現制御を基礎から学べる教科書．進展著しい遺伝子発現制御機構研究の現状を踏まえつつ，生命活動できわめて重要なこの機構に関する情報をコンパクトにまとめている．

基礎分子生物学 第4版

田村隆明・村松正實 著
A5判　2色刷　280ページ　本体2900円

「分子生物学を基礎からしっかり学べる」として幅広い読者に支持されてきた教科書の最新改訂版．第4版では，分子遺伝学的内容や真核生物に関する記述がより詳しくなり，近年登場した革新的技術も取上げている．

基礎講義 遺伝子工学I
アクティブラーニングにも対応

山岸明彦 著
A5判　カラー　184ページ　本体2500円

遺伝子工学の基礎を学ぶための教科書．各章の最初に章の概要，重要な語句，行動目標を掲げ，行動目標を達成したかどうかを章末の演習問題で確認できるようになっている．付属自習用講義ビデオと演習問題で学生の主体的学習を後押しする．

新スタンダード栄養・食物シリーズ12 臨床栄養学

飯田薫子・市 育代・近藤和雄　編
脊山洋右・丸山千寿子
B5判　2色刷　344ページ　本体3500円

I 部(総論)は臨床栄養の意義や栄養評価法，栄養補給法など，臨床で必要な栄養学的素養が身につく内容．II 部(各論)は医師と管理栄養士の共同執筆の形をとり，疾病別に成因と病態，症状，診断，治療，栄養評価，食事療法，患者教育について解説．

現代化学
毎月18日発売　定価864円

広い視野と専門性を育む月刊誌

2018 2月号

※ 直接予約購読をおすすめします．
6ヵ月：4600円
1ヵ年：8700円
2ヵ年：15800円
電子版発売中！

【インタビュー】化学反応経路の自動探索に挑む
　前田 理 博士に聞く　　　　　　　現代化学編集グループ

解説　◆ 細胞への入口をひらく：タンパク質を細胞の中に導入する
　　　　　　　　　　　　　　　　　秋柴美沙穂・二木史朗
　　　◆ プローブ顕微鏡による原子・分子操作　　髙木紀明
　　　◆ 生体内反応でも存在した！：レトロクライゼン転位を触媒する天然酵素
　　　　　　　　　　　　　　　　　大橋雅生・渡辺賢二
　　　◆ 食物アレルギーの発症予防：覆される「常識」　樺島重憲
　　　◆ そろそろ電子実験ノートを使い始めてみませんか　島本哲男

連載　◆ 化学実験 安全ガイド／◆ 大切なことは質問をやめないことだ
　　　◆ 化学データ・情報から知識へ，知識から設計へ　ほか

〒112-0011　東京都文京区千石3-36-7　　**東京化学同人**　　Tel 03-3946-5311　定価は本体価格＋税
http://www.tkd-pbl.com　　　　　　　　　　　　　　　　　info@tkd-pbl.com

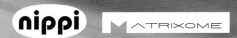

幹細胞の培養基質

iMatrix-511

Substrate for cell culture
iMatrix-511 is recombinant Laminin511-E8 fragment.

この度、(株)ニッピは、iMatrixの販売を(株)マトリクソームに移管致しました。
今後は双方の技術を活かし、皆様のご期待に添えますよう、なおいっそう精進していく次第でございます。
何卒よろしくお願い申し上げます。

Check Point!
- フィーダーフリーで培養が可能
- シングルセルで継代が可能
- 拡大培養が容易
- 継代後の培地交換で、ROCK阻害剤が不要

次ページもCheck! ☞

参考論文

Ido H et al. *Journal of Biological Chemistry,* **282**(15), 11144-54, 2007.

Taniguchi Y et al. *Journal of Biological Chemistry,* **284**(12), 7820-31, 2009.

Miyazaki T et al. *Nature communications,* **3**, 1236, 2012.

Burridge P et al. *Nature methods,* **11**(8), 855-60, 2014.

Fukuta M et al. *PLoS One,* **9**(12), e112291, 2014.

Takashima Y et al. *Cell,* **158**(6), 1254-69, 2014.

Doi D et al. *Stem cell reports,* **2**(3), 337-50, 2014.

Nakagawa M et al. *Scientific Reports,* **4**, 3594, 2014.

Sasaki K et al. *Cell stem cell,* **17**(2), 178-94, 2015.

Okumura N et al. *Investigative ophthalmology & visual science,* **56**(5), 2933-42, 2015.

Ishikawa T et al. *Human Molecular Genetics,* ddw**339**, 2016.

Takayama K et al. *Biochemical and biophysical research communications,* **474**(1), 91-96, 2016.

Nishimura K et al. *Stem cell reports,* **6**(4), 511-24, 2016.

Matsuno K et al. *Differentiation,* **92**(5), 281-90, 2016.

Hayashi R et al. *Nature,* **531**(7594), 376-380, 2016.

Samata B et al. *Nature communications,* **7**, 2016.

Musah S et al. *Nature Biomedical Engineering,* **1**, 0069, 2017.

Kikuchi T et la. *Journal of Neuroscience Research,* 2017.

Hayashi R et al. *Nature Protocols,* **12**, 4, 683-96, 2017.

Miyazaki T et al. *Scientific Reports,* **7**, 41165, 2017.

Goparaju, S K et al. *Scientific Reports,* **7**, 42367, 2017.

Camp J G et al. *Nature,* 2017.

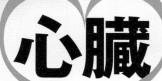

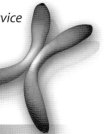

NEW GENETYX® Ver.14
遺伝情報処理ソフトウェア/ Windows 版
平成29年10月2日発売！

遺伝情報処理ソフトウェア GENETYX Ver.14 は、多彩な機能、見やすい画面、直感的に操作が可能な総合遺伝子解析ソフトウェアです。核酸・アミノ酸配列入力編集、核酸・アミノ酸配列解析、インターネット検索支援、論文作成支援、シーケンスアセンブラー、次世代シーケンサー対応機能、配列データベース、ゲノムマップ等多岐にわたる解析内容をご利用いただけます。

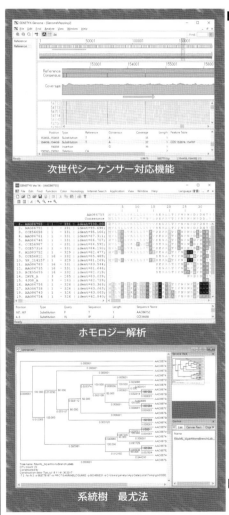

次世代シーケンサー対応機能

ホモロジー解析

系統樹　最尤法

■ GENETYX Ver.14 にて追加、改良された項目

◆ 次世代シーケンサー対応機能（GENETYX-Genome）
- クオリティチェック機能の追加
- トリミング機能の追加
- 配列全体 MAP の表示機能の追加
- 配列組成表示機能の追加
- 解析履歴機能の追加
- 発現量解析機能の追加（カウントのみ）
- De novo Assembly MIRA の追加

◆ ホモロジー解析
- NCBI BLAST の改良
  - 10本まで並列検索が可能になりました。
  - Discontiguous megablast 検索と Quick Blastp 検索を追加しました。
- ゲノム編集機能の追加
  - CRISPR / Cas9 ガイド RNA 設計支援機能を追加しました。
  - ゲノムに対する特異性の確認機能を追加しました。(完全一致のみ)
  ※ 特異性の確認はヒトゲノム（GRCh38）に対して Core i5 3.10GHz SSD 200GB メモリ 8GB のPCで 5 分程度の時間がかかります。
- ホモロジー検索の改良
  - 検索結果をマルチプルアライメント風に表示が可能になりました。
- Local BLAST の改良
  - Local BLAST のダイアログから直接ディビジョンに登録が可能になりました。
- アノテーション転記機能の追加
  - ゲノムのアノテーション情報をコンティグ配列に転記が可能になりました。

◆ 配列エディタ
- 波形ファイルの読み込み機能の追加（配列のみ）
  - 拡張子が ab1，scf のファイルの読み込みが可能になりました。

◆ マルチプルアライメント
- 解析履歴機能の追加
  - マルチプルアライメントの解析結果と解析条件の保存・表示が可能になりました。
- マルチプルアライメント機能の追加
  - MAFFT を使ったマルチプルアライメントが可能になりました。
- 系統樹　最尤法の追加
  - RAxML を使用した最尤法による系統樹を構築が可能になりました。

◆ ライセンス認証
- インターネットによるライセンス認証
  - インストール後インターネットによるライセンス認証を行うようになりました。

■ DEMO版 取得先（2017年10月2日より取得可能）

◆ URL https://www.genetyx.co.jp/products/download/genetyx_14_demo

《GENETYXホームページ》http://www.genetyx.co.jp/

※ 会社名・製品名は各社の商標または登録商標です。
※ 記載事項は機能改良のため予告なく変更することがあります。

株式会社 ゼネティックス

本社　〒150-0002 東京都渋谷区渋谷3丁目8番12号　TEL 03(3406)3241(大代表)
　　　E-mail：eigyou@genetyx.co.jp　FAX 03(3406)4881
大阪支店　〒532-0011 大阪市淀川区西中島6丁目7番8号　TEL 06(6304)2371(大代表)
　　　E-mail：osaka@genetyx.co.jp　FAX 06(6304)1086

生体の科学

2018 Jan.-Feb. Vol.69 No.1

〈編集委員〉
東京大学名誉教授　野々村禎昭
理化学研究所脳科学総合研究センター副センター長　岡本　仁
京都大学大学院医学研究科・生命科学研究科教授　松田道行
東京大学大学院分子細胞生物学教授　栗原裕基

特集　社会性と脳

特集によせて	理化学研究所	岡本　仁
1. 社会性の行動神経内分泌基盤	筑波大学	小川園子
2. 同種間の社会的闘争を制御する神経回路	理化学研究所	岡本　仁
3. アリの社会性行動とその制御メカニズム研究の最前線	産業技術総合研究所	古藤日子
4. マーモセット共感行動と自閉症マーモセットモデルにおける共感行動障害	国立精神・神経医療研究センター	一戸紀孝
5. マカクザルの自己認知と自他区別	生理学研究所	磯田昌岐
6. 利他的行動の脳内メカニズム	ベルン大学	森島陽介
7. ヒトに対するイヌの共感性	麻布大学	菊水健史
8. 社会脳からみた自己と他者	京都大学名誉教授	苧阪直行
9. 海馬における社会性記憶の神経メカニズム	マサチューセッツ工科大学	奥山輝大
10. マーモセットの社会行動と神経基盤	京都大学	尾上浩隆
11. ヒト動作の模倣によるヒト型ロボット動作学習	国際電気通信基礎技術研究所	森本　淳
12. 構成的発達科学における社会的相互作用	大阪大学	浅田　稔
13. 痛みの共感と向社会行動	放射線医学総合研究所	山田真希子
14. 認知ミラーリング―認知過程の自己理解と社会的共有による発達障害者支援	脳情報通信融合研究センター	長井志江
15. 共感と司法精神医学	京都大学	高橋英彦
16. オキシトシンと社会脳，自閉症	浜松医科大学	山末英典

●B5　隔月刊　1部定価：本体1,600円+税　2018年年間購読受付中（含む号内増大号）　詳しくは医学書院WEBで

医学書院　〒113-8719　東京都文京区本郷1-28-23　　[WEBサイト] http://www.igaku-shoin.co.jp
[販売部] TEL：03-3817-5650　FAX：03-3815-7804　E-mail：sd@igaku-shoin.co.jp

---

Book Information

科研費獲得の方法とコツ 改訂第5版

好評発売中

実例とポイントでわかる申請書の書き方と応募戦略

著／児島将康

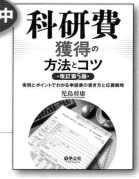

10万人以上が活用してきた科研費応募のバイブル，「科研費審査システム改革2018」対応の最新版！ 今版では，平成30年度助成の申請（2017年9月の応募）から新しく始まる審査区分，審査方式を丁寧に解説．応募戦略，申請書の書き方，採択・不採択後の対応など，門外不出のノウハウももちろん大公開！

◆定価（本体3,800円+税）
◆2色刷り　B5判　252頁
◆ISBN978-4-7581-2081-4

全国の大学・研究機関の科研費セミナーで活用！！

発行　羊土社

各研究分野を完全網羅した最新レビュー集

実験医学増刊号

年8冊発行 [B5判]
定価（本体5,400円＋税）

Vol.35 No.17（2017年10月発行）

ヒト疾患の
データベースとバイオバンク

情報をどう使い，どう活かすか？ゲノム医療をどう実現するか？

編集／山本雅之，荻島創一

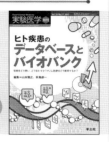

＜本書の刊行に寄せて＞　　　　　　　　　　　末松　誠
＜序にかえて＞ゲノム医療研究開発の基盤としての疾患データ
　　　　ベースと複合バイオバンク　　　　　山本雅之

第1章　データシェアリングにより推進する
　　　　　ゲノム医療研究開発

＜1＞ゲノム医療研究開発の稀少疾患領域における
　　　国内外の動向　　　　　　　　　　　小崎健次郎
＜2＞がん領域におけるゲノム医療研究開発の国内外の動向
　　　　　　　　　　　　　　　　　　　　　　大津　敦
＜3＞国際的なデータシェアリングの加速と国内の取り組み
　　　　　　　　　　　　川嶋実苗，児玉悠一，髙木利久

第2章　疾患データベースとバイオバンク
　　　　　【プロジェクトの最前線と利用の実践ガイド】

＜概論＞疾患データベースとバイオバンクの現状と動向
　　　　　　　　　　　　　　　　　　　　　峯岸直子
＜1＞東北メディカル・メガバンク計画　清水厚志，布施昇男
＜2＞日本の疾患コホートとしてのバイオバンク・ジャパンの
　　　取り組み　　　　　　　　　　　　　村上善則
＜3＞ナショナルセンター・バイオバンクネットワーク
　　　　　　　　　　　　　　　　　　　　　後藤雄一
＜4＞次世代多目的コホート研究 JPHC-NEXT
　　　　　　　　　　　　　　　澤田典絵，津金昌一郎
＜5＞山形県コホート研究　　　　　佐藤慎哉，嘉山孝正
＜6＞鶴岡メタボロームコホート研究　原田　成，武林　亨
＜7＞京都大学におけるBIC（Biobank and Informatics for
　　　Cancer）プロジェクトについて　　　武藤　学
＜8＞臨床ゲノム情報統合データベース整備事業の
　　　構想と展望　　　　　　　　　　　　加藤規弘
＜9＞NBDCヒトデータベースとグループ共有への展開
　　　　　　　　　　　　川嶋実苗，児玉悠一，髙木利久
＜10＞バイオバンク連携と統合データベース　荻島創一

＜11＞国外の疾患ゲノムバリエーションデータベース
　　　　（ClinVar, COSMIC）　　　　　　三嶋博之
＜12＞国外のバイオバンク（BioVU, UK Biobank,
　　　　Generation R, Lifelines）　　栗山進一
＜13＞バイオバンクにおける試料の品質管理
　　　　　　　　　　　　工藤久智，寺田貴裕，山下理宇
＜14＞コホート研究におけるゲノム・オミックス解析
　　　　　　　　　　　　　　　　　　　　木下賢吾
＜15＞集団特異的なカスタムアレイの設計と高精度な
　　　ジェノタイピング　　　　　　河合洋介，檀上稲穂
＜16＞現代的なバイオバンクの発達とその利用法　信國宇洋

第3章　法制度，知的財産，倫理等の諸問題

＜1＞個人情報保護の規制とバイオバンク　　米村滋人
＜2＞バイオバンクとセキュリティ　　　　　髙井貴子
＜3＞バイオバンクと知的財産　　　　　　　橋詰拓明
＜4＞バイオバンクにおける倫理的課題　　　長神風二
＜5＞バイオバンクを構築するために必要な人材とその育成
　　　　　　　　　　　　　　　　　　　　鈴木洋一

第4章　疾患データベースとバイオバンクの
　　　　　今後の課題

＜1＞バイオバンクの国際標準化のもたらすもの　増井　徹
＜2＞ゲノム医療研究への病院連携による診療情報の利活用
　　　　　　　　　　　　　　　　　永家　聖，荻島創一
＜3＞バイオバンクにおける研究参加者への遺伝情報の
　　　結果回付　　　　　　　　　　　　　川目　裕
＜4＞IoT技術を活用した新たなコホート研究
　　　　　　　　　　　山内隆史，越智大介，檜山　聡
＜5＞ジャポニカアレイを用いたゲノム情報の解析と研究応用
　　　　　　　　　　　山口泰平，岩田誠司，高山卓三
＜展望＞バイオバンクのこれまでの発展の基本軸と
　　　　将来の展望　　　　　　　　　　　　田中　博

発行　羊土社 YODOSHA　〒101-0052　東京都千代田区神田小川町2-5-1　TEL 03(5282)1211　FAX 03(5282)1212
　　　E-mail：eigyo@yodosha.co.jp
　　　URL：www.yodosha.co.jp/

ご注文は最寄りの書店，または小社営業部まで

各研究分野を完全網羅した最新レビュー集

実験医学増刊号

年8冊発行［B5判］
定価（本体5,400円＋税）

Vol.35 No.15（2017年9月発行）
The オートファジー
研究者たちの集大成が見える
最新ビジュアルテキスト

編集／水島　昇，吉森　保

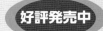
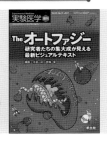

好評発売中

<序>　　　　　　　　　　　　　　　水島　昇, 吉森　保

第1章　総論

<Overview>オートファジー総説のメタレビュー　水島　昇
<1>オートファジー関連の国内外研究会
　　　　　　　　　　　　　　　　　水島　昇, 吉森　保
<2>オートファジー微細形態学—メゾスケール構造の克服
　　　　　　　　　　　　　　　　　和栗　聡
<3>オートファジーの定量的解析　貝塚剛志

第2章　オートファジーの分子機構

<1>オートファジー始動複合体の形成メカニズム
　　　　　　　　　　　　　　　　　山本　林
<2>オートファゴソーム成熟と融合の分子機構
　　　　　　　　　　　　　　　　　中村修平, 吉森　保
<3>Rabによるオートファジー制御
　　　　　　　　　朽津芳彦, 藤田尚信, 福田光則
<4>非小胞輸送型オートファジー
　　　　　　藤原悠紀, Viorica Raluca Contu,
　　　　　　長谷勝徳, 株田智弘
<5>クリノファジー：分泌顆粒分解機構　板倉英祐

第3章　選択的オートファジー

<1>酵母における選択的オートファジー
　　　　　　　　　　　　持田啓佑, 中戸川仁
<2>選択的オートファジーにおけるオートファジーレセプタータンパク質　　　　　　松本　弦

<3>p62分解とNrf2経路　　　　　　小松雅明
<4>マイトファジーによるミトコンドリアの品質管理：
　　どこまで明らかになったのか？　石原直忠
<5>ゼノファジーとリソファジー　濱崎万穂, 吉森　保

第4章　オートファジーの生理的意義

<1>哺乳動物におけるオートファジーの生理機能
　　　　　　　　　　　　　　森下英晃, 水島　昇
<2>哺乳類初期胚におけるミクロオートファジーによる
　　シグナル制御　和田　洋, 孫-和田戈虹, 川村暢幸
<3>オートファジーと生体防御応答
　　　　　　　　　渋谷周作, 齊藤達哉, 吉森　保
<4>寄生性原虫におけるオートファジーの多様性
　　　　　　　　　　　　津久井久美子, 野崎智義
<5>植物のオートファジー　井上悠子, 森安裕二

第5章　オートファジーの病態生理的意義

<1>オートファジーと神経変性・パーキンソン病
　　　　　　　　　　　　　　　　　斉木臣二
<2>オートファジーとがん　　　　　小松雅明
<3>幹細胞の未分化制御におけるオートファジーの役割
　　　　　　　　　　　　　　伊藤千秋, 平尾　敦
<4>非アルコール性脂肪性肝疾患の病態進展における
　　肝細胞オートファジーの影響　疋田隼人, 竹原徹郎
<5>オートファジー創薬と課題　　　水島　昇
<6>リソソームと膵炎　　　　　　　大村谷昌樹

発行　羊土社 YODOSHA　〒101-0052　東京都千代田区神田小川町2-5-1　TEL 03(5282)1211　FAX 03(5282)1212
E-mail：eigyo@yodosha.co.jp
URL：www.yodosha.co.jp/

ご注文は最寄りの書店、または小社営業部まで

各研究分野を完全網羅した最新レビュー集

実験医学増刊号

年8冊発行 [B5判]
定価(本体5,400円+税)

Vol.35 No.12(2017年7月発行)

認知症
発症前治療のために解明すべき分子病態は何か？

編集／森 啓

好評発売中

<序にかえて>オールジャパンの底力を認知症研究で示さん！ 森 啓

第1章 脳神経病理変化
- <1> 神経変性疾患の神経病理　村山繁雄，齊藤祐子
- <2> 劣性遺伝性若年性パーキンソン病(AR-JP)の臨床，病理，遺伝子機能　服部信孝，今居 譲，柴 香保里
- <3> プリオン病の多様性と治療開発　逆瀬川裕二，堂浦克美
- <4> 脳内炎症の病理像と意義　細川雅人，秋山治彦
- <5> PETイメージング　樋口真人

第2章 アルツハイマー病病因分子と制御
- <1> 患者脳における異常タンパク質蓄積の病理生化学　新井哲明
- <2> アミロイドβタンパク質の構造解析と診断への応用　入江一浩，村上一馬
- <3> APPの代謝と軸索輸送における生理機能　鈴木利治，中矢 正
- <4> 細胞内Aβによる軸索輸送障害とシナプス変性　梅田知宙
- <5> BACE1によるAPP切断とprotective変異　羽田沙緒里
- <6> γセクレターゼ結合分子ILEI/FAM3CによるAβ産生制御　西村正樹
- <7> ミクログリアに発現する受容体型アルツハイマー病危険因子TREM2　城谷圭朗，岩田修永

第3章 遺伝的視点
- <1> アミロイドβタンパク質産生分子機構　富田泰輔
- <2> タウオリゴマーの実態とその遺伝学的因果関係　佐原成彦
- <3> アルツハイマー病のゲノミクス：リスク遺伝子と防御的遺伝子　原 範和，池内 健
- <4> 認知症のエピジェネティクス　間野達雄，岩田 淳
- <5> 認知症における百寿者コホート　新井康通，三村 將

第4章 認知症モデル
- <1> ヒトiPS細胞を用いた認知症モデル　仁木剛史，井上治久
- <2> イントロン挿入タウTgマウス　梅田知宙
- <3> Aβオリゴマーマウス：APP$_{OSK}$トランスジェニックマウス　森 啓
- <4> ADモデルマウスの開発と応用　斉藤貴志，西道隆臣
- <5> 認知症研究におけるカニクイザルの有用性　木村展之
- <6> コモン・マーモセットとアルツハイマー病　笹栗弘貴，佐々木えりか，西道隆臣

- <7> イヌとネコの脳における認知症関連病変　チェンバーズ ジェームズ，内田和幸

第5章 診断・治療の対象としてのバイオマーカー
- <1> Aβおよび関連酵素代謝物　大河内正康
- <2> 認知症バイオマーカーとしてのCSFタウ　武田朱公，中嶋恒男
- <3> アルツハイマー病の髄液バイオマーカー研究：過去・現在・未来　徳田隆彦

第6章 認知症発症に影響する種々の要因
- <1> アルツハイマー病の分子病理学と神経活動　山田 薫，橋本唯史，岩坪 威
- <2> 良質な睡眠を通じた認知症の発症・進展予防の可能性　皆川栄子，和田圭司，永井義隆
- <3> 糖尿病から探る認知症メカニズム　里 直行
- <4> 生活習慣病の視点から見た認知症の治療介入　田代善崇，木下彩栄
- <5> 歯周病・咀嚼機能障害と認知症　道川 誠
- <6> 神経細胞内のミトコンドリア局在異常と認知症　岡 未来子，飯島浩一，安藤香奈絵

第7章 発症分子機構update
I. オリゴマー仮説と凝集説
- <1> アミロイド凝集とオリゴマー仮説　小野賢二郎
- <2> αシヌクレイン凝集　野中 隆
- <3> アミロイド凝集前の超早期病態とその抑制　藤田慶大，岡澤 均

II. 伝播仮説
- <4> 認知症疾患における異常タンパク質のプリオン様伝播説　鈴掛雅美，長谷川成人
- <5> タウ伝播仮説の可能性と限界について　武田朱公
- <6> エクソソーム性伝搬　八木洋輔，横田隆徳

第8章 創薬・発症前治療への挑戦
- <1> タウ免疫療法　富山貴美
- <2> オリゴマー抗体医療の現状と展望　松原悦朗
- <3> ドラッグ・リポジショニングによる抗認知症薬の探索　富山貴美
- <4> 進行中のアルツハイマー病臨床試験および予防介入試験　瓦林 毅，東海林幹夫

発行　**羊土社 YODOSHA**

〒101-0052　東京都千代田区神田小川町2-5-1　TEL 03(5282)1211　FAX 03(5282)1212
E-mail：eigyo@yodosha.co.jp
URL：www.yodosha.co.jp/

ご注文は最寄りの書店，または小社営業部まで

各研究分野を完全網羅した最新レビュー集

実験医学増刊号

年8冊発行　[B5判]
定価（本体5,400円＋税）

Vol.35 No.10（2017年6月発行）

がん代謝
ワールブルグを超えて全容解明に挑む
トリガーとなる分子、腸内細菌や免疫細胞の関与、標的治療の展望

編集／曽我朋義

好評発売中

〈序にかえて〉ワールブルグを超えて　　　曽我朋義

1章　エネルギー代謝
〈1〉p53とがんの代謝　　　田中信之
〈2〉RBとがんの代謝　　　河野　晋，村中勇人，北嶋俊輔，佐々木信成，鈴木美砂，髙橋智聡
〈3〉Pkmとがんの代謝
　　　―ワールブルグ効果/Pkm2ストーリーの不都合な事実
　　　田沼延公
〈4〉HIF-1とがんの代謝　　　原田　浩

2章　がん特異的な代謝
〈1〉グルタミノリシス　　　久保亜紀子
〈2〉One-carbon代謝　　　西村建徳，後藤典子
〈3〉メチオニン代謝
　　　―がん細胞における制御機構とその役割
　　　山本雄広，伊藤真衣，大津　陽，末松　誠
〈4〉酢酸代謝　　　大澤　毅
〈5〉チミジン異化代謝
　　　―がんの生存戦略としてのチミジン異化
　　　田畑　祥，古川龍彦，秋山伸一
〈6〉フマル酸呼吸　　　冨塚江利子，北　潔，江角浩安
〈7〉GTP代謝　　　小藤智史，池田幸樹，Kara Wolfe，Jaskirat Randhawa，河口理紗，島田裕子，小藤香織，佐々木美加，奥村晃市，竹内　恒，千田俊哉，佐々木敦朗

3章　がんの代謝を制御する因子
〈1〉microRNAとがんの代謝
　　　―miRNAは単なるfine-tunerではなくkey regulatorである
　　　吉岡祐亮，落谷孝広
〈2〉がんにおけるホスホイノシタイド代謝
　　　阿部史人，中西広樹，田川博之，佐々木雄彦
〈3〉エピゲノムと代謝　　　坂田（柳元）麻実子，千葉　滋
〈4〉低酸素とがんの代謝　　　南嶋洋司
〈5〉オートファジーとがん代謝　　　小松雅明

〈6〉免疫細胞の代謝とがん　　　鵜殿平一郎
〈7〉細胞競合とがんの代謝　　　昆　俊亮，藤田恭之

4章　オンコメタボライト
〈1〉2HG（2-ヒドロキシグルタル酸）　　　大野　誠，相川博明
〈2〉フマル酸
　　　―フマル酸によるさまざまな代謝調節機構　　　曽我朋義

5章　腸内細菌とがんの代謝
〈1〉腸内細菌由来の代謝物と発がん
　　　―TLR2シグナルを介したCOX-2経路の活性化による肥満誘導性肝がんの進展　　　羅　智文，大谷直子
〈2〉腸内細菌叢由来酪酸と炎症制御　　　福田真嗣
〈3〉がんにかかわる腸内細菌の代謝経路　　　山田拓司

6章　がん代謝と創薬
〈1〉がん微小環境におけるエネルギー代謝と創薬　　　江角浩安
〈2〉IDH変異を標的とした治療戦略と創薬　　　中川　亮，北林一生
〈3〉幹細胞と創薬　　　サンペトラ オルテア，佐谷秀行
〈4〉がん治療におけるmTOR/FOXO経路
　　　―異化経路を標的とした白血病幹細胞治療　　　平尾　敦

7章　がん代謝研究の新技術とがん診断
〈1〉PET診断　　　佐賀恒夫
〈2〉血漿中アミノ酸濃度に基づくがんスクリーニング
　　　―アミノインデックス®がんリスクスクリーニング（AICS®）
　　　宮城洋平，萩原麻美
〈3〉蛍光プローブの精密設計による in vivo 迅速がんイメージング
　　　浦野泰照，神谷真子
〈4〉メタボロミクスによるがんの代謝解析　　　平山明由，曽我朋義
〈5〉イメージング質量分析法によるがんの代謝解析　　　新間秀一
〈6〉次世代プロテオミクスによるがんの代謝解析
　　　松本雅記，中山敬一

発行　羊土社 YODOSHA
〒101-0052　東京都千代田区神田小川町2-5-1　TEL 03(5282)1211　FAX 03(5282)1212
E-mail：eigyo@yodosha.co.jp
URL：www.yodosha.co.jp/

ご注文は最寄りの書店、または小社営業部まで

**新時代の実験法のスタンダード！
手技・ポイントを余すところなく解説する決定版！**

実験医学 別冊

エピジェネティクス実験スタンダード

もう悩まない！ゲノム機能制御の読み解き方

牛島俊和, 眞貝洋一, 塩見春彦／編

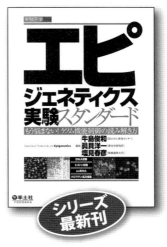

シリーズ最新刊

発生学から腫瘍生物学まで, 遺伝子を扱う生命科学・医学のあらゆる分野の研究者待望の一冊. DNA修飾, ヒストン修飾, ncRNA, クロマチン構造解析で結果を出せるプロトコール集. 目的に応じた手法の選び方から, 解析の幅を広げる応用例までを網羅した決定版.

**遺伝子みるならエピもみよう！！
結果を出せるプロトコール集**

◆定価（本体7,400円＋税）
◆B5判　◆398頁
◆ISBN 978-4-7581-0199-8

実験医学 別冊

ES・iPS細胞 実験スタンダード

再生・創薬・疾患研究のプロトコールと臨床応用の必須知識

中辻憲夫／監, 末盛博文／編

世界に発信し続ける有名ラボが執筆陣に名を連ねた本書は, いまさに現場で使われている具体的なノウハウを集約. 判別法やコツに加え, 臨床応用へ向けての必須知識も網羅し, 再生・創薬など「使う」時代の新定番です.

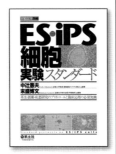

ES・iPS細胞を「使う」時代へ！

◆定価（本体7,400円＋税）
◆B5判　◆358頁　◆ISBN 978-4-7581-0189-9

実験医学 別冊

マウス表現型 解析スタンダード

系統の選択、飼育環境、臓器・疾患別解析のフローチャートと実験例

伊川正人, 高橋 智, 若菜茂晴／編

ゲノム編集が普及し誰もが手軽につくれるようになった遺伝子改変マウス. 迅速な表現型解析が勝負を決める時代に, あらゆるケースに対応できる実験解説書が登場！表現型を見逃さないフローチャートもご活用ください！

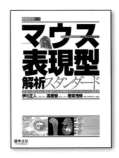

「いち早く表現型を知りたい」に応えます

◆定価（本体6,800円＋税）
◆B5判　◆351頁　◆ISBN 978-4-7581-0198-1

発行　羊土社 YODOSHA

〒101-0052　東京都千代田区神田小川町2-5-1　TEL 03(5282)1211　FAX 03(5282)1212
E-mail : eigyo@yodosha.co.jp
URL : www.yodosha.co.jp/

ご注文は最寄りの書店、または小社営業部まで

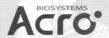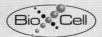